AF827216

Joachim Küchenhoff

Psychodynamische Kurz- und Fokaltherapie

Joachim Küchenhoff

Psychodynamische Kurz- und Fokaltherapie

Theorie und Praxis

Unter Mitarbeit von
Cordula Olshausen Küchenhoff

Schattauer

Prof. Dr. med. Joachim Küchenhoff
Abteilung Psychotherapie und Psychohygiene
Psychiatrische Universitätsklinik Basel
Socinstrasse 55A, CH-4051 Basel
Joachim.Kuechenhoff@unibas.ch

lic. phil. Cordula Olshausen Küchenhoff
Fachpsychologin für Psychotherapie FSP
Praxisgemeinschaft
Thiersteinerallee 61, CH-4053 Basel
olshausen.co@datacomm.ch

Bibliografische Information der Deutschen Bibliothek
Die Deutsche Bibliothek verzeichnet diese Publikation in der Deutschen Nationalbibliografie; detaillierte bibliografische Daten sind im Internet über <http://dnb.ddb.de> abrufbar.

Besonderer Hinweis:
Die Medizin unterliegt einem fortwährenden Entwicklungsprozess, sodass alle Angaben, insbesondere zu diagnostischen und therapeutischen Verfahren, immer nur dem Wissensstand zum Zeitpunkt der Drucklegung des Buches entsprechen können. Hinsichtlich der angegebenen Empfehlungen zur Therapie und der Auswahl sowie Dosierung von Medikamenten wurde die größtmögliche Sorgfalt beachtet. Gleichwohl werden die Benutzer aufgefordert, die Beipackzettel und Fachinformationen der Hersteller zur Kontrolle heranzuziehen und im Zweifelsfall einen Spezialisten zu konsultieren. Fragliche Unstimmigkeiten sollten bitte im allgemeinen Interesse dem Verlag mitgeteilt werden. Der Benutzer selbst bleibt verantwortlich für jede diagnostische oder therapeutische Applikation, Medikation und Dosierung.
In diesem Buch sind eingetragene Warenzeichen (geschützte Warennamen) nicht besonders kenntlich gemacht. Es kann also aus dem Fehlen eines entsprechenden Hinweises nicht geschlossen werden, dass es sich um einen freien Warennamen handelt.

Schattauer
www.klett-cotta.de
© 2005 by J. G. Cotta'sche Buchhandlung
Nachfolger GmbH, gegr. 1659, Stuttgart
Alle Rechte vorbehalten
Printed in Germany
ISBN 978-3-608-42354-9

1. Nachdruck, 2018

Lektorat: Lektorat-ST, Stefanie Teichert, Itzehoe
Umschlagabbildung: Paul Klee, Komposition mit schwarzem Breñpunct, 1919, 164
40,7 × 46,8 cm, Ölfarbe auf Papier auf Karton, Staatsgalerie Stuttgart
Satz: Satzpunkt Ewert GmbH, Bayreuth
Gedruckt und gebunden von Esser printSolutions GmbH, Bretten

Vorwort

Jedes Buch hat seine Geschichte und sein Schicksal. Manche Fragen mögen ins Auge springen, den Autor packen und begeistern; es sind aber doch eher die inhaltlichen, die gehaltvollen theoretischen Fragen oder die im klinischen Umgang mit Patienten auftauchenden neuen Perspektiven, die mitzureißen vermögen. Ein vorwiegend methodisch orientiertes und systematisch vorgehendes Buch kann im Vergleich dazu trocken wirken. Aber es gibt Themen, die ständig präsent sind und langsam ihre Notwendigkeit, ihre Triftigkeit behaupten. Dieses Buch ist so entstanden, durch die andauernde Präsenz des Themenfelds; es hat sich im Lauf der Zeit aufgenötigt, da in der eigenen klinischen Tätigkeit die Kurz- und Fokaltherapien so wichtig waren und sind, und dies durchaus in erfreulicher Weise.

Das Unternehmen, dessen Resultate nun vorliegen, folgt außerdem dem Anliegen, der „Furie des Verschwindens“ zu begegnen, Erfahrungen festzuhalten, die ansonsten verloren gingen. Die psychoanalytisch fundierten Therapieverfahren haben wahrlich nicht Konjunktur, im Wissenschaftsbetrieb und im berufspolitischen Streit jedenfalls nicht. Dennoch ist ihre praktische Bedeutung in der Versorgung nach wie vor groß. Es ist ein Widerspruch: Was einerseits klinisch bedeutsam ist, wird andererseits wissenschaftlich kaum noch verfolgt. Diese Diskrepanz tut den praktisch angewendeten Verfahren nicht gut; sie können „verwildern“. Auch gegen therapeutische Ungenauigkeiten oder Konzeptlosigkeiten richtet sich der Inhalt dieses Buchs.

Psychoanalytisch fundierte Kurz- und Fokaltherapien haben es besonders schwer, weil sie zu doppelten Stiefkindern gemacht werden. Die eine Elternschaft, die Psychoanalyse, ist dem gegenwärtigen biologischen und behavioralen Mainstream ein Dorn im Auge; die andere Elternschaft, das Zeitmanagement, ist den „wahren“ Psychoanalytikern suspekt, so als habe sich der Kurz- und Fokaltherapeut dem Zeitgeist an die Brust geworfen und die exzentrische Position der Psychoanalyse freiwillig veräußert. Es geht nicht nur darum, sich eines doppelten Stiefkinds anzunehmen; nein, es soll auch gezeigt werden, dass es gar keines ist und der eine Elternteil, die Psychoanalyse, gute Gründe hätte, das Kind als ein legitimes anzuerkennen und stolz auf es zu sein. Die psychoanalytische Therapie ist nicht nur besser als ihr Ruf, den sie bei den Gebildeten unter ihren Verächtern genießt. Kurz- und Fokaltherapien gehören zum Umfang der wie immer angewandten Psychoanalyse. Statt sich selbst im Streben nach Reinheit immer neu zu beschneiden, könnte die Psychoanalyse die Sprosse, die aus ihr entstanden sind und von ihr leben, gutheißen, mit Interesse, mit berufspolitischem Kampfgeist für sich rekla-

mieren. Das Buch ist auch aus dem Impuls entstanden, Kurz- und Fokaltherapien als psychoanalytische Teilbereiche zu rekonstruieren.
Manches verschwindet, was nicht überholt ist. Ein gutes Beispiel sind die lohnenden Konzepte, die für die psychoanalytische Beratung vor zuletzt zwanzig bis dreißig Jahren im deutschsprachigen Raum entwickelt worden sind. Ich wende mich mit diesem Buch gegen dieses unsinnige Verenden oder Auslaufen mancher Fragerichtungen und möchte insbesondere das Beratungskonzept für die psychoanalytische Praxis zurückgewinnen. In diesem Sinne verfolge ich ein eher konservatives Anliegen. Dabei richtet sich der Blick nicht nur nach rückwärts, sondern auch nach vorn. Es werden, die gewandelten klinischen Aufgaben berücksichtigt. Der Inhalt dieses Buchs tritt deshalb dem Vorurteil entgegen, dass Fokaltherapien mit der Marginalisierung des Neurosekonzeptes auch selbst marginal werden, und löst die Bindung des Kurzzeit- und Fokaltherapiekonzeptes an das Vorliegen von ausschließlich neurotischen Störungen oder Aktualkonflikten. Stattdessen werden die Grundsätze für eine kurz- und fokaltherapeutische Behandlung auch bei Patienten mit strukturellen Störungen ihrer Persönlichkeit entwickelt. Die Inhalte folgen einer praktischen Notwendigkeit, die nicht aus irgendeiner Not geboren ist, sondern aus der Überzeugung der Leistungsfähigkeit psychoanalytischer Methoden, auch und gerade bei Patienten mit so genannten Persönlichkeitsstörungen. Das Anwendungsgebiet der Kurz- und Fokaltherapie zu erweitern und ein Konzept zur Behandlung von strukturell gestörten Patienten zur Verfügung zu stellen, ist ein weiteres zentrales Ziel des Buchs.
Die klinische Theorie, die aus psychodynamischem Denken entstanden ist, ist umfangreich und vielfältig. Das technische Repertoire ist über lange Zeit ausgearbeitet und verfeinert worden. Es stellt eine Fundgrube dar, die wertvoll ist, auch wenn nicht alles gebraucht und angewendet wird, was sich an Wissen und Erfahrung angesammelt hat. Psychodynamische Psychotherapie ist anspruchsvoll, weil sie eine gute Kenntnis psychodynamischer Theorie und Technik verlangt, aber nicht nur dies – es geht in der Kurz- und Fokaltherapie auch darum zu entscheiden, welche theoretischen oder technischen Bestände jeweils aktualisiert werden müssen und welche nicht. Die Regeln der Adaptivität in der Anwendung zu erlernen, ist wesentlich; diese adaptive Aktualisierung psychodynamischer Konzepte ist ein Leitfaden, der sich durch das ganze Buch zieht. Sie wird aber auch bei der Darstellung der Beratung, in der sie am häufigsten gebraucht wird, systematisch entwickelt.
Soeben ist, sehr allgemein bleibend, von den Wissensbeständen psychodynamischer Theorie und Therapie gesprochen worden. Was etwas nebulös klingen mag, muss nicht ausschließlich der individuellen Lektüre- und Therapieerfahrung überlassen bleiben. Der große Vorteil, heute ein Konzept der Kurz- und Fokaltherapie auf psychodynamischer Grundlage anzubieten, liegt darin, dass die Wissensbestände handhabbar aufbereitet worden sind, teilweise unter schmerzlichen Verlusten, aber als reliabel und valide gesammeltes und geordnetes Register, nämlich von der operationalisierten psychodynamischen Diagnostik (OPD). In diesem

Buch werden Konzepte auf der Grundlage der OPD entwickelt; eine Herangehensweise, die hiermit erstmals realisiert wird. Der Aufbau des Buchs reflektiert das didaktische Anliegen. Es sollen Konzeption und Umsetzung gleichermaßen berücksichtigt sein. Eine Theorie der Therapie ohne Bezug zur Praxis verkümmert zur Trockenübung, eine Praxis ohne Konzept wird richtungslos. Der Gewinn für die praktische Arbeit soll spürbar sein.

Im Text ist immer von dem Therapeuten, dem Patienten et cetera die Rede. Diese Schreibform wird nur der Vereinfachung halber gewählt; selbstverständlich sind immer beide Geschlechter gemeint, die zur Abkürzung verwendete männliche Form möge nicht als Ausdruck sexistischer Vorurteile verstanden werden.

Das Buch ist eine Frucht langjähriger Auseinandersetzung mit Kurz- und Fokaltherapien. Es ist nicht in Einsamkeit entstanden, die Liste der Menschen, die mich auf diesem Weg unterstützt haben, ist lang. In erster Linie danke ich meiner Frau Cordula Olshausen Küchenhoff, die einen großen Teil des Buchs geschrieben hat und Mitautorin ist, weil sie viele, insbesondere die beiden ausführlich dokumentierten Kasuistiken (einstündige Beratung, fünfzigstündige Fokaltherapie) beigesteuert hat. Sie hat mich auch sonst in den Phasen der allmählichen Verfertigung des Werkes als Kollegin und als geduldige Partnerin jederzeit solidarisch unterstützt. Ich danke den Mitarbeiter(inne)n der Psychotherapeutischen Tagesklinik Basel, stellvertretend und allen voran Frau lic. phil. Petra Zell Roth, die das immer neue Ringen um den rechten Behandlungsfokus der tagesklinisch behandelten Patienten mitgetragen und vorangebracht haben. Zu danken ist den Teilnehmer(inne)n des Seminars, das ich am Psychoanalytischen Seminar Basel einige Semester lang zur Kurz- und Fokaltherapie angeboten habe, stellvertretend und insbesondere Herrn lic. jur. et phil. Jürg Honegger und Frau Dr. Irene Geiger. Ich danke Marianne Pflugi für die engagierte und gründliche Durchsicht des Manuskripts. Schließlich danke ich herzlich Herrn Dr. Wulf Bertram, dem Geschäftsführer des Schattauer Verlags, der die Idee zu diesem Buch aufgegriffen und langfristig aufrechterhalten hat.

Im Herbst 2004 **Joachim Küchenhoff**

Inhalt

Teil II Klinische Theorie der psychodynamischen, adaptiven, konflikt- und strukturbezogenen Kurz- und Fokaltherapie (PAKT)

Teil IV Praktisches Vorgehen in der PAKT

Teil V Fallbeispiele aus der klinischen Praxis

Einleitung

Kurztherapien sind für die klinisch-therapeutische Behandlung in der psychotherapeutischen Praxis und in der psychotherapeutischen Klinik unverzichtbar geworden. Sie sind gut erforscht, da sich das Kurzzeitsetting für die Forschung geradezu anbietet. In begrenzter Zeit lässt sich viel, aber nicht alles erdenkbar Mögliche erreichen. Die Bündelung oder Konzentrierung der therapeutischen Arbeit ist daher notwendig und sinnvoll. Zeitbegrenzung und Fokussierung gehören dabei so eng zusammen, dass Kurz- und Fokaltherapie als Begriffe meist miteinander genannt werden. Die von der Psychoanalyse abgeleiteten psychodynamischen Verfahren bilden ein bedeutsames Segment aus der Gruppe der Kurz- und Fokaltherapien. Sie sind wissenschaftsgeschichtlich wichtig, weil sie als erste Modelle einer Kurz- und Fokaltherapie entwickelt wurden und somit die meisten Erfahrungswerte bieten. Sie sind konzeptuell interessant und unterscheiden sich von den anderen nicht-psychoanalytischen Verfahren, aber auch von den psychoanalytischen Langzeitverfahren. Psychodynamische Kurz- und Fokaltherapien stellen ein nach wie vor nicht ausgeschöpftes Potenzial therapeutischer Zugangsweisen dar. Sie bieten nicht nur für sehr kurze Interventionen, Beratungsgespräche oder Kriseninterventionen geeignete Techniken an, sondern auch Behandlungsmöglichkeiten für aktuell im Vordergrund des therapeutischen Interesses stehende Störungen, wie zum Beispiel die schweren Persönlichkeitsstörungen. In dem vorliegenden Buch sollen die konzeptuelle und praktische Wichtigkeit psychodynamischer Kurz- und Fokaltherapie betont und die psychodynamischen und wissenschaftlichen Grundlagen bestehender Konzepte verdeutlicht werden. Ferner sollen therapeutisch-praktisch umsetzbare, an die verschiedenen klinischen Ansprüche adaptierte Verfahren dargestellt und deren praktische Vorgehensweise eingeführt werden. Theorie und Praxis werden dabei eng verzahnt – ein Grundanliegen, das sich durch alle fünf Teile dieses Buches hindurchzieht.

Der Teil I widmet sich zunächst der *Geschichte psychodynamischer Kurz- und Fokaltherapien*, die fast so alt wie die Geschichte der Psychoanalyse selbst ist. Er bietet ein Ordnungsschema an, das es erlaubt, die vielfältigen Verfahrensweisen übersichtlich zu ordnen, und führt in einige *wichtige Therapieverfahren* ein. Ferner informiert er über die neuesten *Forschungsergebnisse* zu den etablierten Verfahren.

Der Teil II geht systematisch vor und stellt die klinische Theorie der Kurztherapien dar; er entwickelt *Elemente psychodynamischer Kurz- und Fokaltherapien*, die sich schließlich zusammenfügen zu den Umrissen einer *psychodynamischen, adaptiven, konflikt- und strukturbezogenen Kurz- und Fokaltherapie* (PAKT). Er stellt zunächst die Frage, durch welche *Besonderheiten* sich psychodynamische Thera-

pien auszeichnen, und untersucht daraufhin, wie sich diese spezifischen Merkmale in der psychodynamischen Kurz- und Fokaltherapie *erhalten* können oder modifiziert werden müssen. Er widmet dann den beiden schon im Namen enthaltenen spezifischen Therapieelementen einen breiten Raum, dem *Umgang mit der Zeit* und dem *Fokus* als Kernelement fokaltherapeutischer Arbeit. Dabei werden, wie überall sonst im Text, theoretische Überlegungen eng verzahnt mit praktisch klinischen Techniken, zu denen unter anderem das Referenzsystem der *operationalisierten psychodynamischen Diagnostik* (OPD) gehört. Anschließend werden *Indikationskriterien* vorgestellt und kritisch gewürdigt; sie sind natürlich davon abhängig, welches Verfahren gewählt wird. Ein adaptives Vorgehen wird als Ausgangspunkt nicht Ein- und Ausschlusskriterien wählen, sondern fragen, welche Vorgehensweise für welche Patientengruppe adäquat ist. *Adaptive Aktualisierung* therapeutischer Möglichkeiten bedeutet eben auch, patientenorientiert bei klaren theoretischen und technischen Vorgaben, nicht aber methodenorientiert Indikationsentscheidungen zu treffen.
Der Teil III schließt inhaltlich unmittelbar an. Er ist den *Anwendungen der PAKT* gewidmet. Die ausführliche Darstellung von *Erstgespräch, Beratung und Krisenintervention* steht dabei am Anfang; das Beratungskonzept wird, wie bereits betont, besonders gründlich ausgearbeitet. Im nächsten Kapitel wird die Anwendung der PAKT auf *strukturell gering integrierte* Patienten vorgestellt. Da dieses Kapitel weit gehend Neuland betritt, war eine ausführlichere Darstellung der Konzepte zur Therapie dieser Patienten nötig, die dann auf die Kurz- und Fokaltherapie übertragen werden mussten. Das folgende Kapitel schließt gleichsam naturwüchsig an; die schwer gestörten Patienten können in der PAKT viel erreichen, aber sicher längst nicht alles. Dann stellt sich die Frage, ob sie zurückkehren und nach einiger Zeit noch einmal mit dem gleichen Therapeuten oder dem gleichen therapeutischen Team weiterarbeiten können, ob also *Intervalltherapie* sinnvoll ist. Abschließend wird – auch dies ein zwingend sich ergebendes Thema nach der Diskussion um die schweren Störungen – nach *störungsspezifischen Verfahren* der PAKT gefragt.
Der Teil IV zieht gleichsam die Summe aus dem zweiten. Er ist kurz, weil er auf eine übersichtliche Handhabung hin komponiert ist. Er fasst die klinischen Schritte zusammen, die der Therapeut/die Therapeutin im Verlaufe einer PAKT geht. Dieser Teil bietet die Anleitung für das alltägliche praktische Handeln.
Der Teil V mag überraschen. Er ist umfangreich und widmet sich insgesamt fünf Therapiebeispielen, einer einstündigen Beratung, einer vierstündigen Beratung, einer sechsstündigen Therapie (unter besonderen Umständen), einer niederfrequenten Fokaltherapie mit einem somatisch kranken Patienten und schließlich einer reichhaltig dokumentierten, fünfzigstündigen Fokaltherapie. Ungewöhnlich ist, dass das klinische Material, vor allem im letzten Fall, ausführlich und konkret beschrieben wird und dass die therapeutischen Interventionen kommentiert werden. Es werden keine Paradetherapien vorgestellt, vielmehr Beispiele aus der Praxis; die Kommentare und Beurteilungen sollen zu eigenen Stellungnahmen anregen, auch dazu, sich Alternativen zum dargestellten Vorgehen zu überlegen.

Teil I Geschichte, Konzepte, Ergebnisse im Überblick

Geschichte

In den letzten Jahrzehnten war die psychotherapeutische Versorgung in den westlichen Industrienationen zwei gegenläufigen Tendenzen ausgesetzt, einerseits einer Demokratisierung des psychotherapeutischen Angebots (immer mehr Patientengruppen und soziale Schichten konnten von Psychotherapie profitieren), andererseits einer zunehmenden Finanzierungsnot. Die Folge ist, dass das Gesundheitswesen einem enormen Kostendruck unterliegt; die Forderung, billig und zugleich erfolgreich zu sein, ist nicht leicht zu erfüllen, der Effektivitätsdruck kann sich sogar schädlich auf den Therapieverlauf auswirken. Immerhin ist der Druck insofern produktiv gewesen, dass er zur Entwicklung einer Vielzahl von Konzepten psychodynamischer Kurztherapien geführt hat. Dabei ist das Konzept nicht neu, wie ein kurzer Blick in seine Geschichte zeigt.

Die Geschichte der psychoanalytischen Kurztherapie führt bis zu Freud selbst zurück. Schon in den „Studien über Hysterie" aus dem Jahr 1895 berichtet er eindrücklich über seine „*Krisenintervention*" auf einer Bergwanderung bei der 18-jährigen Wirtshaustochter Katharina, die an einer Angsthysterie litt (Freud 1895, S. 184ff). Bruno Walter, der berühmte Dirigent, schreibt in seiner Autobiografie von sechs erfolgreichen Sitzungen bei Freud, in denen er von einer hysterischen Lähmung des rechten Armes geheilt wurde (Walter 1971). 1910 gelang es Freud, Gustav Mahler in einer einzigen vierstündigen Sitzung, zusammen mit seiner Frau Alma Mahler, von einer Potenzstörung zu befreien (Jones 1964, S. 358f). Die Besserung hielt bis zum Tode Mahlers ein Jahr später an. Doch auch seine Analysen kommen uns heute fast „kurztherapeutisch" vor. Die bekannte Behandlung des *kleinen Hans*, in der er den 5-jährigen Jungen von seiner Pferdephobie gleichsam aus der Ferne, über die Vermittlung des Vaters, heilte, dauerte nur zweieinhalb Monate (Freud 1909). Die damals durchgeführten Lehranalysen nahmen in der Regel nur wenige Monate bis zu einem Jahr in Anspruch.

Entscheidend für die Entwicklung psychodynamischer Kurztherapien ist die Arbeit von Ferenczi und Rank (1924) mit dem Titel „*Entwicklungsziele der Psychoanalyse. Zur Wechselbeziehung von Theorie und Praxis*" geworden. Erst ab hier kann man von einer Kurztherapiekonzeption im prägnanten Sinne sprechen; erstaunlicherweise sind in dieser Arbeit die entscheidenden Gesichtspunkte bereits enthalten: der konstruktive Umgang mit der Zeitbegrenzung, eine dementsprechend aktivere Technik als in der klassischen Analyse sowie eine Fokuszentrierung. Ferenczi entwickelte ab 1918 seine „*aktive Therapie*", wobei er mit verschiedenen Möglichkeiten von Aktivität experimentierte, die korrigierende Erfahrungen im Hier und Jetzt als Wirkfaktoren neben der Erinnerung erbringen sollten. Diese aktive Technik brachte er in die gemeinsame Diskussion mit O. Rank ein. In ihrem Buch wendeten sie sich unter anderem gegen die Überbetonung der Lebensgeschichte in der Analyse und räumten der emotionalen Erfahrung des Analysanden in der aktuellen analytischen Situation einen zentralen Stellenwert ein. Sie äußerten die Überzeugung, dass diese Fokussierung auf die Gefühle des Patienten im Hier und Jetzt es ermöglichen werde, die psychoanalytische Behandlung zu vereinfachen und zu verkürzen. Otto Rank war der erste, der systematisch den Zeitfaktor in die therapeutische Behandlung einbezog und mit einer Zeitlimitierung arbeitete. Wichtig ist, dass bereits Otto Rank die Bearbeitung von Trennungserlebnissen als wesentliche Chance von zeitbegrenzten Psychotherapien angesehen hat. Bei ihm steht die Bedeutung von Trennungserfahrungen im Kontext seiner Geburtstrauma-Theorie. Auch sein Konzept der *Willenstherapie*, des Willens zur Veränderung, fand Eingang in die moderne Kurztherapie unter dem Stichwort der Motivation, die eine wichtige Voraussetzung für die Indikation zur Kurztherapie ist.

Kurztherapie-Ansätze bieten sich leichter für empirische Forschung an, daher förderten sie die Bereitschaft, systematische empirische Studien zu betreiben. 1946 veröffentlichten F. Alexander und T. French ein Buch zur Kurztherapie, worin sie ihre Forschungsergebnisse vom Chicago Institute of Psychoanalysis beschrieben. Als Motivation ihrer Forschungen beschreiben Alexander und French die deutliche Diskrepanz zwischen Länge und Intensität der „großen" Psychoanalyse und dem Grad des therapeutischen Erfolges. Kurztherapien sollen einige Fallstricke langer Analysen vermeiden; sie sollen sich nicht der Gefahr der Intellektualisierung aussetzen. Stattdessen sollten sie erlebnisdicht durchgeführt werden. Regression und die damit verbundene Abhängigkeit sollten dosiert eingesetzt werden. Dabei verstehen Alexander und French sich in der Nachfolge von Ferenczi und Rank. Die korrigierende emotionale Erfahrung ist eines der Konzepte, das mit dem Namen F. Alexander eng verbunden geblieben ist. Die Autoren erweitern es zum Prinzip der therapeutischen Flexibilität: Der Therapeut versucht demnach, eine Atmosphäre in der Therapie zu schaffen, die der durch die Übertragung präsenten Früherfahrung des Patienten möglichst konträr ist. Alexander und French setzen sich für die Formulierung therapeutischer Ziele ein und empfehlen den Therapeuten, die Patienten zu ermuntern, die in der Therapie erzielten Erfahrungen aktiv im Leben umzusetzen. Alexander und French haben moderne Konzepte der Kurztherapie maßgeblich beeinflusst; ihr Einfluss macht sich vor allem dort bemerkbar, wo fokal gearbeitet wird, wo die reale Beziehungserfahrung in der Therapie Gleichberechtigung oder sogar Vorrang vor der Übertragungsbeziehung erhält und wo die emotionale Lernerfahrung (*emotional re-education*) betont wird.

Wilhelm Reich wird oft mit der Entwicklung der Kurzzeittherapien in Verbindung gebracht, nicht weil er zeitlich befristete Settings propagiert hätte, sondern aufgrund seiner speziellen Technik, Charakterwiderstände sehr energisch und früh in heftiger emotionaler Erwiderung zu bearbeiten, statt sie für unheilbar zu halten oder sie zu umgehen. *„Die viel umstrittene Frage, was besser sei, ‚aktives' oder ‚pas-*

sives' Verhalten, hat (...) keinen rechten Sinn: Ganz allgemein kann gesagt werden, dass man in der Analyse der Widerstände nicht früh genug eingreifen, in der Deutung des Unbewussten, von den Widerständen abgesehen, nicht zurückhaltend genug sein kann. Gewöhnlich wird umgekehrt verfahren: Man pflegt einerseits allzu großen Mut in der Sinndeutung zu zeigen und andererseits ängstlich zu werden, sobald sich ein Widerstand einstellt." (Reich 1970, S. 63). Diese Technik der Widerstandsanalyse, die in einem ganz anderen Sinne als bei Ferenczi als aktive Technik bezeichnet werden kann, ist in einige spätere Kurztherapie-Konzepte eingeflossen, verbunden mit der Vorstellung, dass die emotionale Heftigkeit schnell zum Erfolg führt und damit Zeit erspart.

Einerseits stieg in den Jahren während und nach dem zweiten Weltkrieg das Bedürfnis nach einer psychotherapeutischen Versorgung der Bevölkerung und somit auch das Interesse an der Weiterentwicklung der Kurzpsychotherapie. Die vier großen theoretischen Richtungen in der Psychoanalyse, die Triebpsychologie, die Ich-Psychologie, die Selbst-Psychologie sowie die Objektbeziehungstheorie haben alle Beiträge für die Konzeption der Kurztherapie geleistet. Andererseits wurde die Weiterentwicklung der Kurz- und Fokaltherapien durch die sehr negative Resonanz, die bereits Ferenczis aktive Technik bei Freud und später die Kurztherapieansätze von F. Alexander in der psychoanalytischen Gemeinschaft (*psychoanalytic community*) fanden, erneut aufgehalten.

Der nächste Meilenstein in dieser Entwicklungslinie ist durch den Namen Balint markiert. In der Tavistock-Klinik in London entwickelten Balint und seine Mitarbeiter, vor allem seine Frau Enid und P. Ornstein, für die Behandlung von neurotischen Patienten die Technik der Fokaltherapie (Balint et al. 1972). Balint definierte den Fokus als ein psychodynamisch bestimmtes Ziel, das im Idealfall im Sinne einer Deutung formuliert werden soll und auf das sich die Behandlung konzentrieren wird. Die begrenzte Zielsetzung, das begrenzte Arbeitsfeld und die begrenzte Zahl der therapeutischen Sitzungen sind die wichtigsten Merkmale dieser Behandlungsform. Balint benutzte das Bild von in einem Strom abwärts treibenden Holzstämmen. Ein Holzstamm hat sich quer gelegt und blockiert das gesamte Treibholz. Mit einer gezielten Maßnahme soll auf den blockierten Stamm eingewirkt werden, sodass das Treibholz sich wieder bewegen kann. Das Bild ist in mehreren Hinsichten hilfreich; es beschreibt, was eine gezielte Intervention an Eigenkräften mobilisieren kann. Es nutzt aber auch einen systemischen oder strukturalen Gedanken aus, der wichtig ist, wenn die langfristige Wirkung von Kurztherapien untersucht werden soll: Die Veränderung eines Bausteins des Systems kann zu Veränderungen an allen Elementen des gleichen Systems führen.

Formen, Konzepte, Beispiele

Seit 1970 ist eine Vielfalt unterschiedlicher Therapiekonzepte entstanden. Sie wird im Folgenden nicht mehr chronologisch aufgelistet. Messer und Warren (1995) haben diese Vielfalt sehr geschickt geordnet; sie unterscheiden:

- zeitbegrenzte, dynamische Psychotherapien, die auf der psychoanalytischen Triebtheorie oder dem Freud'schen Strukturmodell (von Es, Ich und Über-Ich) aufbauen; hierzu werden Davanloos dynamische Kurzpsychotherapie (Davanloo 1990), Malans intensive Kurzpsychotherapie (Malan u. Asimo 1992) und Sifneos' angstprovozierende Kurzpsychotherapie (Sifneos 1992) gezählt;
- zeitbegrenzte, dynamische Psychotherapien, die die Objektbeziehungen oder interpersonalen Beziehungen ins Zentrum des Therapiekonzeptes rücken und beziehungsorientierte Therapiekonzepte beisteuern; unter dieser Rubrik werden die therapeutische Arbeit mit dem so genannten *zentralen Beziehungskonflikt-Thema* (Luborsky u. Crits-Cristoph 1990) und mit den *Personenschemata* oder verinnerlichten *Skripten* von interpersonalen Begegnungen (Horowitz 1991), aber auch mit den pathogenen Beziehungserwartungen und Überzeugungen (beliefs) (Weiss u. Sampson 1986) genannt. Das vierte Modell (Strupp u. Binder 1984), das sich am Konzept der *zyklischen maladaptiven Muster* von Beziehungen orientiert, wird im nächsten Abschnitt ausführlicher vorgestellt;
- zeitbegrenzte, psychodynamische Therapien, die ein integratives psychodynamisches Konzept verfolgen, das Aspekte der Trieb- und der Objektbeziehungstheorie ebenso integriert wie der Selbst- und Ich-Psychologie, entsprechend der zeitbegrenzten Psychotherapie nach Mann (1973).

Zeitbegrenzte dynamische Psychotherapie (TLDP) nach Strupp und Binder

Als Beispiel einer psychodynamischen Kurzpsychotherapie soll die *zeitbegrenzte dynamische Psychotherapie* (*time limited dynamic psychotherapy*; TLDP) nach Strupp und Binder (1984) näher charakterisiert werden. Ausgangspunkt ist H. S. Sullivans (1953) interpersonale Psychiatrie; als klinisch relevant werden so genannte *zyklische maladaptive Muster* (*cyclic maladaptive patterns*; CMPs), angesehen. Unter diesen werden die bewussten oder unbewussten Vorstellungen von Beziehungskonstellationen verstanden, die wiederum in die vier miteinander verbundenen Dimensionen zerlegt werden: eigene Handlungen, Erwartungen hinsichtlich der Reaktionen des Gegenübers, die beobachteten Handlungen anderer mit ihrer Interpretation durch den Protagonisten und schließlich der Umgang mit sich selbst. Diese Dimensionen erlauben es, wenn sie einander zugeordnet werden, Beziehungsmuster in stark vereinfachter, aber gut reliabler Form zu beschreiben. Die Funktion der Kurzpsychotherapie ist es, solche ungünstigen und schädigenden Muster zu identifizieren, so wie sie in der therapeutischen Beziehung und in Interaktionen mit anderen auftreten, und sie zu modifizieren. Am Anfang der Therapie muss also die Diagnose der wichtigsten maladaptiven Beziehungsformen stehen; wenn diese vorliegen, müssen sie in einen *dynamischen Fokus* verdichtet und dadurch handhabbar gemacht werden. Dieser Fokus ist eine strukturierte Fassung der Arbeitshypothese des Therapeuten, der mithilfe des Fokus eine sinnvolle Verbindung zwischen zuvor disparaten und inkohärent erscheinenden Beobachtungen und Beziehungsfassetten herstellt; vor allem wird die Symptomatik mit wichtigen interpersonalen Erfahrungen aus der Gegenwart und aus der Vergangenheit verknüpft. Wie in allen psychodynamischen Therapien werden als wesentliche therapeutische Wirkfaktoren die Identifizierung und Bearbeitung der Beziehungserwartungen und -wiederholungen in der aktuellen therapeutischen Beziehung angesehen.

Zyklische maladaptive Muster

Die CMPs werden anhand der von Levenson und Mitarbeitern (2002, S. 82) getroffenen Einteilung kurz skizziert (eig. Übersetzung):

1. Handlungen des Selbst: Gedanken („Fremde wollen mit mir nichts zu tun haben"), Gefühle („Ich habe Angst initiativ zu werden"), Motive („Ich wäre gern im Mittelpunkt des Festes"), Wahrnehmungen („Sie schien auf meiner Seite zu sein") und Verhaltensweisen in interpersoneller Hinsicht („Ich fange an zu weinen, wenn ich mit meinem Mann streite").
2. Erwartungen von Reaktionen anderer: Der Patient stellt sich vor, wie andere auf ihn reagieren als Antwort auf interpersonales Verhalten (Handlungen des Selbst): „Mein Chef wird mich rausschmeißen, wenn ich einen Fehler mache", „Wenn ich in die Disko gehe, wird mich niemand auffordern".
3. Handlungen anderer gegen das Selbst: tatsächliche, beobachtete oder gedeutete Verhaltensweisen anderer aus der Sicht des Patienten: „Als ich einen Fehler in meiner Arbeit machte, vermied mein Chef mich", „Er forderte mich zum Tanz nur auf, weil er mich bedauerte".
4. Handlungen des Selbst gegen das Selbst: Verhaltensweisen oder Haltungen gegenüber der eigenen Person: „Wenn ich jemanden enttäusche, entwerte ich mich meist selbst", „Als mich niemand aufforderte, habe ich mir gesagt, es liegt daran, dass ich fett, hässlich und unattraktiv bin".

Die Grundannahmen des Konzeptes sind klar psychodynamisch: Der Übertragung und dem Wiederholungszwang wird Rechnung getragen, der dynamische Fokus wird als gegenwärtiger emotionaler Konflikt beschrieben, der aber die Kindheitsneurose wiederholt. Als kurative Faktoren werden so genannte *TP-Links* angesehen, also Verbindungen zwischen Übertragung (*transference*) und Vergangenheit (*past*).

Strupp und Binder (1984) beschränken die Indikation für TLDP weder auf gut oder mäßig noch auf neurotisch strukturierte Patienten. Sie wollen das Verfahren auch für Menschen öffnen, die gewisse Ich-Funktions-Defizite aufweisen. Für alle aber müssen folgende drei Voraussetzungen gelten:

- der Patient muss seine Lebensgeschichte so erzählen können, dass TP-Links hergestellt werden können;
- ein guter Zugang zur eigenen Gefühlswelt muss für den Patienten gewahrt bleiben;
- er muss außerdem fähig sein, eine Verbindung zwischen Übertragung und Kindheitserlebnissen herstellen zu können.

Die Arbeit an und in der Übertragung zielt allerdings nicht unbedingt auf lebensgeschichtliche Rekonstruktionen. Das Konzept der TLDP ist den interpersonellen Theorien verpflichtet. Nach H. S. Sullivan (1953) werden Beziehungserfahrungen mit bedeutenden anderen Erfahrungen internalisiert; diese verinnerlichten Objektbeziehungen sind bipolar organisiert: Das Selbst oder der Selbst-Anteil ist über eine Transaktion mit dem Objekt oder dem Partialobjekt verbunden. Diese verinnerlichten Muster werden inszeniert, und zwar vornehmlich solche, die auf fehlangepassten Verhaltensmustern beruhen.

Die Psychotherapie schafft optimale Voraussetzungen zur Inszenierung der Objektbeziehungen und lässt sie zu. Zunächst einmal soll der Patient sehen lernen, was er (unbewusst und mit anderen) tut. Zwangsläufig wird der Therapeut in die Inszenierung einbezogen – die Gegenübertragung ist das Scharnier, über das der Therapeut in das interaktive Geschehen verwickelt ist. Sie ermöglicht Empathie, die nicht allein durch das Nachdenken und Mitempfinden, sondern ebenfalls durch die temporäre Rollenübernahme in der Inszenierung erreicht wird. Die Gegenübertragung wird dabei dahingehend kontrolliert, dass die vom Patienten zugewiesenen Rollenvorgaben vom Therapeuten nicht einfach erfüllt werden; auf diese Weise werden die Grundannahmen der Inszenierungen ins Wanken gebracht.

Die Stärke des Verfahrens ist die konsequente Arbeit in den aktuellen therapeutischen Beziehungen. Die Analyse der aktuellen Transaktionen gilt als das wirksamste Mittel, um mit chronischen zwischenmenschlichen Konfliktmustern fertig zu werden – alles, was in der Therapie geäußert wird, wird als Anspielung auf die Übertragung gewertet. Auch der Widerstand wird als eine persönliche Handlung verstanden, die die Interaktion einschränkt; er wird also ganz auf die aktuelle Interaktion bezogen. Dabei wird er in seiner Funktion ernst genommen, um das Sicherheitsgefühl des Patienten aufrechtzuerhalten. Durch die Konzentration auf

die gemeinsame, geteilte Beziehungsdynamik lässt sich ein *Prinzip der Sparsamkeit* durchhalten, bei dem sich der Therapeut so wenig wie möglich auf Vermutungen stützt.
Die therapeutische Arbeit konzentriert sich auf das zwischenmenschliche Thema der Sitzung. Ausgangsfragen sind dabei: Wie erlebt mich der Patient? Wie erlebt er meine Intentionen ihm gegenüber? Wie reagiert er auf mich? Wie deutet er die Beziehung zu mir? Dabei ist es natürlich wichtig, nicht nur die einzelne Sitzung zu beachten, sondern auch deren Fortgang, indem Verbindungen zwischen den Stunden hergestellt werden. Berichte über Dritte werden entsprechend auf ihren Übertragungswert hin geprüft. Wird übertragungsfokussiert gearbeitet, ist gleichwohl immer eine Gefahr gegeben: die quasimechanische Übertragungsdeutung. Eine primitive Parallelisierung, dergestalt dass die extratransferenziellen Berichte des Patienten auf die Therapie kurzgeschlossen werden – im Sinne von „Sie meinen eigentlich mich!" –, reicht nie aus. Wenn das aktuelle interaktionale Thema nicht gefunden wird, ist es durchaus nicht verboten, den Patienten um Mithilfe zu bitten und auf eine gemeinsame Suche nach dem Thema zu gehen. Auf diese Weise wird die Deutung das Ergebnis eines gemeinsamen Erkundungsprozesses.

Adaptation der TLDP nach Levenson

H. Levenson (1995) hat sich um die möglichst praxisnahe und pragmatische Umsetzung der TLDP verdient gemacht. Allerdings hat sie dabei die Schwerpunkte etwas modifiziert und in Richtung einer integrativen Konzeption entwickelt, die systemische und kognitiv-behaviorale Elemente einbezieht, ähnlich der von Winston und Winston (2002). Bei allen Risiken der Vereinfachung ist die handliche Auflistung von Interventionsschritten und Techniken hilfreich und trägt in den USA zur Verbreitung des Verfahrens bei. Die nachfolgende Tabelle 1.1 illustriert dies gut.

Tab. 1.1 Therapeutische Regeln in der TLDP (nach Levenson et al. 2002, S. 85).

Schritte in der TLPD
1. Lassen Sie den Patienten seine oder ihre eigene Geschichte erzählen! 2. Erkunden Sie den interpersonellen Kontext von Symptomen oder Problemen! 3. Nutzen Sie die Kategorien des zyklisch maladaptiven Musters (CMP) zur Sammlung und Kategorisierung von Informationen! 4. Hören Sie auf Themen, die in gegenwärtigen und vergangenen Beziehungen und auch im Interaktionsstil des Patienten in den Sitzungen vorkommen! 5. Achten Sie auf reziproke Reaktionen (*countertransferential pushes and pulls*)! 6. Achten Sie besonders auf Reinszenierungen dysfunktionaler Interaktionen in der therapeutischen Beziehung!

Tab. 1.1 Fortsetzung.

Schritte in der TLPD
7. Untersuchen Sie, wie der Patient auf die sich entwickelnde Beziehung zum Therapeuten reagiert!
8. Entwerfen Sie ein zyklisch maladaptives Muster, das die dominanten dysfunktionalen Interaktionen des Patienten beschreibt!
9. Markieren Sie, ausgehend von diesem CMP, die Therapieziele!
10. Ermöglichen Sie die Erfahrung einer adaptiven Beziehung zum Therapeuten, dem CMP entsprechend (Ziel 1)! (D. h. der Therapeut ermöglicht eine Reinszenierung der CMPs in der Beziehung, achtet aber darauf, sich selbst von ihnen zu distanzieren, also keinem Gegenübertragungsagieren zu erliegen; Anmerkung des Autors)
11. Helfen Sie dem Patient, die dysfunktionalen Muster in- und außerhalb der Sitzungen zu identifizieren und zu verstehen (Ziel 2)!
12. Helfen Sie dem Patienten, die ehemals adaptive Funktion des CMP zu würdigen!
13. Überarbeiten Sie die CMPs während der ganzen Therapiedauer!

Adaptation der TLDP nach Tress

In Düsseldorf hat die Arbeitsgruppe um Tress (2003) das Modell der CMPs in eine andere Richtung weiterentwickelt. Sie nutzt die interpersonale Perspektive, die Strupp und Binder (1984) zur Grundlage ihres Ansatzes machen, und verbindet diese mit der Bindungstheorie, die ebenfalls von der Annahme ausgeht, dass erlebte und erfahrene Bindungsmuster über Verinnerlichungen und Repräsentationsbildungen die Grundlagen eines inneren Arbeitsmodells für aktuelle Beziehungserfahrungen abgeben. Verinnerlichung wäre der Oberbegriff für drei zu unterscheidende Formen der Übernahme von Beziehungsmustern: *Identifikation* prägt das eigene Verhalten und die Einstellung zu anderen („Wie du damals mir, so ich heute den anderen"), *Internalisierung* formt die Verhaltenserwartungen an andere („Du bist immer noch überall präsent") und *Introjektion* schließlich die Einstellungen gegen die eigene Person („Wie du mir damals, so ich mir heute"). Wenn die frühen Erfahrungen entwicklungsschädigend gewesen sind, kann das Muster der Beziehungsformen maladaptiv entgleisen. Auf diese Weise können psychische Einstellungen auf interpersonelle Beziehungserfahrungen übertragen werden. Konkret für die TLDP heißt das, dass die vier Dimensionen des CMP mit frühen Bindungserfahrungen verbunden werden. Tress und Mitarbeiter (2003, S. 17) geben das Schema in Abbildung 1.1 an.
Lassen sich mithilfe der CMPs die Prinzipien der Interaktionen beschreiben und die Systematisierung der Verinnerlichungsprozesse mit den frühen Bindungserfahrungen verbinden, so werden in einem dritten Schritt inhaltsbezogen die Arten von sozialer Interaktion standardisiert erfasst, und zwar mit der *strukturalen Analyse sozialen Verhaltens* (*structural analysis of social behaviour*; SASB) nach L. Benjamin. Das Modell erlaubt es, drei unterschiedliche Ausrichtungen der Kommunikation zu unterscheiden:

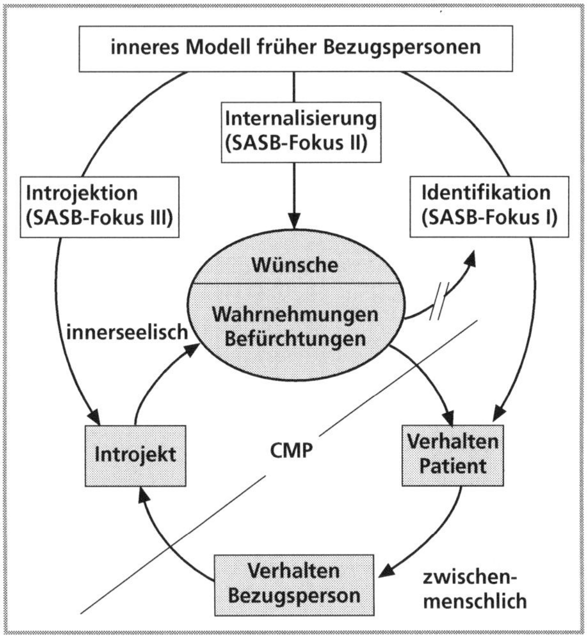

Abb. 1.1 Bindungserfahrungen und zyklische maladaptive Muster (CMPs); SASB = strukturale Analyse sozialen Verhaltens (nach Tress et al. 2003).

- die transitive, die andere aktiv beeinflussen will;
- die intransitive, die reaktiv ist und angibt, wie sich das transitive Verhalten beim anderen auswirkt;
- die introjektive, die den Umgang mit sich selbst charakterisiert.

Alle drei Kommunikationsarten können jeweils nach zwei Grunddimensionen der Einflussnahme, von Liebe – Hass (Affiliation) und Kontrolle – Autonomie (Interdependenz) geordnet werden. Die klinisch ausformulierten Kategorien des CMP lassen sich auf diese Weise in die Sprache der SASB übertragen. Dieses Vorgehen hat unter anderem den großen Vorteil, dass Veränderungen der maladaptiven Muster im Laufe der Therapie empirisch exakt festgehalten werden können. *„Nun kann das Prinzip der Problem-Treatment-Outcome-Kongruenz (PTO-Kongruenz) zur Anwendung kommen: Das klinische Problem der Patienten (Diagnose), der therapeutische Veränderungsprozess und das Behandlungsergebnis sind kongruent mit ein und derselben Theorie zu erfassen.“* (Albert et al. 2003, S. 95).
Auf der Grundlage dieses beziehungsorientierten Ansatzes wurde in Düsseldorf ein störungsspezifisches Kurzzeit-Psychotherapie-Programm initiiert, das folgende technische Prinzipien hat (Tress et al. 2003, S. 21):

1. Konzentration auf das Hier und Jetzt;
2. optimistische Grundhaltung: Veränderung ist auch in absehbarer Zeit für Patienten erreichbar;

3. Ende der Therapie ist von Anfang an präsent; Stunden können variabel verteilt werden;
4. am störungsspezifischen CMP-Fokus ist in der Regel festzuhalten;
5. Thematisierung des CMP: Beginn mit schlechter Introjektion – dann: Negativstereotyp gegen andere (Internalisierungen) – ab Therapiemitte: Bearbeiten des eigenen kommunikativen (Fehl-)Verhaltens (Identifikationen), das der Selbstwahrnehmung am schwersten zugänglich ist und das höchste Kränkungspotenzial birgt;
6. strukturabhängige Bearbeitung: höher strukturierte Ich-Funktionen – Konfliktbearbeitung in der therapeutischen Dyade; niederes Strukturniveau – supportives Verhalten („Schulter an Schulter mit dem Patienten“);
7. Einladung an Patienten, CMPs zu identifizieren, unglückliche Erfahrungen zu betrauern, auf Wiedergutmachung zu verzichten und neue Erfahrungen zuzulassen;
8. negative therapeutische Reaktionen stehen unter der Leitfrage: „Aus Liebe und Treue für wen?“;
9. klare Therapieplanung: 25 Sitzungen, Festlegung auf ein bestimmtes Problem;
10. Indikation: Ängste, Depressionen, Persönlichkeitsstörungen.

Aus mehreren Gründen handelt es sich hier um eine interessante Weiterentwicklung der TLDP. Der interpersonelle Ansatz ist eingehalten und mit den aktuellen Erkenntnissen stimmig durch die Konzepte angereichert worden, die auf einer gleichen oder vergleichbaren Beziehungsgrundlage basieren (Bindungstheorie und SASB). Die psychodynamische Grundlage ist dabei zu großen Teilen gewahrt worden. Von den in Teil II als Charakteristika psychodynamischer Therapien genannten Kriterien sind die Unmittelbarkeit des Erlebens, die Ausrichtung auf die Beziehung und die Konfliktinszenierung Bestandteile des Modells geblieben. Übertragungen und Wiederholungen werden beachtet, in der therapeutischen Arbeit wird allerdings der Vergangenheitsbezug gering gehalten; nichtsdestoweniger bleiben beide Dimensionen für das Verständnis der Beziehungsstörung wichtig. Der Umgang mit supportiven Techniken erfolgt unbekümmert, vielleicht ein wenig unreflektiert. Die Zeitbegrenzung und Arbeit mit dem Fokus werden als spezifische technische Möglichkeiten der psychodynamischen Kurzzeitpsychotherapie konsequent genutzt. Schließlich ist die bereits erwähnte Kongruenz von theoretischem Modell, klinischer Technik und Evaluation weit vorangetrieben worden.

Intensive dynamische Kurzpsychotherapie (IS-TDP) nach Davanloo

Die *intensive dynamische Kurzpsychotherapie* (*intensive short-term dynamic psychotherapy*; IS-TDP) wird von Messer und Warren (1995) zu den Kurztherapien auf dem Boden der psychoanalytischen Triebpsychologie gerechnet. Die IS-TDP will – ähnlich wie dies schon W. Reich (1970) propagiert hatte – im Kurztherapiesetting rascher und aktiver auf die Widerstände der Patienten einwirken. Diese Widerstände lassen sich Davanloo (1990) zufolge auf Gefühle primitiver Wut zurückführen, die wiederum in frühen Traumatisierungen ihre Wurzeln haben. Die heftigen negativen Affekte erzeugen Angst oder führen zu massiven Schuldgefühlen und nachfolgend zu Selbstbestrafungen. So entstehen Mechanismen der Selbstverhinderung oder Selbstsabotage. Die Therapie nun hat zum Ziel, möglichst rasch zu dieser primitiven Wut vorzustoßen; diese zu erleben ist die Vorbedingung dafür, sich von ihr lösen zu können. So wird das Gefühlsleben frei für positive Erlebnisse und Erinnerungen. Dabei wird in der Therapie auf ein weites Spektrum von Gefühlen eingegangen. Diese Kurztherapie ist allerdings keine Fokaltherapie (Lachenmeier 1997).

Die erste Sitzung ist bereits eine Probetherapie, in der die Konfrontationen mit den Widerständen möglichst rasch gesucht werden; Davanloo (1988, S. 100) unterscheidet folgende Phasen des Erstinterviews, die auch die Phasen der Therapie beschreiben:

1. Identifizierung der Abwehr;
2. Druck auf den Widerstand in der Stunde;
3. kognitive Klärung der Abwehr mit dem Patienten;
4. Klärung der Widerstände in der Übertragung;
5. Provokation eines Aufschlusses des Unbewussten (*unlocking of the unconscious*);
6. systematische Analyse der Übertragung und Aufdecken der Konflikte;
7. Exploration der Psychopathologie und Biografie;
8. deutende Verbindung der neurotischen Kernstruktur zur Symptombildung und Charakterstruktur.

Die Therapie kann bis zu vierzig Stunden andauern, wobei jede Sitzung auf Video aufgezeichnet wird. Aus der Schilderung der acht Phasen der ersten (sic!) Therapiestunde wird das gravierende Problem erhellt, das sich bei allen triebpsychologisch fundierten Therapien mehr oder weniger deutlich zeigt. Der Therapeut agiert in einer geradezu atemberaubenden Geschwindigkeit: Er übernimmt eine ausgesprochen autoritäre Position, erkennt sogleich die Widerstände und spricht sie schonungslos an. Es wird dem Patienten kein ausreichend großer Platz eingeräumt, die Erfahrungen zu verdauen, die eigene Verarbeitung droht in der Aktivität des Therapeuten unterzugehen. Konsequenterweise ist von Gegenübertragung kaum die Rede, die ja unausweichlich die Autorität des Therapeuten infrage stellt. Eine Selbstreflexivität, die doch als Kennzeichen psychoanalytischer Verfahren angesehen werden sollte, ist in dieser Therapieform nur in der technischen Variante der Videokontrolle präsent.

J. Lacan (Lipowatz 1982) hat den psychoanalytischen Diskurs vom Musterdiskurs (*Discours du maitre*) abgegrenzt; für die IS-TDP ist das Risiko, in den Meisterdiskurs zu wechseln, besonders groß, aber nicht nur dort: Die Zeitbegrenzung in Kurztherapien kann zu einem raschen Arbeiten verführen und den Therapeuten verleiten, selbst zum Subjekt der Therapie zu werden, statt durch die Therapie dem Patienten einen eigenen Raum zu schaffen.

Dynamische Kurzzeittherapie für Patienten mit schwer wiegenden Lebensereignissen und Traumatisierungen nach Horowitz

Diese psychodynamische Kurztherapie wurde für spezifische Indikationen entwickelt, für Patienten, die schwer wiegenden Lebensereignissen (*life events*) ausgesetzt waren oder die akut traumatisiert sind. Dadurch ist das Verfahren in mehrfacher Hinsicht aktuell, es kann in der Humanmedizin dort angewendet werden, wo Patienten mit schwer wiegenden Diagnosen oder mit bedrohlich ablaufenden Krankheiten konfrontiert sind. Es ist aber auch für die Bearbeitung akuter Traumatisierungen aus psychodynamischer Sicht hilfreich; hingegen ist es nicht für die Bearbeitung von Kindheitstraumatisierungen oder kumulativen Traumatisierungen empfehlenswert. Es handelt sich um eine zwölf Sitzungen umfassende Kurztherapie, deren vordergründiges Ziel die Anerkennung der Traumatisierung und Auswirkungen der Traumatisierung auf die Selbstvorstellung beinhaltet. Das zweite Ziel ist, die Kontrolle über das eigene Leben und Denken wiederzuerlangen. Nur so ist es möglich, die traumatische Erfahrung ins eigene Leben zu integrieren, ohne dass sich die eingespielten Lebensvollzüge angesichts des Traumas auflösen. Zum Schluss soll die Bereitschaft erreicht werden, das Trauma als eine Herausforderung anzunehmen.

M. Horowitz (1991) geht von mehreren differenziert ausgearbeiteten Modellen aus. In seiner Theorie der *states of mind* hat er die Verarbeitungsformen eines belastenden Lebensereignisses entwickelt Diese Verarbeitungsmodalitäten sind in der ersten Reaktion auf das Trauma zwiespältig: Horowitz unterscheidet die Phase der Verleugnung oder des Erstarrens (*denial*) und die Phase der Intrusion, also des unfreiwilligen Eindringens traumatischer Elemente in die Erfahrung. Erst wenn Verleugnung und Intrusion nicht mehr im Gegensatz zueinander stehen, werden affektive Bearbeitungen und schließlich vielleicht die Integration des Ereignisses möglich. Dementsprechend muss jeder Behandlungsschritt phasengerecht erfolgen. Abwehrvorgänge werden entsprechend der Verarbeitungsphase unterschiedlich bearbeitet; Kognitionen, Informationen und Affekte werden unterschiedlich gewichtet, je nachdem, ob der Patient in einem Intrusions- oder Verleugnungsstadium ist. Dabei ist es wichtig, sich eine weitere Theoriegrundlage, nämlich die *Control-Process-Theorie* vor Augen zu führen, die Horowitz (1991) entwickelt hat. Sie ist eine Fortschreibung der so genannten Schematheorien; Menschen nutzen Schemata, um sich selbst und die Welt zu interpretieren; Lebensereignisse werden – per definitionem – traumatisch, wenn sie nicht in die Selbst- oder Weltauslegung integriert werden können und deshalb die kognitiven und emotionalen Bewältigungsformen übersteigen. So entstehen Diskrepanzen zwischen den eingespielten Schemata und den neuen, nicht integrierten Erfahrungen. Hier greifen Kontrollprozesse ein, die versuchen, diese inkongruenten Erfahrungs- und Erlebnisweisen in irgendeiner Weise miteinander zu versöhnen. Verleugnung ist der Oberbegriff für den globalen Abwehrmechanismus, der den Kontrollen zugrunde liegt. Horowitz (1991) legt großen Wert auf das Gleichmaß von kognitiver und emotionaler Verarbeitung. Deshalb werden phasenspezifische Techniken zur Behandlung der Abwehr, der Kognition und der Emotionen entwickelt.

In Tabelle 1.2 ist die phasenspezifische Klassifikation von Techniken der Stressverarbeitung dargestellt.

Nicht jede Person trifft jedes Trauma gleich; das Trauma wird, in Abhängigkeit von den persönlichkeitstypischen Stilen, unterschiedlich verarbeitet. Daher müssen interpretative Techniken ebenfalls der Persönlichkeitsstruktur angemessen sein. Horowitz (1991) betont, dass jede Persönlichkeitseigenart ihre Stärken und Schwächen hat. Einerseits können die Stärken genutzt werden, andererseits müssen aber die Schwächen therapeutisch ausgeglichen werden. So haben es Menschen mit hysterischen Persönlichkeitsstilen schwer, detailliert zu sein, sie bleiben in impressionistischen Modi, zögern, Bilder in Worte zu fassen, neigen zu häufigen Fehlinterpretationen und vermeiden bestimmte Themen. Die Therapeuten müssen sich deshalb darauf konzentrieren, nach Details zu fragen und das Gespräch, also die Übersetzung von Bildern in Worte, zu unterstützen. Ganz andere Anforderungen stellen zwanghafte Persönlichkeitsstrukturen. Zwanghafte Menschen verlieren sich leicht im Detail, halten sich an einzelnen Ideen auf, isolieren Kognition und Emotionen, verschieben Bedeutungen und grübeln endlos. Hier ist der Therapeut darauf angewiesen, Eindrücke – auch globaler Natur – zu erfragen, Emotionen und Gedanken zu verbinden und bildhafte Erinnerungen zu evozieren. Verschiebungen müssen gedeutet werden.

Mit seinem durchdachten, theoretisch gut fundierten Therapiemodell hat Horowitz (1991) für eine spezifische Störung, nämlich die posttraumatische Belastungsstörung, ein psychodynamisch fundiertes Kurzzeitverfahren vorgelegt, das im deutschsprachigen Raum überraschenderweise wenig Verbreitung gefunden hat. Da es sich mit Traumatisierungen und deren Folgen beschäftigt, ist es nicht

Tab. 1.2 Phasenspezifische Techniken der Stressverarbeitung (nach Levenson et al. 2002, S. 105).

Verarbeitungsformen	Verleugnungsphase	Intrusionsphase
Kontrollprozess	• Reduktion der Kontrollen durch Interpretation der Abwehr mithilfe von Hypnose und Suggestion • aufdeckende Deutungen	• Zur-Verfügung-Stellen von Kontrollen (zeitliche und situative Strukturierung, Übernahme von Ich-Funktionen) • Reduktion externer Stimuli, Ruhe • Zulassen von Idealisierung und Abhängigkeit
Informationsverarbeitung	• Ermutigung der Abreaktion • Ermutigung der Beschreibung (Benutzung von Bildern in der Phantasie, Inszenierungen, z. B. durch Rollenspiele)	• Entfernung von Umweltstimuli • Differenzierung der Realität von der Phantasie • Differenzierungen vergangener Selbst-Objekt-Bilder von gegenwärtigen • Unterdrücken des grübelnden Nachdenkens (z. B. durch Medikation)
emotionale Verarbeitung	• Ermutigung der Katharsis • Exploration emotionaler Aspekte • Ermutigung emotionaler Beziehungen	• Unterstützung • Evozierung anderer, nicht traumatischer Emotionen • Desensibilisierungsprogramme • Entspannung und Biofeedback

auf Basis der Konfliktpsychologie, sondern auf einer Traumatheorie aufgebaut. Traumatheorie, Persönlichkeitslehre und Theorien der Informationsverarbeitung werden geschickt kombiniert und in ein gut handhabbares spezifisches, aber voraussetzungsreiches Therapieprogramm integriert.

Empirische Forschungsergebnisse zu psychodynamischen Kurztherapien

Die verschiedenen dynamischen Psychotherapien sind intensiv beforscht worden, und diese intensive Forschungsaktivität hält an. Dabei ist die Güte der Forschungsergebnisse natürlich unterschiedlich. Am besten evaluiert sind die zeitbegrenzten dynamischen Psychotherapien, die die Objektbeziehungen ins Zentrum des Therapiekonzeptes rücken. Diese sind ja von einigen der namhaftesten Psychotherapieforscher entwickelt worden, sodass die Konzeption und ihre empirische Überprüfung nicht weit voneinander getrennt sind. Das hat die Forschung beflügelt.

Ergebnisse zu einzelnen Verfahren

Beratungsgespräche

Wie die Güte von Beratungsgesprächen eingeschätzt wird, schwankt je nach den Gütekriterien, nach dem Zeitpunkt der Befragung und nach dem Adressaten der Befragung (Patient oder Therapeut). Wird als Gütekriterium von Beratungsgesprächen in psychotherapeutischen oder psychosomatischen Ambulanzen schlicht die erfolgreiche Motivation für eine Therapie gesehen, unterscheiden sich bereits hier die Erfolgsquoten in weiten Grenzen (Strauss et al. 1991). Ein überraschendes empirisches Resultat ist, dass als entscheidend für den Beratungserfolg nicht in erster Linie die Diagnose oder soziodemografische Faktoren, sondern die Motivation und die Qualität der therapeutischen Beziehung im Erstkontakt angesehen werden müssen (Huber et al. 2000).

Stützende Psychotherapie

Erst in den letzten Jahren werden stützende Therapien als eigenständige Therapieformen konzeptualisiert. Vorher war der Begriff vage verwendet worden. Diese Unschärfe ist bei der Beurteilung empirischer Studien natürlich zu berücksichtigen.
Stützende Therapien sind mit deutenden verglichen worden, wobei die Therapien ungefähr zwanzig Sitzungen dauerten. Beide Formen erzielten vergleichbare, und

zwar vergleichbar gute Ergebnisse. Die Dropout-Rate war bei den stützenden Therapien, wie man sich gut vorstellen kann, sogar deutlich geringer: Die Gruppe der Patienten, die über gut verinnerlichte Objektbeziehungsmuster verfügen können, schneidet bei deutenden Therapien besser ab. Umgekehrt profitieren die schwer gestörten, also strukturell beeinträchtigten Patienten mehr von einer supportiven Therapie (Piper et al. 1998).

Zeitlimitierte Therapie nach Mann

Forschungsstudien der letzten Jahre zeigen, dass die zwölf Stunden umfassende Kurztherapie nach J. Mann (1973) gut wirksam ist, wenn die Patienten sorgfältig für die Therapie ausgewählt werden. Der Effekt auf Symptomreduktion, verbesserte soziale Kompetenz, verbessertes Selbstvertrauen et cetera ist hoch und andauernd (Shefler et al. 1995). Einzelfallanalysen können zeigen, dass das auf zwölf Sitzungen limitierte Setting gerade in der Adoleszenz als Therapieverfahren geeignet ist (Shefler 2000).

Fokaltherapie

Den Umgang mit dem Fokus empirisch zu erforschen, ist methodisch anspruchsvoll. Dennoch liegen Daten vor, die zeigen können, dass die Therapieresultate der Fokaltherapie davon abhängen, wie gut die Therapeuten den Fokus im Auge behalten, wie sehr sie die eigenen Interventionen am Fokus orientieren und ob sie den Fokus mit den Beziehungserfahrungen der Patienten verbinden, den Fokus also konkretisieren können. Wenn der Fokus differenziert ist und oft angesprochen wird, ist er für die Therapie besonders nützlich (Götze et al. 2003).

Zeitbegrenzte dynamische Kurztherapie nach Strupp und Binder

Empirische Studien zeigen den interessanten Aspekt, dass es nicht leicht ist, zeitbegrenzte dynamische Kurztherapie als Verfahren zu erlernen. Die Fertigkeiten – gerade von Therapeuten, die eine Vorausbildung in anderen Verfahren hatten – sind selbst nach einem Training schlecht (Bein et al. 2000). Wenn nun zeitbegrenzte dynamische Kurztherapie nicht nur dem Etikett nach, sondern auch tatsächlich angewendet wird, ist sie recht erfolgreich.

Stress- und Traumaverarbeitung mit Kurztherapie nach Horowitz

Alle Studien zeigen, dass das von M. Horowitz (1991) entwickelte Kurzzeitverfahren zur Traumaverarbeitung wirksam ist, also positive Einflüsse auf die Traumaverarbeitung selbst hat. In einer randomisierten Studie allerdings waren die Ergebnisse nicht besser, aber auch nicht schlechter als die durch Hypnotherapie oder Traumadesensibilisierung erzielten (Brom et al. 1989). Eine Einzelfallanalyse, die es erlaubt, die Schritte der Traumaverarbeitung im Rahmen des zwölf Sitzungen umfassenden Therapieprogramms anschaulich nachzuvollziehen, gibt Krupnick (2002).

Vergleichsstudien

Werden zeitbegrenzte mit unbegrenzten psychodynamischen Therapien verglichen, so unterscheiden sich die Ergebnisse kaum (Koss u. Shiang 1994). Dabei ist natürlich immer zu berücksichtigen, welche Kriterien gewählt werden.
Werden psychodynamische mit anderen Kurztherapien verglichen, so zeigen sich in allen Therapien Effekte; die Effekte fallen somit nicht deutlich zugunsten einer Therapieform aus (zur Depressionsbehandlung vgl. z. B. Shapiro et al. 1994).
Werden analytische Kurzzeit- gegen analytische Langzeitverfahren gestellt, so zeigt sich, dass individuelle zeitbegrenzte analytische Therapien im Ergebnis, jedenfalls aus der Sicht der Patienten, nicht schlechter als Langzeitverfahren abschneiden. Im Therapeutenurteil werden sie in Bezug auf Kosteneffizienz für überlegen gehalten (Piper et al. 1984).

Störungsspezifische Ansätze

In den letzten Jahren richtet sich das Forschungsinteresse verstärkt darauf, (störungs-)spezifische Effekte psychodynamischer Kurz- und Fokaltherapien nachzuweisen, diese also auch als Therapieform für bestimmte Störungen empfehlenswert zu machen. In einer naturalistischen Vergleichsstudie, die die Behandlung unterschiedlicher Störungen nach dem Düsseldorfer Modell der zeitbegrenzten psychodynamischen Psychotherapie evaluierte, konnte gezeigt werden, dass auch und gerade Patienten mit somatoformen Störungen neben Patienten mit neurotischen und Persönlichkeitsstörungen profitierten (Junkert-Tress et al. 2001). Eine

Metaanalyse von Leichsenring (2002) zeigt, dass die Effektivität beziehungsweise die Effektstärken bei der psychodynamischen Kurztherapie der Persönlichkeitsstörungen vergleichsweise hoch sind.

Depressive Patienten können von psychodynamischen Kurztherapien ebenso wie von kognitiven Therapien profitieren (Barkham et al. 1999). Naturalistische Studien zeigen immer wieder hohe Effekte bei depressiven Störungen, die mit der Güte der Handhabung der kurztherapeutischen Techniken selbst in Verbindung stehen (Hilsenroth et al. 2003). Bei mittelschwer Depressiven kann bereits ein kurzes, vier Sitzungen umfassendes Programm die Suizidgedanken und -absichten wirksam und längerfristig verringern (Guthrie et al. 2003).

Emotionale Störungen bei Kindern wurden mit psychodynamischer Kurztherapie behandelt und die Behandlungsergebnisse eineinhalb Jahre lang kontrolliert; die Daten, die an einer allerdings relativ kleinen Stichprobe erhoben wurden, weisen auf die Wirksamkeit der Verfahren in einem Altersbereich zwischen sechs und elf Jahren hin (Muratori et al. 2002).

Patienten mit einer primären Panikstörung, die im Rahmen einer Pilotstudie mit einem vierundzwanzig Sitzungen umfassenden Programm psychodynamischer Kurztherapie behandelt wurden, zeigten gute Erfolge (Milrod et al. 2000).

Zu den interessantesten Studien in diesem Bereich zählen seit Jahren die Untersuchungen der in Manchester tätigen Arbeitsgruppe um Creed und Guthrie. In ihnen geht es um die Behandlung von Patienten mit verschiedenen gastrointestinalen Störungen. Auch in randomisierten, kontrollierten Studien erweist sich der kurz- und der langfristige Effekt der psychodynamischen Kurztherapien bei Menschen mit chronischer Dyspepsie (Hamilton et al. 2000).

Prozessanalysen

Immer noch ist die empirische Forschung an den Therapieergebnissen interessiert; Outcome-Forschung ist noch nötig, um auch in Studiendesigns, die den Kriterien der evidenzbasierten Medizin standhalten, die Wirksamkeit der psychodynamischen Kurzverfahren allgemein oder bestimmter Therapieformen nachzuweisen. Zugleich eröffnen psychodynamische Kurztherapien auch ein noch wenig ausgeschöpftes, spannendes Forschungspanorama, in dem es um Prozessparameter als Wirkfaktoren von Psychotherapie geht. Die Effekte der Zeit können, um ein wichtiges Beispiel zu nennen, differenziert empirisch untersucht werden. Die Arbeitsgruppe um Shapiro, Barkham und Stiles (2003) in Sheffield und Leeds hat in diesem Bereich Pionierarbeit geleistet; Psychotherapien depressiver Patienten wurden in Kurztherapiesettings durchgeführt, in denen Therapien von zwei bis sechzehn Sitzungen angeboten wurden. Auf diese Weise lässt sich die Dosis-

Wirkungs-Beziehung empirisch untersuchen, wenn die Stundenanzahl als Maß für die Psychotherapie-Dosis genommen wird (Shapiro et al. 2003).
Ein psychodynamischer Aspekt des Prozessgeschehens ist die Veränderung oder Stabilität der Abwehr während psychodynamischer Psychotherapien. Ratingverfahren zur Erfassung der Abwehr können zeigen, dass sich schon in sehr kurzen, vier Stunden umfassenden Interventionen die Abwehr verändert, zum Beispiel indem sich die Zahl der eingesetzten Abwehrmechanismen verringert und narzisstische Abwehrformen zugunsten von Abwehrformen auf der Ebene der zwanghaften Abwehr abnehmen (Drapeau et al. 2003).

Metaanalysen

Die Metaanalyse von Grawe und Mitarbeitern (1994) kommt zu dem Ergebnis, dass Patienten mit neurotischen und Persönlichkeitsstörungen unter der Bedingung, dass die Therapie nicht zu kurz dauert und als Einzeltherapie durchgeführt wird, von psychoanalytischen Kurztherapien am relativ besten profitieren.
Eine andere Metaanalyse (Crits-Christoph 1992) untersuchte nur die Projekte zur Erforschung psychodynamischer Kurztherapien, für die die Therapeuten speziell trainiert worden waren, Therapieerfahrung hatten und einem Therapiemanual folgten, die außerdem eine minimale Stundenzahl (zwölf Stunden) nicht unterschritten und bei denen die Therapeuten im Verfahren trainiert worden waren. Unter diesen Bedingungen war die Effektstärke der Therapien hoch. Allerdings unterschieden sich die Effekte nicht im Vergleich zu den anderen untersuchten Psychotherapiegruppen und den medikamentös behandelten Gruppen.
Dieser Befund zum Therapievergleich lässt sich immer wieder finden: Die psychodynamischen Kurztherapien sind effektiv, aber nach den empirischen Forschungsdaten anderen Therapieformen (Gesprächstherapie, kognitive Verhaltenstherapie etc.) nicht überlegen.

Follow-up

Offensichtlich sind die Effekte, die am Ende einer Kurztherapie gesehen werden, andauernd; es gilt also nicht: je kürzer die Therapie, desto kürzer anhaltend ihre Folgen! So lautet jedenfalls das Ergebnis einer diesbezüglichen Metaanalyse von Nicholson und Berman (1983). Es bedarf eines Minimums an Sitzungen, um Effekte hervorzurufen, die überdauernd gemessen werden können, und einer bestimmten Frequenz. Sogar die *Zwei-plus-eins-Modelle* (zwei Sitzungen psychodynamischer Kurztherapie im Wochenabstand und eine dritte ein Vierteljahr später) zeigen positive Auswirkungen für Patienten mit subklinischen Depressionen, die allerdings ebenso durch die kognitiv-behaviorale Therapie bewirkt werden können (Barkham et al. 1999). Die Effekte sind auch nach einem Jahr nachweisbar. Für Kurztherapien im Gruppensetting, die bei Abschluss der Therapie durchaus Effekte zeigen, scheint aber der langfristige Erfolg unsicher zu sein, wie eine Katamnese über zwei Jahre in Brasilien zeigen konnte (Blay et al. 2002).

Zusammenfassung

Den zusammenfassenden Schlussfolgerungen, die Messer und Warren (1995, S. 37f) ziehen, kann man nach wie vor zustimmen:

- Die zeitbegrenzte Therapie ist wirksam für eine hohe Prozentzahl von Patienten, da sie oft so hilfreich wie unbegrenzte Therapien ist. Der Prozentsatz der von der Therapie wirksam beeinflussten Patienten steigt allerdings mit der Dauer der Therapie, wobei die Breite der Wirkung, die Vielfalt der erzielten Effekte also, ebenfalls von der Dauer abhängig ist.
- Keine Form der Kurztherapie ist der anderen im empirisch messbaren Ergebnis wirklich deutlich überlegen, mit der einzigen Ausnahme, dass schwere Depressionen (*major depression*) von kognitiv-verhaltenstherapeutischen Maßnahmen besser profitieren.
- Patienten mit Depressionen und Angststörungen profitieren schneller als Borderline-Patienten von zeitbegrenzten Verfahren, aber auch für diese zeigen sich nach zwei bis sechs Monaten Effekte.
- Wohlbefinden und Symptome verbessern sich rascher als allgemeine Maßstäbe für die Lebensführung, zum Beispiel die interpersonalen Beziehungen und die charakterologischen Merkmale.
- Nur aus der Sicht der Therapeuten sind längere Therapien auch immer überlegen.
- Der Erfolg von Kurztherapien ist nicht von kurzer Dauer, sondern anhaltend.

Teil II Klinische Theorie der psychodynamischen, adaptiven, konflikt- und strukturbezogenen Kurz- und Fokaltherapie (PAKT)

Charakteristika psychodynamischer Therapien

Bei der Vielfalt therapeutischer Verfahren, die unter *psychodynamischen Psychotherapien* subsumiert werden, stellt sich rasch die Frage: Was ist die Quintessenz, die diese psychodynamischen Verfahren verbindet? Welches sind die Kennzeichen *aller* psychodynamischen (Einzel-)Psychotherapien?

Unmittelbarkeit im Erleben

Anders als dies ein Vorurteil glauben machen will, das psychoanalytische Verfahren auf die Retrospektion, auf die Bearbeitung der frühen Lebensgeschichte et cetera festlegt, sind psychodynamische Verfahren gerade umgekehrt durch die Unmittelbarkeit der therapeutischen Arbeit ausgezeichnet. Die unmittelbarste Dimension des Erlebens ist das Erleben der Therapeut-Patient-Beziehung; in und an dieser spielt sich die Behandlung ab.

Arbeitsbündnis

Wenn die therapeutische Beziehung zentral ist, so ist die Pflege des Arbeitsbündnisses wichtig für das Zustandekommen und den Verlauf der Therapie. Was als Übertragung oder Arbeitsbeziehung aufzufassen ist, ist lange diskutiert worden und durchaus theoretisch gehaltvoll: Ich-psychologisch ausgerichtete Analytiker werden eher geneigt sein, die Fähigkeit als autonome Ich-Funktion aufzufassen, in der der Behandlungsrahmen gewahrt und mit dem Therapeuten konstruktiv umgegangen wird. Offenbar aber hat die Fähigkeit zu kooperieren nicht nur eine Wurzel in den Reifungen psychischer Funktionen, sondern in ursprünglichen Beziehungserfahrungen, die mit der Ausbildung eines Urvertrauens, einer sicheren Bindung oder Ähnlichem einhergehen. (Die Regel, dass die *milde, unanstößige positive Übertragung* genutzt, aber nicht gedeutet werden solle, beruht auf der Grundlage eines anderen Konzepts, bei dem erotische [ödipale] Besetzungen die Grundlage der Arbeitsbeziehung bildeten.) In dem Ausmaß, in dem Patienten mit schweren Persönlichkeitsstörungen psychoanalytisch-psychotherapeutisch behandelt werden, kann diese *Objektkonstanz* nicht mehr vorausgesetzt werden; sie muss – in der Regel zu Beginn der Therapie – therapeutisch erarbeitet werden.

Beziehungsperspektive

Zentrale theoretische Grundlage aller psychodynamischen Therapien ist das Beziehungserleben. Dies gilt nicht nur für die therapeutische Technik, die von der Arbeit an der therapeutischen Beziehung lebt, sondern auch für das Verständnis der Störungen selbst, die gänzlich oder teilweise als Ausdruck besonderer, belasteter Beziehungsmuster aufgefasst werden. Zu unterscheiden sind interaktionelle oder interpersonelle Ansätze von den Therapiekonzepten, die die biografische Genese der Beziehungsmuster nicht nur in das Verstehensmodell, sondern in die therapeutische Arbeit einbeziehen. Immer werden Beziehungserfahrungen und ihre Verinnerlichungen als Ursprünge von Selbst- und Weltbild des Menschen angesehen. Dabei wird den frühen lebensgeschichtlichen Erfahrungen ein hoher Stellenwert eingeräumt, da sich die Persönlichkeit in dieser Zeit maßgeblich entwickelt; Erfahrungen in diesen Jahren werden gleichsam zu Bausteinen der Persönlichkeit und bleiben erhalten. Allerdings heißt das nicht zwingend, dass die historischen Zusammenhänge auch aufgegriffen und therapeutisch genutzt oder bearbeitet werden. Die Verfahren, die die Genese der Beziehungsmuster einbeziehen, arbeiten mit Übertragungskonzepten im engeren Sinn.

Übertragung, Gegenübertragung und Wiederholung

Die Konzepte von Übertragung und Gegenübertragung sowie der Wiederholung ergeben sich aus den soeben genannten Charakteristika. Lebensgeschichtlich bedeutsame Beziehungserfahrungen werden verinnerlicht, sie werden zu Bestandteilen der Selbst- und Fremd-Sicht des anderen. Kein Mensch enthält in sich die Vielfalt aller möglichen Verhaltensweisen; vielmehr präfigurieren die lebensgeschichtlich wichtigen Beziehungserfahrungen die gegenwärtigen Beziehungsformen; Beziehungserfahrungen wiederholen sich. Da sie nicht immer bewusst erfolgen, sind sie für den Beziehungspartner oft leichter zu fassen als für den Betroffenen, selbst wenn dieser sich offen auf seinen Interaktionspartner einstellt. Dies gilt auch für den Psychotherapeuten, wenn er bereit ist, sich den (häufig unbewussten) Beziehungsangeboten des Patienten zu öffnen. Die Beziehungserfahrungen, die Wünsche, Erwartungen und Befürchtungen werden dann auf den Therapeuten übertragen. Die Gegenübertragungen, also die Gefühlsreaktionen des Therapeuten, sind ein wichtiger Schlüssel zum Verständnis der verinnerlichten Beziehungswelt des Patienten. Voraussetzung dafür ist, dass der Therapeut sich nicht nur kognitiv-rational, sondern auch emotional auf den Patienten einlässt, ferner die Art und Weise, wie der Patient die Beziehung gestaltet, zu welchen emotionalen Einstellungen der Patient den Therapeuten herausfordert, reflektiert. Gegenübertragungen können komplementär (der Fremd-Erfahrung, den verinnerlichten Objektbildern entsprechend) oder konkordant (dem Selbstbild des Patienten entsprechend) sein (Racker 1982).

Konfliktinszenierung

Die frühe Freud'sche Theorie der Analyse, in der die Übertragung noch nicht theoretisch reflektiert wurde, zentriert die Deutungsarbeit vor allem um die freien Einfälle, also das sprachliche Material der freien Assoziation, während Handlungen als *Agieren* abgewertet wurden. Diese Abwertung hat sich lange erhalten. Sie stützt sich auf viele Überlegungen Freuds. In seiner Fallbeschreibung der „Bruchstücke einer Hysterie-Analyse" stellt Freud (1905) um Beispiel das Agieren der Erinnerung entgegen: *„Sie agierte so ein wesentliches Stück ihrer Erinnerungen und Phantasien, anstatt es in der Kur zu reproduzieren."* (zit. n. Sandler et al. 1996, S. 154). Anders klingt es bereits einige Jahre später, in der auch für die Theorie der Kurztherapie zentralen Schrift „Erinnern, Wiederholen, Durcharbeiten" aus dem Jahr 1914: *„(...) so dürfen wir sagen, der Analysierte ‚erinnere' überhaupt nichts von dem Vergessenen und Verdrängten, sondern er ‚agiere' es. Er reproduziert es nicht als Erinnerung, sondern als Tat, er ‚wiederholt' es, ohne natürlich zu wissen, dass er es wiederholt."* (Freud 1914, S. 129). Schon damit ist das Agieren als Erkenntnismittel der Analyse benannt. Zeitgenössische Gedächtnistheorien kommen diesem Gedanken entgegen, wenn nämlich prozedurales und episodisches Gedächtnis voneinander differenziert werden: auch Handlungsvollzüge bewahren Erinnerungen. Erinnerung als sprachlicher Vorgang kann dann nicht mehr als Handlungsantagonismus verstanden werden. Der Begriff *Agieren* behält einen pejorativen Beiklang; er macht ihn ungeeignet als Terminus für therapeutisch nutzbare außersprachliche Erinnerungen. Stattdessen sollte besser von *Handlungsdialog* (Klüwer 1995) oder von *Szene* (Lorenzer 1973) die Rede sein.

Psychodynamische Therapien beziehen also die Beziehungs- und Konfliktinszenierungen als bedeutsame Darstellungsformen des persönlichen Erlebens mit in die Therapie ein; dies ist auch zwingend notwendig, wenn Patienten behandelt werden, denen die Versprachlichung eigenen Erlebens, aber auch die Selbststeuerung schwer fällt.

Verzicht auf supportive Techniken oder deren reflektierter Einsatz

Psychodynamische Therapien erarbeiten zusammen mit den Patienten die vorherrschenden Beziehungsmuster, sie verwenden als therapeutische Techniken *Klärung* (Hinlenken der Aufmerksamkeit des Patienten auf einen Aspekt der therapeutischen Beziehung oder der äußeren Lebensrealität), *Konfrontation* (Hinlenken der Aufmerksamkeit auf konflikthaltiges, psychodynamisch bedeutsames Erleben) und *Deutung* (dynamische Beschreibung der Konflikte, in der die unbewusste Bedeutung, die unbewusste Quelle und die Entstehungsgeschichte der Konflikte reflektiert werden). Zu dieser Trias der psychoanalytischen Technik kommt als viertes Element das *Durcharbeiten* hinzu, also die Bearbeitung der Widerstände gegen Erkenntnisse in der Kur und die emotionale Bearbeitung des Konfliktmaterials en détail.
Der therapeutische Prozess erweitert die Selbstwahrnehmung und Selbsterkenntnis und stimuliert Prozesse der Selbstreflexion. Andererseits werden keine Ratschläge, Ermunterungen oder Ähnliches vonseiten des Therapeuten gegeben; diese technische Neutralität (Kernberg 1993) ist allerdings nicht mit Distanziertheit und mangelhafter emotionaler Anteilnahme zu verwechseln. Es geht dem Therapeuten darum, dem Patienten größtmöglichen Raum für die eigene Selbsterforschung zu lassen.

Regel der freien Assoziation und der gleich schwebenden Aufmerksamkeit

Inszenierungen als Aussagen zu nehmen, wie dies soeben geschildert wurde, bedeutet, über die bewusste Selbstreflexionskapazität hinauszugehen und unbewusste Erlebensebenen sichtbar werden zu lassen. Dem gleichen Ziel sind die Grundregeln für den Analysanden wie für den Analytiker untergeordnet; die beiden Grundregeln sind komplementär: Der Analysand ist durch die Regel der freien Assoziation angehalten, seinen möglichst freien Einfällen zu folgen und die Zensur so weit wie möglich auszuschalten. Der Analytiker seinerseits soll sich nicht durch theoretische oder stimmungsabhängige Voreingenommenheiten den Blick einschränken lassen, sondern seine Aufmerksamkeit auf die Gesamtsituation (*total situation*) richten (Joseph 1991).

Repetitorium zu den Charakteristika psychodynamischer Therapien

- Unmittelbarkeit im Erleben.
- Arbeitsbündnis: Die Pflege des Arbeitsbündnisses ist wichtig für das Zustandekommen und den Verlauf der Therapie.
- Beziehungsperspektive: Zentrale theoretische Grundlage aller psychodynamischen Therapien ist das Beziehungserleben.
- Übertragung, Gegenübertragung und Wiederholung: Lebensgeschichtlich bedeutsame Beziehungserfahrungen werden verinnerlicht, sie werden zu Bestandteilen der Selbst- und Fremd-Sicht des anderen und prägen die gegenwärtigen Beziehungsformen.
- Konfliktinszenierung: Beziehungs- und Konfliktinszenierungen werden als bedeutsame Darstellungsformen des persönlichen Erlebens, als Handlungsdialog in die Therapie einbezogen.
- Supportive Techniken: Auf sie wird entweder verzichtet oder sie werden reflektiert eingesetzt, mit dem Ziel ihrer Auflösung.
- Spezifische Techniken: Therapeutische Techniken sind Klärung, Konfrontation, Deutung und Durcharbeiten.
- Regel der freien Assoziation und der gleich schwebenden Aufmerksamkeit: Der Analysand folgt frei seinen Einfällen, während der Analytiker seine Aufmerksamkeit auf alle Aspekte der analytischen Situation richtet.

Herausforderungen psychodynamischer Prinzipien durch Kurz- und Fokaltherapien

Entwickelt wurden die Grundprinzipien psychoanalytischer und psychodynamischer Arbeit in der langfristigen großen Kur, dem so genannten psychoanalytischen Standardverfahren. In unterschiedlichem Ausmaß wird ihre Handhabung durch die Settings von Kurz- und Fokaltherapie erschwert, in jedem Fall ist zu verdeutlichen, in welcher Form die Grundsätze der Kur in anderen analytischen Verfahren gewahrt bleiben können. Einige grundsätzliche Überlegungen sollen im Folgenden gegeben werden; diese werden in der praktischen Schilderung konkreter Verfahren erneut aufgegriffen.

Grundregel

Die Grundregel der freien Assoziation ist für die Therapien, die zeitbefristet stattfinden, dann nicht mehr sinnvoll, wenn nur sehr wenig Zeit zur Verfügung steht. Denn diese Regel setzt frei gestaltbare Zeit voraus, offene Zeit, die „Gabe der Zeit" (Derrida 1991). In den Therapien, die einen gemeinsamen, also auch mitgeteilten Therapiefokus benutzen, steht die thematische Zentrierung auf den Fokus der freien Assoziation der Gedanken entgegen; sie muss die Grundregel nicht völlig aufheben; vielmehr kann der Patient ermuntert werden, das Material zu bringen, das ihm in jeder Stunde wichtig erscheint, ohne Rücksichtnahme darauf, ob es zum übergeordneten Thema passt; aber dennoch wird die – wenn auch nur implizit deutliche – Fokalität der bearbeiteten Themen die Abfolge der Einfälle beim Patienten beeinflussen (Vogt 1980). Bedeutet aber der Verlust an freier Assoziation eine wesentliche Einschränkung der psychodynamischen Arbeitsweise? Nicht notgedrungen – wichtig ist die angemessene Technik im Umgang mit der Reduktion. Wenn der Fokus ein Brennpunkt ist, der zugleich als Anziehungspunkt der ihn umgebenden vielfältigen Einfälle und Gedanken verstanden wird, die in möglichst offener Form zur Sprache kommen dürfen, dann mag das Gebiet psychoanalytischen Vorgehens verkleinert sein, aber innerhalb dieses Gebiets bleiben die psychoanalytischen Regeln gültig. Kutter (1977) benutzt, um sein Verfahren einer „konzentrierten Psychotherapie auf psychoanalytischer Grundlage" zu beschreiben, nicht geografische Metaphern, sondern Analogien aus der Musikwissenschaft, um aufzuzeigen, dass Variationen nicht das Verfahren selbst infrage stellen: *„Das Thema einer Fuge kann zum Beispiel verkleinert, verkürzt und vereinfacht wer-*

den." (Kutter 1977, S. 959). Diese Prinzipien sieht er auch bei den psychoanalytischen Variationen am Werk, so bei der von ihm dargestellten konzentrierten Psychotherapie, die in zwei oder drei Stunden pro Woche ungefähr achtzig Stunden lang durchgeführt wird, also länger dauert als die hier behandelten zeitbegrenzten Psychotherapien. Anders sähe die psychodynamische Qualität aus, wenn beispielsweise Einfälle des Patienten in pädagogischer Weise unterbrochen, das heißt zum Beispiel als deplaziert qualifiziert würden.

Die Grundregel für den psychoanalytischen Psychotherapeuten kann leichter gewahrt werden. Die frei oder gleich schwebende Aufmerksamkeit kann prinzipiell beibehalten werden. Vogt (1980) differenziert in diesem Zusammenhang sehr hilfreich zwischen Selektivität der Aufmerksamkeit und Selektivität der gewählten Intervention. Auch wenn der Therapeut sich in einem zeitlich beschränkten Beratungssetting – Vogt (1980) beschreibt Beratungen von bis zu 10-stündiger Dauer – auf einen aktuellen Konflikt in der Deutungsarbeit zentriert, so muss dieses Beratungsziel die Wahrnehmung nicht einseitig präfigurieren. Man könnte sagen: Die Kunst der therapeutischen Arbeit besteht gerade darin, auf der einen Seite offen für prinzipiell alle Fassetten der Beziehungserfahrung mit dem Patienten zu sein, auf der anderen Seite diese Vielfalt aber in Bezug auf das gewählte Beratungsziel zu perspektivieren. In Anlehnung an G. Schneiders Konzept der Afokalität in der Psychoanalyse (Schneider 2003) könnte man von einer afokal-fokalen Binokularität des Therapeuten sprechen. Allerdings ist es nicht leicht und kann beim Therapeuten Angst hervorrufen, die berücksichtigt werden muss, gerade im Kontext von Supervisionen: *„Die Aufrechterhaltung der analytischen Haltung, das heißt der gleich schwebenden Aufmerksamkeit, verbunden mit gleichzeitiger Selektion unter einem gewissen Zeitdruck in der Fokaltherapie, lässt leicht eine Angstspannung aus der Befürchtung entstehen, es könnte etwas ‚verpasst' werden. Bei der befristeten Therapie erscheint solches ‚Verpassen' folgenschwerer als bei der langen Analyse."* (Klüwer 1995, S. 37).

Supportive Techniken und technische Neutralität

Zunächst eine Vorbemerkung: Der Begriff der Supportivität wird in der gegenwärtigen Diskussion äquivok gebraucht. Wenn unter die stützenden Maßnahmen auch all die vom Therapeuten bereitgestellten Haltungen gefasst werden, die mit Empathie, *holding environment* oder *containing* umschrieben werden könnten, ist der Begriff zu weit gefasst. Die Diskussion über eine falsch verstandene Abstinenz, eine regungslose Spiegelung der Angebote vonseiten des Patienten, scheint meines Erachtens gänzlich überholt zu sein und einem prinzipiellen Missverstehen interaktiver Prozesse zu entstammen. Bereits Watzlawick und Mitarbeiter (1969) hatten zu Recht festgestellt, dass es unmöglich ist, nicht zu kommunizieren – der Therapeut macht auch mit einer distanzierten und chirurgisch kühlen Haltung ein Angebot, allerdings eines, dass der Therapie nicht hilfreich sein dürfte. Dieses Verständnis von Supportivität soll hier ausgeschlossen und als erledigt aufgefasst werden. Zur Sprache wird nur das Verhalten kommen, das am besten mit Ratgeben bezeichnet werden kann, wobei es leichtere Formen der Unterstützung gibt: gutes Zureden, Ermutigen, Überreden aber auch Drängen.

Eine große Verführung in zeitbefristeten Settings mag in der Anwendung supportiver Techniken liegen. Sie sind ein Risiko für den psychoanalytischen Prozess, weil an die Stelle der Selbstreflexion die Hilfe und an die Stelle vom Erleben der Selbstwirksamkeit die Hilfsbedürftigkeit und Angewiesenheit treten. Wenn der Analytiker hilft, tritt er mit Rat und Tat dem Analysanden zur Seite, er dient dabei nicht mehr als Übertragungsfläche.

Allerdings kommt es nicht selten vor, dass eine Kurztherapie als Notfall- oder Kriseninterventionstherapie vereinbart wird; dann kann es sein, dass soziale Entschlüsse dringend getroffen werden müssen, da der Patient in einer objektiven Not und Sackgasse steckt. Unter Umständen muss der Therapeut eingreifen, schon wenn es um finanzielle Absprachen geht, die für den Erhalt der Therapie selbst zwingend nötig sind. In diesem Fall ist ein Eingreifen nicht zu vermeiden – Stellungnahmen vor Dritten werden in Kurz- und Fokaltherapien häufiger notwendig sein als in langfristigen Therapien. In solchen Fällen sollte man allerdings bis zu diesem Punkt noch nicht von supportiven Maßnahmen sprechen; angebrachter wäre es, von der Bearbeitung realer Entscheidungskrisen zu reden. Supportiv wird eine Bearbeitung erst dann, wenn Ratschläge und Ermutigungen in einer solchen Situation die therapeutische Arbeit ersetzen.

Über das gestattete Ausmaß supportiver Maßnahmen in der Therapie von Patienten mit Persönlichkeitsstörungen gehen die Meinungen weit auseinander – und gerade für die Kurz- und Fokaltherapie ist diese Diskussion bedeutsam. Clarkin und Mitarbeiter (2001) widersprechen Buie und Adler (1982), die davon ausgehen, dass bei Patienten mit strukturellen Defiziten haltende und stützende Funktionen vom Therapeuten übernommen werden müssen. Rauchfleisch (1981) geht in eine ähnliche Richtung, wenn er dissoziale Patienten deutend, aber auch mithilfe von korrigierenden emotionalen Erfahrungen behandeln will. Clarkin und Mitarbeiter (2001) demgegenüber halten konsequent an der Ebene psychoanalytischer Reflexion der therapeutischen Beziehung und Interaktion fest. So empfehlen sie den Therapeuten, jeden Impuls auf ein Abweichen von der technischen Neutralität zu analysieren, also auf die Gegenübertragungseinstellungen hin zu untersuchen, die diesen Impuls begründen. Dann würden sich viele nicht-analytische Interventionen erübrigen. Noch grundsätzlicher ist ihre Überlegung, was als wirklich stützend angesehen werden kann oder muss. Das Ich wird nicht dadurch gestärkt, dass es (tendenziell) in seiner Autonomie infrage gestellt wird. Es wird am besten dadurch gefördert, dass der Therapeut die eigenen Haltungen des Patienten, seine

Reaktionen, Verzweiflungen, destruktiven Impulse und Unentschlossenheiten überhaupt sichtbar und einfühlbar macht und ihre subjektive Erlebensseite aufhellt (Clarkin et al. 2001, S. 11).

Sicherlich kann das Problem der supportiven Technik gleichsam unterlaufen werden: eine nahe liegende Lösung, falls eine Integration der Verfahren oder Kombination der Techniken angestrebt wird. Dann sind supportive Techniken einfach im Angebot der therapeutischen Möglichkeiten enthalten und sie werden aktiviert, wo es nötig erscheint. Winston und Winston (2002) kombinieren psychodynamische und verhaltenstherapeutische Konzepte und betrachten den Einsatz deutender (expressiver) und den Einsatz supportiver Techniken nicht als kategoriale Unterschiede, sondern als dimensionale Entscheidungsmuster. Welche Technik notwendig ist, wird in den ersten Stunden des kurztherapeutischen Ansatzes bestimmt, und zwar je nach Intaktheit der Struktur. Gut strukturierte Patienten können mit Klarifikation, Konfrontation und Deutung arbeiten; schlecht strukturierte Patienten bedürfen der Selbstwertförderung und Stärkung ihrer adaptiven Widerstände; sie können von Korrekturen ihrer Kognitionen lernen. In allen Therapien, so die Hypothese, sind supportive und expressive Elemente enthalten; diese Elemente treten lediglich in unterschiedlicher Weise adaptiv in den Vorder- beziehungsweise Hintergrund.

Das Konzept ist gründlich ausgearbeitet und im Sinne eines Handbuchs durchgeführt; allerdings bleibt fraglich, ob die Therapeuten wirklich auf so vielen Ebenen kompetent tätig sein können, und auch das Übertragungskonzept muss durch ein psychodynamisch-interaktionelles ersetzt werden. Als ausgesprochen (poly-)pragmatisches Konzept ist der Ansatz sicher nützlich; für ein psychoanalytisches Denken bleibt er eine Provokation, nicht aufgrund der Methodenintegration, sondern weil die Verfahren additiv und nicht hierarchisiert eingesetzt werden. Ein hierarchischer Einsatz synergistischer Methoden wäre zum Beispiel dann gegeben, wenn das Hin und Her zwischen Expression und Support seinerseits psychodynamisch reflektiert würde.

Die Fähigkeit zur Selbstreflexion bleibt ein wesentliches Kennzeichen psychoanalytischen Denkens – oder wäre es genauer zu sagen: Reflexion von Selbst und Anderem im Fortgang des Beziehungsprozesses? Psychoanalyse ist nicht nur eine kritische Theorie des Subjekts (Küchenhoff u. Warsitz 1992), sondern auch eine kritische Theorie der Intersubjektivität. Die Interaktionspartner hinterfragen hierbei die Konsequenzen, die „das Tun des Einen" für „das Tun des Anderen" hat: *„Das Tun ist also nicht nur insofern doppelsinnig, als es ein Tun ebensowohl gegen sich als gegen das Andere, sondern auch insofern, als es ungetrennt ebensowohl das Tun des Einen als des Anderen ist."* (Hegel 1972, S. 147). Wenn diese Aussage Hegels auf die klinische Situation des Rat gebenden Therapeuten – philosophisch dekontextualisiert und daher naiv – ausgelegt wird, müsste man sagen: Der Therapeut, der Ratschläge erteilt, tut auch etwas für sich selbst, er will zum Beispiel den Patienten oder eine angespannte therapeutische Situation beruhigen, er will die Unsicherheit oder Panik nicht aushalten, er möchte gut sein et cetera. Er tut aber auch

etwas mit dem Anderen, er will natürlich zunächst hilfreich sein. Aber wenn das Tun des Einen das Tun des Anderen ist, dann ist auch die Selbstberuhigung des Therapeuten Antwort auf die Haltung des Patienten, zum Beispiel eine Selbstberuhigung, die einer latenten Ungehaltenheit oder Feindseligkeit Einhalt gebieten möchte.
Warum diese einigermaßen komplizierten Ableitungen? Weil sie eine ganz praktische und wichtige Konsequenz haben: Nicht das – unter Umständen anankastisch ausartende – Vermeiden jeder Supportivität ist das Kennzeichen psychoanalytischen Vorgehens, sondern die Bereitschaft, die Supportivität im Beziehungsgeschehen anzusiedeln und ihre Anstöße sowie Folgen für den Prozess zu berücksichtigen.

Arbeitsbündnis

In zeitbegrenzten psychodynamischen Psychotherapien besteht eine paradoxe Anforderung an das Arbeitsbündnis, sofern Patienten mit schweren Persönlichkeitsstörungen und Beeinträchtigungen der Bindungsfähigkeit behandelt werden. Die Zeitbegrenztheit bedingt, dass das Arbeitsbündnis rasch – möglichst schon vor Beginn der Therapien – gefestigt sein muss; es ist eine Voraussetzung für die Therapie. Andererseits kann das Herstellen einer vertrauensvollen Beziehung bei den genannten Patientengruppen auch Ziel oder positives Endergebnis einer Therapie sein. Wie lässt sich diese Diskrepanz lösen? Ein Behandlungsvertrag appelliert im Vorfeld der Behandlung an die kognitive Seite, an die Bereitschaft, ein Arbeitsbündnis einzugehen, wohl wissend, dass gleichzeitig mit der Intensivierung der Beziehung der Patient unbewusst eigene destruktive Strebungen gegen das Arbeitsbündnis und den es repräsentierenden Behandlungsrahmen mobilisieren wird. Der Rückgriff auf Einsicht, die in entspannten Situationen gebildet und formuliert wurde, kann ebenfalls eine hilfreiche kognitive Kontrolle in überwiegend negativen emotionalen Reaktionen aufs Arbeitsbündnis sein und ein prophylaktisches Gegengewicht gegen dessen Infragestellen und Zerstören bilden. Ein Behandlungsvertrag muss nicht – in legalistischer Manier – schriftlich fixiert sein; es reicht, wenn eine Absprache formal so klar getroffen worden ist, dass sie herangezogen werden kann, wenn es nötig ist.
Das Arbeitsbündnis spiegelt, wie schon gesagt, das Vertrauen in die therapeutische Beziehung wider, und zwar gilt dies für beide Seiten. Vertrauensbildung hat tiefe Wurzeln in der Beziehungsfähigkeit; es ist darüber hinaus an zwei andere Kriterien gebunden: Freiwilligkeit und Zuversicht. Wie freiwillig der Patient sich allerdings auf die Zeitbegrenzung einlässt, muss reflektiert und bearbeitet werden. Hat der Patient selbst den Wunsch nach einer Kurztherapie geäußert? Unter welchen Umständen kommt die Vereinbarung zustande, etwa unter äußeren

Zwängen oder aus Mangel an langfristigen Therapieplätzen? Fügt der Patient sich in die Notwendigkeiten, erhält das Arbeitsbündnis somit eine unterschwellige Gefügigkeit? (Dieser Aspekt ist gerade in Kurztherapiestudien aufgefallen und zwar dort, wo Langzeittherapien als Alternativen durchaus zur Verfügung standen [Kurztherapiestudie des Sigmund-Freud-Instituts 1989]). Diese Frage nach Freiwilligkeit der Wahl des Settings ist natürlich auch für den Therapeuten relevant: Bietet er Kurztherapien an, weil er von ihnen überzeugt ist oder weil die Abrechnungsbedingungen ihm diese Indikation nahe legen? Mit der Freiwilligkeit oder Eigenmotivation eng verbunden ist der Faktor Zuversicht, der erneut für beide Protagonisten von Belang ist. Wenn der Therapeut selbst die (unbewusst bleibende) Sorge hat, dass der Patient von dreißig- oder vierzigstündigen Therapien nicht profitieren kann, wird er sich – oder auch den Patienten – unter Erfolgsdruck setzen und die Behandlung durch einen erzwungenen Anspruch belasten.

Übertragung, Gegenübertragung und Beziehungsinszenierung

Nicht die Prinzipien der therapeutischen Arbeit mit und an Inszenierungen und Übertragungen sind hier hervorzuheben; sie sind in den Kurztherapien nicht anders als in den langfristigen Therapien. Die Therapeuten sind allerdings genötigt, rasch zu verstehen. Sie können nicht warten, bis sich die Übertragungskonturen prägnanter zeigen. Allerdings provoziert das Setting, die Begrenzung in Zeit und Themenstellung, die Übertragungsbereitschaften sowie die Gegenübertragungseinstellungen. Mit der Aussage, dass andere Rahmenvoraussetzungen andere Muster von Übertragung und Gegenübertragung stimulieren, ist allerdings keine Wertung verbunden. Auch das klassische Setting ist ein sehr spezifischer Rahmen, der bestimmte Erwartungen hervorruft. Er ist weder besser noch schlechter als der kurztherapeutische, nur anders.

Es ist nützlich, in diesem Fall die Darstellung nicht mit der Übertragung zu beginnen, sondern mit der Gegenübertragung. Der Begriff wird hier in einem sehr weiten Sinne verwendet. Er umfasst auch das Begehren des Therapeuten oder, vorsichtiger ausgedrückt, seine unbewussten Vorannahmen. Wenn ein Therapeut Langzeitanalysen als eigentliche analytische Therapien auffasst, zeitbegrenzte Psychotherapien nur als Notlösung, da die Umstände oder die Krankenversicherer es nicht anders zulassen, kann eine spezifische unbewusste Gegenübertragungsdynamik entstehen. Es könnte als *Beziehungsmuster der unerledigten Ödipalität* bezeichnet werden und ließe sich formelhaft so beschreiben: „Wenn wir nur könnten, wie wir wollten, wenn nicht die bösen Dritten oder Vierten im Bunde wären, wir wären in einem langen, endlosen Prozess vereint. So aber haben wir uns zufrieden zu geben mit den Umständen, die nicht erlauben, dass wir so zueinander kommen, wie wir es uns wünschen und wie es uns entspricht". Anders die Gegenübertragung, die eine negative Einstellung zum Patienten hinter der Wahl eines Kurzzeitverfahrens verbirgt. Diese Haltung kann entstehen, wenn der Therapeut einen freien Platz hat oder Mitgefühl mit dem Patienten (resp. beides), aber eigentlich nicht gern mit dem Patienten zusammen ist. Hier entsteht ein gegenübertragungsbestimmtes Beziehungsmuster, das *das Muster der abgewehrten Entwertung* heißen soll. Die Sachzwänge dienen der Rechtfertigung von nicht ausgesprochenen, nicht bewusst gemachten negativen Gegenübertragungen.

Subtiler und schwerer zu greifen sind die als Vorstufen einer Gegenübertragung mitschwingenden Vorannahmen, die durch die Indikationsstellung vermittelt werden. Wann schlagen wir eine zeitbegrenzte Therapie vor? Wenn wir den Patienten nicht für analysefähig, also für irgendwie eingeschränkt halten? Oder umgekehrt: Wenn wir ihn als besonders Ich-stark betrachten? Was hört der Patient? Du brauchst gar nicht so viel Therapie, wie du denkst, deine Bedürftigkeit ist eingebildet oder Ähnliches.

In der Begrenzung liegt ein Übertragungs-Stimulus. Mit anderen Worten: Im bipersonalen Feld der Psychotherapie (Langs 1976) ist der Rahmen das, was der Therapeut mit in die therapeutische Beziehung einbringt und an dem sich die Übertragung entzünden kann. Entscheidend ist es, die durch die Wahl des Verfahrens stimulierten oder geförderten Übertragungsmuster nicht zu übersehen. Sie werden zwar wie üblich individuell ausgeformt, aber es gibt spezifische Vorgaben, die der Therapeut qua Setting einbringt. Stimuliert werden Übertragungsmuster, die mit mangelhafter Versorgung zu tun haben, wobei auch mit der Reaktivierung von Trennungserfahrungen zu rechnen ist.

Da nun die zeitbegrenzten Psychotherapien psychoanalytische Therapien sind, gehen sie nicht pädagogisch vor, sie sind nicht stützend, sondern arbeiten vornehmlich und besonders mit der therapeutischen Beziehung. Sie greifen rasch die Übertragungslinien auf. Wenn wir Menschen mit schweren Persönlichkeitsstörungen behandeln, empfiehlt es sich, der Anweisung Kernbergs (1993) zu folgen, negative Übertragungen rasch zu bearbeiten, um den Rahmen zu erhalten. Aber auch sonst gilt: Wir arbeiten nicht in einem abstrakten Raum, sondern mit der Beziehungsgestaltung, mit den persönlichen Anteilen, die jeder in die Beziehung einbringt und die wir aufseiten des Patienten explizit analysieren. Je weniger wir den Patienten kennen und er uns, umso mehr werden die Rahmenvereinbarungen als Teil dieser persönlichen Voraussetzungen angesehen und gilt es den Umgang des Patienten mit dem Rahmen herauszuarbeiten. Als Regel formuliert: Die Arbeit an der Übertragung hat Vorrang vor der Regelung lebenspraktischer Sachverhalte. Die Verführung ist umso größer, je kürzer die Therapie ist. Sie rührt häufig von einem schlechten Gewissen der Therapeuten her, dem Patienten doch nicht so viel geben zu können, wie gewünscht.

Klinisches Beispiel (aus einer Supervision)
Ein 35-jähriger Patient kommt wegen Spielsucht und Drogenmissbrauch in eine psychosomatische Klinik. Er versteht es, die Therapeutin zu großem Engagement zu verführen. Während er emotional recht ausgeglichen ist, macht sich die Therapeutin große Sorgen um ihn. Sie wird drei Wochen nach Beginn (und zwei Wochen vor der Entlassung) vom Arbeitgeber des Patienten angerufen, der sie darüber informiert, dass der Patient größere Mengen Geld veruntreut hat und deshalb seine Arbeitsstelle verlieren wird. Die Therapeutin ist motiviert, den Arbeitgeber zu überreden, Herrn X. weiter zu beschäftigen, und macht sich Sorgen um seine Suizidalität. Sie schickt sich an, in den verbleibenden zwei Wochen die Arbeitsplatzsituation für den Patienten zu klären, außerdem dabei zu helfen, eine Schuldensanierung in die Wege zu leiten (der Patient hat wegen seiner Spiel- und Drogenleidenschaft hohe Schulden). Im Supervisionsgespräch wird deutlich, dass sie diese Aufgabe innerhalb von zwei Wochen gar nicht bewältigen kann. Der Patient hat sie dazu verführt, die therapeutische Position aufzugeben. In der kurzen Zeit kann die Therapeutin für Herrn X. einzig das Beziehungsmuster aufklären, das darin besteht, andere Menschen zu einer hohen Anteilnahme zu verführen, aber ihr Vertrauen dann zu missbrauchen, beziehungsweise sie zu enttäuschen (ihr selbst wurde deutlich, dass der Patient sie hintergangen hat, als er ihr den eigentlichen Anlass für die Therapie verschwiegen hatte).

Aktivität des Therapeuten

Die Zeitbegrenzung bringt mit sich, dass der Therapeut ein größeres Maß an Aktivität an den Tag legen muss. Das heißt vor allem, dass er schneller reagieren muss; er hat weniger Zeit für abwartende Haltung wie in der großen Analyse. Das bedeutet auch, dass er aus relativ wenigen Informationen schon Hypothesen bilden muss. Dabei müssen spezifische Nachfragen und die Selektivität der Aufmerksamkeit in einer ausgewogenen Verbindung mit Offenheit, der Fähigkeit zu Schweigen und gleichschwebender Aufmerksamkeit stehen. Dies erfordert eine enorme Konzentration und Informationsverarbeitungskapazität und macht die Fokaltherapie oftmals so anstrengend.
Dabei können wir uns fragen, welchen Einfluss die größere Aktivität auf die Formulierung der Deutung hat. Die Deutung muss prägnant sein, affektiv griffig; sie wird ein stärkeres Element von Konfrontation beinhalten. Aktivere Deutungstechniken sind Techniken, die schneller unbewusstes Material aktivieren, die keinesfalls suggestiv wirksam sind, aus Vorgaben bestehen, die pädagogisch sind und keinen Platz lassen. Ich meine, dass die fokaltherapeutischen Deutungen auf der

einen Seite besonders klar sein müssen, auf der anderen Seite aber besonders offen im Sinne eines Angebotes; in der Art der Deutungsformulierung muss der Analysand den Platz erhalten, den die größere Ruhe der langen Analyse ohnehin gewährt.
Warum sind solche aktiven Deutungstechniken möglich? Weil die Theoriebildung in der Psychoanalyse nicht mehr so stark und ausschließlich auf die Entwicklung des durch Assoziationen produzierten Sprachmaterials abhebt als einer Via Regia zum Unbewussten; vielmehr sind die extraverbalen signifikanten Äußerungen und die Gegenübertragungsreaktionen besser ausgearbeitet und als Material verwendbar.

Durcharbeiten

Klarifikation, Konfrontation und Deutung brauchen keine gesonderte Darstellung für zeitbegrenzte oder fokale Therapien; umso mehr aber das *Durcharbeiten.* O. Fenichel (2000) hat das Durcharbeiten von Wiederholungszwängen oder anderen Widerständen in der analytischen Kur mit der Trauerarbeit verglichen. Das heißt, dass die Besetzungen der Repräsentanzen nach und nach gelöst werden müssen – in der Sprache der für Fenichel maßgeblichen Triebpsychologie ausgedrückt. Wichtig daran ist, dass dieser Ablösungsprozess Zeit braucht. *„Das Wesentliche des Durcharbeitens ist das (manchmal mühselige) Aufspüren der Verzweigungen eines Konfliktes in den verschiedenen Lebensbereichen des Patienten.“* (Sandler et al. 1996, S. 198). Diese Zeit ist aber beschränkt, sodass das Durcharbeiten limitiert wird. Vogt (1980) zieht für die sehr kurzen, maximal zehn Stunden umfassenden Beratungsgespräche die Konsequenz, dass ein Durcharbeiten nicht möglich sei und dass an ihre Stelle ein *Durchsprechen* trete. Es ist definiert als *„Analyse der Widerstände gegen das Wirksamwerden der Einsicht in die unbewusste Bedeutung der Beratungsthematik.“* (Vogt 1980, S. 40). Durchsprechen wäre dann ein Durcharbeiten, das auf eine das Beratungsziel betreffende Widerstandsanalyse fokussiert wäre – also die Bearbeitung von Widerständen, die der Patient dagegen aufbaut, aus der Beratung Konsequenzen zu ziehen, ihre Ergebnisse umzusetzen oder Ähnliches. Im Kontext anderer, weniger Ich-psychologischer Konzepte könnte man die Anliegen des Durcharbeitens auch anders formulieren, zum Beispiel objektbeziehungsanalytisch als Durcharbeiten der Fixierung des Patienten an die immer gleich bleibende Beziehungsform, also des Festhaltens an einer bestimmten Objektimago. Wichtig an der Darstellung Vogts ist nicht so sehr die inhaltliche Beschreibung als vielmehr der Verweis auf die begrenzten Möglichkeiten des Durcharbeitens. Allerdings ist der Begriff Durchsprechen unglücklich gewählt, weil er die emotionale Seite des Durcharbeitens nicht fasst, die dennoch berücksichtigt werden muss. *Limitiertes Durcharbeiten* ist meines Erachtens ein angemessener Begriff: Es ist einerseits eingeschränkt, wird sich also im Wesentlichen auf ein durch den Therapiefokus charakterisierten Arbeitsfeld beschränken; es ist andererseits exemplarisch. In diesem kleinen Ausschnitt, der durch die Therapie der Betrachtung geöffnet wird, sollte es engagiert betrieben werden – als Anstoß für seelische Arbeitsprozesse, die der Patient nach Ende der Behandlung selbst weiter verfolgen muss.

Repetitorium zu den Herausforderungen psychodynamischer Prinzipien durch Kurz- und Fokaltherapien

Grundregel

- Die Grundregel für den Patienten, die Grundregel der freien Assoziation, ist nur dann nicht mehr sinnvoll, wenn sehr wenig Zeit zur Verfügung steht.
- Durch den Fokus wird das Gebiet psychoanalytischen Vorgehens verkleinert, aber innerhalb dieses Gebiets bleiben die psychoanalytischen Regeln gültig.
- Die frei oder gleich schwebende Aufmerksamkeit des Therapeuten kann beibehalten werden. Zwischen Selektivität der Aufmerksamkeit und Selektivität der Intervention ist zu unterscheiden (Prinzip der afokal-fokalen Binokularität des Therapeuten).

Supportive Techniken und technische Neutralität

- Oft ist in Kurz- und Fokaltherapien ein realitätsorientiertes Eingreifen nicht zu vermeiden.
- Supportiv-stützende und beratende Techniken sind nicht den analytischen Maßnahmen gleichzustellen (Prinzip des hierarchischen Einsatzes synergistischer Methoden).
- Nicht das Vermeiden jeder Supportivität ist das Kennzeichen psychoanalytischen Vorgehens, sondern die Bereitschaft, die Supportivität analytisch zu reflektieren (Prinzip der Selbstreflexivität psychoanalytischen Handelns).

Arbeitsbündnis

- Nicht immer kann ein gutes Arbeitsbündnis vorausgesetzt werden; dessen Herstellung kann Ziel der Therapie sein.
- Ein Behandlungsvertrag appelliert im Vorfeld der Behandlung an die kognitive Einsicht, (Prinzip des Rückgriffs auf Einsicht), wenn emotional der Angriff auf Beziehungen vorherrscht.

- Wie die Zeitbegrenzung das Arbeitsbündnis verändert, muss reflektiert und bearbeitet werden.

Spezifische Übertragung und Gegenübertragung auf das Setting

- Gegenübertragung
  - Kurztherapie als Notlösung
  - Beziehungsmuster der unerledigten Ödipalität
  - Kaschierung der Gegenübertragung mit Settingvariablen
  - Kurztherapie als Flucht vor dem Patienten
  - Beziehungsmuster der abgewehrten Entwertung
- Übertragung
  - Stimulierung von Trennungserfahrungen
  - Stimulierung von mangelnder Versorgung

Die Arbeit an der Übertragung hat Vorrang vor der Regelung lebenspraktischer Sachverhalte (Prinzip der Vorrangigkeit der Übertragung).

Aktivität des Therapeuten

- Der Therapeut hat weniger Zeit für abwartende Haltungen.
- Aktivere Deutungstechniken sind Techniken, die schneller unbewusstes Material aktivieren, aber keine, die suggestiv oder pädagogisch wirken.

Prinzip des limitierten Durcharbeitens

- Das Durcharbeiten konzentriert sich auf die Widerstände, die das Beratungsziel betreffen, oder die Fixierung des Patienten an gleich bleibende Beziehungsformen.
- Das Durcharbeiten ist eingeschränkt auf ein durch den Therapiefokus charakterisiertes Arbeitsfeld; aber dort exemplarisch.

Besondere Merkmale einer psychodynamischen Kurztherapie

Begrenzte Zeit

Ein Spezifikum von Kurztherapien – daher ihre Namensgebung – ist die Zeitlimitierung. Dabei variiert die Sitzungszahl in erheblichem Umfang, im Grunde zwischen einer und fünfzig Stunden. Wenn eine Kurztherapie psychodynamisch durchgeführt wird, beschränkt sich die Therapie nicht einfach auf die Pragmatik des Zeitmanagements; die Zeit wird nicht als äußere Grenze oder Bedingung hingenommen. Vielmehr wird ihr gestaltender Einfluss auf alle Aspekte der Behandlung untersucht und zugleich wird der Umgang mit der Zeit und die Zeit selbst als therapeutisches Instrument eingesetzt. Kurztherapie ist immer auch Therapie an und mit der Zeitbegrenzung. Diesen zentralen Gesichtspunkt gilt es, in einem weiter gespannten Bogen genauer zu betrachten.

Zeiterleben – unter besonderer Berücksichtigung der Kurztherapie

Wodurch ist das Zeiterleben charakterisiert? Aus psychoanalytischer Sicht sind vier Charakteristika des Zeiterlebens zu unterscheiden, die chronologische Zeit des Bewusstseins, die zyklische Zeit des unbewussten Erlebens, die kairologische Zeit des Augenblicks und die nachträgliche Reflexion der Zeit (Futurum-II-Perspektive) (Küchenhoff 2000).
Die *chronologische Zeit des Bewusstseins* stellt sich Lebensgeschichte so vor, wie ein Lebenslauf geschrieben wird. In diesem Fall scheint alles einfach und übersichtlich zu sein; der Lebenslauf orientiert sich an einer linearen Zeitachse. Im Lebenslauf wird auf das historisch Tatsächliche zurückverwiesen, auf der geraden Linie der Zeitachse lassen sich einzelne Punkte oder Abschnitte, die das Leben markieren, eintragen. Aber rufen wir tatsächlich auf diese Weise und nur nach dem Lebenslaufmodell unsere Vergangenheit zurück? Wir rufen Erinnerungen ja nicht ausschließlich auf eine bewusste Anforderung hin ab. Erinnerungen fallen uns ein – die Sprachwendung ist hier sehr genau. Sie sind Einfälle ins Bewusstsein, die gelegentlich auch als Überfälle erlebt werden können. Marcel Proust hat in seinem epochalen Romanwerk „A la recherche du temps perdue“ die *mémoire involontaire*

dargestellt, die plötzliche und besondere Rückversetzung in die Vergangenheit zum Beispiel beim Riechen oder Schmecken: Die sprichwörtlich gewordenen *Madeleines* verweisen darauf, wie Erinnerungen sich unwillkürlich, also ungeplant und willentlich nicht gesteuert aufdrängen können (Warning 1993). Das ist die *kairologische Zeit des Augenblicks.*

Bisher wurde Erinnerung als Leistung des Bewusstseins angesehen. Was ändert sich, wenn auch unbewusste Wahrnehmungen und unbewusste Erinnerungsvorgänge in die Analyse einbezogen werden? Freud (1914) hat Erinnerungen als Funktionen des Bewusstseins von Wiederholungen scharf unterschieden. Was nicht im Bewusstsein erinnert werden kann, das muss – so Freud – wiederholt werden. Gerade in frühen Lebensabschnitten gemachte Erfahrungen schreiben sich unbewusst fest, das heißt sie prägen Einstellungen, Hoffnungen, Erwartungen oder Befürchtungen anderen Menschen gegenüber oder die persönliche Welt- und Lebenssicht insgesamt. Sie wiederholen sich nicht im Bewusstsein, sondern in der Lebenspraxis. Damit ist aber eine andere Zeiterfahrung beschrieben. Sie kann nicht mehr linear dargestellt werden, als Fortschritt entlang der chronologischen Zeit. Diese Erfahrungszeit, die mit dem Wiederholungszwang charakterisiert wurde, ist besser mit dem Bild einer *zyklischen Zeit* zu charakterisieren. Die zyklische Zeiterfahrung ist die *Zeiterfahrung des Unbewussten* – allerdings ist das Sprachbild trügerisch und missverständlich, weil es nach Verdinglichung klingt. Es gibt „das" Unbewusste nicht, besser also ist es, von unbewusster Zeitlichkeit zu sprechen, die durch die genannte zyklische Zeitstruktur charakterisiert ist.

Wir streben solche Wiederholungen, die sich ungebeten aufdrängen, nicht an: Sie sind keine Intention des Bewusstseins. Diese Erfahrungen, die wir machen, aber in der Regel selbst nicht durchschauen, können nicht willentlich reproduziert werden. Nach vielen Wiederholungen kann uns die Erkenntnis dämmern, wieder in der gleichen Beziehungsfalle zu sitzen und wieder dort angekommen zu sein, wo man bereits früher in leidvoller Weise einmal gewesen ist. Damit ist aber eine weitere Zeitcharakteristik unbewusster Erfahrungen angesprochen, nämlich die Dimension der *Nachträglichkeit*, die auch als *Futurum-II-Perspektive* bezeichnet worden ist (Blankenburg 1989). Erst im Nachhinein geht das Licht auf, das vielleicht schon zu Beginn hätte leuchten sollen, aber eben nicht leuchten konnte.

Wie lassen sich diese vier Zeitdimensionen auf die Kurztherapie, also die Zeitbegrenzung in der Psychotherapie, beziehen? Vielen Patienten ist es durchaus recht, ein Kurzverfahren angeboten zu bekommen; die chronologische Zeit des Bewusstseins ist durch die Psychotherapie, so die initiale Annahme, wenig beeinträchtigt und gestört. Der Eingriff in den Lebenslauf, den die Psychotherapie darstellt, scheint klein oder unbedeutend zu sein. Schnell ändert sich die Einschätzung, wenn die Therapie begonnen hat und sich erste Übertragungsaspekte zeigen. Mehr und mehr scheint die Zeit sich zu verkürzen, die Dauer der Psychotherapie schrumpft im Erleben. Das liegt daran, dass die zyklischen Erfahrungsmuster wichtiger werden, die sich reproduzieren und wiederholen wollen; Freud benutzte die Metapher von der „Zähigkeit der Libido", die an den einmal gewählten Be-

setzungen festhalten möchte. Der Wiederholungszwang ist ein Wiederholungswunsch, der durch die zeitliche Begrenzung frustrierend wird (*Es-Perspektive*). Zugleich macht die Erfahrung der zyklischen Muster Angst – für ihre Durcharbeitung sucht der Patient Schutz in der Arbeitsbeziehung, in dem aufgebauten oder sich etablierenden Vertrauen zum Therapeuten. Das Ende der Therapie kann deshalb angstvoll erlebt werden, weil die Patienten befürchten müssen, den Wiederholungszwängen, den nun deutlicher werdenden „Geistern, die ich rief", allein ausgesetzt zu sein (*Ich-Perspektive* oder *Beziehungsperspektive*).
Der kairologischen Dimension der Zeit wird in den Kurztherapien vergleichsweise wenig Spielraum eingeräumt. Der Augenblick ist eben nicht berechenbar, der Zufall, der Einfall, die glückenden Momente in der therapeutischen Begegnung (*now moments*, die zu „Momenten der Begegnung" werden können [Stern et al. 2002]) sind nicht planbar. Dazu braucht es offene Zeit, die Spielräume schafft, in denen Gestaltung stattfinden kann. Die Reduktion der kairologischen Dimension analytischer Therapie hat Auswirkungen auf die Beziehungserfahrung, und es ist zu überprüfen, ob diese unvermeidlich sind oder ob sie als Risiken vorhanden, aber beherrschbar sind. Spielräume sind für die Entwicklung entscheidend, sei es des Kindes, sei es des Patienten in der Therapie. Spielräume sind intermediäre Räume *„zwischen primärer Kreativität und auf Realitätsprüfung beruhender, objektiver Wahrnehmung"* (Winnicott 1995, S. 21), zwischen Illusion und Desillusionierung, zwischen reiner Subjektivität und reiner Objektivität. Sie verhelfen dazu, Versagungen zu kompensieren und zu verarbeiten, sie erlauben eine *geschützte Mangelerfahrung* (Küchenhoff 1999). In der zeitlich wenig begrenzten psychoanalytischen Kur stellt sich durch das Setting und die Erfahrungen in der Therapie ein Intermediärraum her, der genutzt werden kann. Auch in der Kurztherapie ist der *Empfangsraum der Analyse* als ein Intermediärraum gestaltet; es ist nicht so, dass Spielräume nicht zur Verfügung stünden. Dennoch wird durch die Zeitbegrenzung das Gleichgewicht von Kreativität und Realität rascher auf die Seite der Realität verschoben. Um das *„Erlebnis der Versagung (...) schließlich zum Gewinn werden"* (Winnicott 1995, S. 21) zu lassen, braucht es anderer unterstützender Maßnahmen in der Kurztherapie. Sie liegen in der positiven Nutzung der oft als Detriment erscheinenden Zeitbegrenzung.

Zeit als Therapiefaktor

Trennung ist kein psychoanalytischer Fachterminus; im „Vokabular der Psychoanalyse" (Laplanche u. Pontalis 1973) ist er nicht vertreten, im Gesamtregister der Werke Freuds finden sich nur wenige Einträge, die praktisch alle auf Freuds Schrift aus dem Jahre 1926, „Hemmung, Symptom und Angst", verweisen (Freud 1926). Das ist eigenartig, wenn man nach der psychoanalytischen Theorie annehmen muss, dass Trennungserfahrungen die bedeutsamsten Einflussfaktoren darstellen, durch die sich die psychische Geburt des Menschen strukturiert (Malewski 1995; Green 1983). Wie lässt sich dieser Kontrast erklären? Der Grund, warum der Begriff nicht selbst erscheint, liegt meines Erachtens nicht darin, dass er nicht bedeutsam wäre, das Konzept *Trennung* ist im Gegenteil so allgegenwärtig in der psychoanalytischen Theorie, dass es gleichsam auseinander gebrochen und differenziert worden ist. Trennung ist Objektverlust; Trennung ist aber auch Separation im Sinne M. Mahlers, ist Kastration im Sinne S. Freuds, und zugleich Kastration im Sinne J. Lacans, nämlich die Trennung von der eigenen Unmittelbarkeit des Erlebens durch den Spracherwerb (Küchenhoff 1999).

Als Psychoanalytiker sind wir in der Regel mit scheiternden Entwicklungsprozessen befasst. Wir müssen uns also fragen, was die Verarbeitung der Trennungserfahrungen behindert oder blockiert. Trennungsprozesse, damit Prozesse der Differenzierung, der Strukturbildung und der Repräsentation psychischer Erfahrungen, sind aber – das mag zunächst paradox klingen – von der Qualität der Beziehungserfahrungen abhängig. Damit Trennungsprozesse verarbeitet werden können, muss es Beziehungserfahrungen geben, die einen Rahmen bilden, der es erlaubt, die Trennungserfahrungen aufzufangen oder einzuordnen. Um Trennungserfahrungen zu verarbeiten, muss Bindung bestehen. Da wo Beziehungen nicht existieren, ist eine Trennung unmöglich. Aber das Verhältnis lässt sich auch umkehren: Wo eine Trennung nicht möglich ist, kann keine Beziehung entstehen. Wir sind mit einer widerspruchsvollen spiralförmigen Entwicklungslinie von Loslösung und Bindung konfrontiert. Loslösung schafft nicht nur Autonomie, sondern auch neue Formen der Bezogenheit und neue Möglichkeiten von Bindung. Jede Umdrehung auf dieser Spirale ist mit Verlusterfahrungen, aber ebenso mit neuen Möglichkeiten, mit der Möglichkeit zu neuer Beziehungsaufnahme, verbunden. Trennungserfahrungen sind intrapsychische Erfahrungen. Sie müssen ergänzt werden durch die Dimension der interpersonalen Erfahrung. Aus psychoanalytischer Sicht muss die Spirale dann so beschrieben werden, dass interpersonale Beziehungen bestanden haben müssen, die im analytischen Prozess verinnerlicht werden und einen inneren Halt geben, die mit anderen Worten als Struktur verinnerlicht werden, als Voraussetzung dafür, dass die verschiedenen Qualitäten der Trennung durchlebt werden können.

Trennung vollzieht sich in einer und durch eine Beziehung. Das psychoanalytische Verbindungsstück zwischen interpersonaler Beziehung und Trennungserfahrung ist die Internalisierung oder Introjektion. Es ist Freuds Schrift „Trauer und Melancholie" (Freud 1917) zu verdanken, dass Introjektionsprozesse erstmals verstanden worden sind. In der Melancholie, wir alle kennen das Konzept, gelingt der trauernde Abschied vom Objekt nicht. Es ist die ambivalente Einstellung gegenüber dem wichtigen Beziehungsobjekt, die den normalen Trauerprozess, die Rücknahme der Besetzungen des Objektes, verhindert; anstelle dieses Besetzungsabzuges tritt die Verinnerlichung. Introjektionsprozesse werden hier als Pathologie der Trennungsverarbeitung behandelt. In der Folge werden sie, vor allem durch Melanie Klein und ihre Schule, depathologisiert und können noch besser in ihren universalen Auswirkungen verstanden werden (Joseph 1991). Die Autoren, die bereits in den 60er-Jahren des letzten Jahrhunderts die entscheidenden Brücken zwischen Triebpsychologie und Beziehungspsychologie geschaffen haben, sind W.R. Bion (1990) und D. Winnicott (1993). Schon von frühestem Lebensalter an sind Introjektionen als Verinnerlichungen von Objekterfahrungen enorm bedeutsam, sie sind nicht Ausdruck einer nicht vollzogenen Trennung, sondern umgekehrt eine Folge der Trennung.

Wie bereits Rank betont hat, dient die Zeitbegrenzung der Kurztherapie dazu, Trennungserfahrungen durchzuarbeiten und Trennungskonflikte zu bearbeiten (Lieberman 1993). Die Trennung vom Therapeuten ist von Anfang an in das Setting eingebunden und muss von der ersten Stunde an berücksichtigt werden. Welche Affekte werden durch diese Gegenwärtigkeit der Trennung hervorgerufen? Sind es Ängste vor dem Objektverlust? Sind es Gefühle des Hasses gegenüber einem Objekt, das als wenig liebevoll und ablehnend imaginiert wird? Sind es Gefühle der Rivalität und der Eifersucht, in dem Sinne, dass der Patient das Gefühl hat, dass gerade er kurz behandelt, somit kurz gehalten wird, während andere viel mehr erhalten und bevorzugt werden? Das Objekt wird zugleich als narzisstisch nicht vollkommen und omnipotent erlebt, es kann nicht alles gewähren – in der zeitbegrenzten Psychotherapie muss der Patient den Umgang mit Begrenzungen der eigenen Wünsche, der eigenen Möglichkeiten und der Möglichkeiten des Objektes lernen.

Das aber ist nur die eine Seite, die sich auf die Inhalte der durch die Trennungsgegenwärtigkeit stimulierten Affekte bezieht. Ebenso wichtig ist die andere Seite, nämlich das Wie der Enttäuschung, die Qualität und Vollständigkeit der Trennungsarbeit in der therapeutischen Beziehung. Das Kurztherapiesetting hat seine Chance darin, eine konzentrierte *Entwöhnung* anzubieten, also eine Integration des Mangels zu erwirken und eine Repräsentation von Versagung und Frustration zu ermöglichen. Es kann dies aber nur leisten, wenn die Beziehung gut genug ist, um Trennung fruchtbar werden zu lassen. Gut genug bedeutet in diesem Zusammenhang auch tragfähig genug, um die negativen Affekte zu benennen und durchzuarbeiten. Die langfristige Psychoanalyse hat eine komplementäre Schwierigkeit zu bewältigen, nämlich dass sie im Erleben von Therapeut und Patient endlos zu werden scheint, ohne Grenze, damit ohne die Notwendigkeit, Abschied und Enttäuschung als dominante therapeutische Aufgaben anzusehen. (Gerade deshalb bekommen – urlaubs- oder krankheitsbedingte – Unterbrechungen und die Finanzregelungen für die therapeutische Arbeit in den Analysen so ein hohes Gewicht.)

Auszuschließen ist allerdings ein Missverständnis; nicht für alle Patienten ist die Limitierung eine Last: Sie kann nicht nur für das Bewusstsein, sondern auch im unbewussten Erleben erst einmal eine Erleichterung oder geradezu Ermöglichungsgrund für die Aufnahme einer Therapie sein. Menschen mit ausgesprochen hohen Bindungsängsten werden es als einen großen Vorteil ansehen, wenn sie sich nicht zu eng binden und involvieren müssen. Das Setting wird so erlebt, dass es ausreichend Fluchtmöglichkeiten lässt und die Wünsche nach Autonomie und

Autarkie in (therapeutischen) Beziehungen nicht gefährdet. Je mehr Patienten mit schweren Persönlichkeitsstörungen auch mit zeitbegrenzten therapeutischen Settings erreicht werden, umso mehr wiegt dieser Vorteil. André Green (1990) hat prägnant den Grundkonflikt der *Grenzfälle* als ein Dilemma von Intrusion und Separation bezeichnet, als ein Schwanken zwischen der Scylla verschlingend erlebter Nähe und der Charybdis bodenloser Ferne und Einsamkeit. Hier könnte ein zeitbegrenztes Angebot eine vorläufige Balance in das Schwanken bringen – und damit erste therapeutische Erfahrungen ermöglichen, die – im Sinne einer Intervalltherapie etwa – zu einem späteren Zeitpunkt vertieft werden können.

Konkreter Umgang mit der Zeit

Der konkrete Umgang mit der Zeit ist in kurztherapeutischen Settings sehr unterschiedlich. Manchmal ist die Zahl der Sitzungen strikt festgelegt, wie in der zeitbegrenzten Psychotherapie nach Mann (1973), die nur zwölf Stunden umfasst, manchmal werden auch sequenzielle Kurztherapien wiederholt im Lebenszyklus angestrebt, also im Intervall immer neu angebotene Kurzinterventionen. Wahrscheinlich recht häufig sind *Auffrischsitzungen*, für die sich ehemalige Patienten wieder an ihre Therapeuten wenden. (Forschungsprojekte zur Kurztherapie sind, da die Möglichkeit zur Weiterführung oder Wiederaufnahme ausgeschlossen ist, für die Patienten besonders herausfordernd; sie müssen definitiv in der angegebenen Zeit abgeschlossen werden. Auch die Phantasie einer Fortsetzung ist dann unmöglich.)

Auch die Frequenz wird variiert. Teilweise wird eine starre Frequenz angeraten, manchmal wird allerdings empfohlen, zunächst einmal dichter zu arbeiten, wobei die Frequenz später wieder gelockert werden kann. So entstehen Therapien, die einen unterschiedlichen Rhythmus haben. Merkwürdig ist zum Beispiel der Vorschlag eines Zwei-plus-eins-Settings für eine sehr kurze Intervention: Zwei Sitzungen im Wochenabstand werden von einem dritten Termin ein Vierteljahr später abgelöst (Barkham et al. 1999).

Die absolute Anzahl der Sitzungen kann variieren. Je geringer sie ist, desto mehr ist die Ich-Funktion des Patienten gefordert, das weiterzuführen, was in der Therapie angestoßen worden ist. Patienten mit gut ausgeprägten Ich-Funktionen können Deutungen als Ausgangspunkte nehmen und die Durcharbeitung selbst übernehmen, das heißt: Sie können die intensive therapeutische Erfahrung als paradigmatische Erfahrung schätzen und in andere Settings transferieren.

Zeitlich begrenzte Psychotherapien müssen so durchgeführt werden, dass dem Therapeuten ebenso wie dem Patienten die zeitliche Limitierung des therapeutischen Prozesses immer bewusst bleibt. Für die folgende Überlegung ist es sekundär, wie lange die Therapie durchgeführt wird; jede Therapie entwickelt sich unterschiedlich je nach der Zeit, die zur Verfügung steht. Eine Krisenintervention von fünf Stunden hat ebenso eine Initialphase, in der sich die zentralen psychischen Konflikte darstellen, eine Durcharbeitungsphase, in der die eingespielten Konfliktmuster bearbeitet werden und eine Abschieds- oder Beendigungsphase wie eine 50-stündige dynamische Psychotherapie. Kürzere dynamische Psychotherapien ähneln also nicht abgebrochenen Langzeitbehandlungen; dies muss dem Therapeuten immer bewusst bleiben. Der Vergleich mit dem Unterschied von Roman und Kurzgeschichte ist hier nützlich: Kurzgeschichten sind ebenfalls keine verkürzten Romane, sondern eine eigene Stilform mit eigenem Aufbau, eigener Dramaturgie et cetera (Barasch 1999). Je nach der vorgesehenen Dauer werden zum Beispiel das Ende und damit die bevorstehende Trennung unterschiedlich rasch in die Therapie eingebracht werden. Prinzipiell gilt, dass der Phasencharakter einer Therapie desto stärker berücksichtigt werden muss, je kürzer die Therapie geplant ist – umso mehr weil gerade dann der Phasenverlauf des therapeutischen Prozesses besonders gern vernachlässigt wird.

Fokus als wesentliches Charakteristikum von zeitlich begrenzten psychodynamischen Therapien

Kennzeichen eines Fokus

In kurzer Zeit lässt sich psychotherapeutisch viel, aber nicht alles erreichen. Darum sind Beschränkung und Konzentration wichtig; diesem Zweck dient der Fokus. Er ist der Brennpunkt der Therapie. Im Fokus wird der vordringlichste, der affektiv bedeutsamste, gegenwärtig wirksamste und therapeutisch am besten erreichbare psychische Konflikt eingestellt. Der Fokus sollte die Konflikte so beschreiben, dass die gegenwärtigen Beschwerden und Symptome in Bezug zu den aktuellen Beziehungskonflikten und zugleich zu den lebensgeschichtlich bedeutsamen Beziehungserfahrungen gesetzt werden können.
Was also ist ein Fokus? Es lassen sich *vier Prinzipien* formulieren, denen die Fokusbildung folgt.

Organisationsprinzip

Der Fokus erlaubt es, sich vor der oder im Verlauf der Therapie zu orientieren. Er stellt einen von Hypothesen geleiteten, bewussten Auswahlvorgang aus der Vielfalt der möglichen therapeutischen Relevanzbereiche dar. Auf diese Weise wird die ohnehin stattfindende, unwillkürliche Strukturierung des Materials in eine bewusste überführt. In seiner organisierenden Funktion unterscheidet er sich nicht von anderen diagnostischen oder psychodynamischen Beurteilungen. Dabei ist Folgendes zu beachten: Eine Organisation des begegnenden Materials erfolgt immer und notwendig; durch die Fokussierung wird der Prozess aber bewusst gemacht und planbar.

Reduktionsprinzip

Der optische Brennpunkt des Fokus bündelt sich in einem Konflikt oder einer Schwierigkeit der Persönlichkeitsintegration. Diese Linie wird in der aktuellen Beziehung und im extratransferenziellen Material beleuchtet. Damit bleiben andere Erlebens- und Konfliktbereiche im Halbschatten. Nach dem Prinzip der selektiven Nichtbeachtung erlaubt es der Fokus, auf im Moment dynamisch sekundäre Konflikte oder Übertragungslinien zu verzichten, beziehungsweise sie hintanzustellen. So dient der Fokus dazu, die wichtigsten Übertragungslinien auch besonders scharf herauszuarbeiten.

Koordinationsprinzip

Wird der Fokus in einem therapeutischen Team gebildet, leitet er also teil- oder vollstationäre Psychotherapien an, dann ist bereits die gemeinsame Suche nach dem Fokus eine Aktion, die die Koordination des Teams unterstützt und die zur Teamkohärenz beiträgt. Da der Fokus in einer gemeinsam benutzten Sprache formuliert wird, trägt er dazu bei, die von jedem Therapeuten verwendeten Sprachen zusammenzuführen. Schließlich kann sich jeder Therapeut, wenn ein Fokus gemeinsam gebildet worden ist, an diesem Fokus orientieren. Anders gesagt: Die therapeutische Arbeit ist nicht mehr ganz frei, vielmehr richten sich die Therapeuten an einem dynamischen Therapieziel aus.

Leitprinzip

Der Fokus wird auf diese Weise zum Leitfaden der Therapie. Er kann als Leitfaden den Therapeuten vorbehalten bleiben; andere Fokustherapeuten beziehen den Patienten ein, der Fokus wird dem Patienten mitgeteilt, der sich somit ebenfalls diesem Ziel unterstellt. Der Fokus, vor allem wenn er schriftlich festgelegt ist, hilft dabei, den Therapieverlauf zu überprüfen. Wenn zum Beispiel in der teilstationären Behandlung in der Mitte der Therapiezeit noch einmal die im Fokus verdichtete Zielsetzung, die dynamischen Leitlinien der Therapie, die anfangs formuliert wurden, nachgelesen werden, ergibt sich daraus schnell, wo der Fokus sich bewährt hat, wo er nicht treffend gewesen ist und korrigiert werden muss. Wie weit im Umfang ein Fokus formuliert wird, ist von verschiedenen Faktoren abhängig, nicht zuletzt vom therapeutischen Angebot, aber auch vom Schweregrad der Erkrankung des Patienten. Gerade in der Behandlung von schweren Persönlichkeitsstörungen ist die Begrenzung des Fokus besonders wichtig, weil klar ist, dass eine Kurztherapie nicht alle Schwierigkeiten lösen kann.

Wie finde ich einen psychodynamischen Fokus?

Erfahrene Fokaltherapeuten könnten, wenn sie die Frage lesen, die in der Überschrift enthalten ist, sofort innehalten und zurückfragen: Wer ist *ich*? Wohl doch der Therapeut, aber muss der denn den Fokus finden? Malan hatte von einer *Kristallisation* gesprochen: Der Fokus, so meinte er, ergibt sich im Laufe der Zeit aus der gemeinsamen Arbeit zwischen Therapeut und Patienten. Ornstein spricht vom *flash*, also einem blitzartigen gemeinsamen Verstehen der Problematik; der Fokus entwickelt sich in einem Evidenzerleben, das die beiden Protagonisten momentan vereint (nach Klüwer 1995, S. 50).

Man ist geneigt zuzustimmen; schließlich betonen diese Metaphern die gemeinsame Erkenntnisarbeit, die doch ein wesentliches Ziel ist. Dennoch sind sie erkenntnistheoretisch naiv gewählt und verlieren ihre Selbstverständlichkeit bei einer näheren Analyse. Denn wenn der Fokus einen psychodynamischen Zusammenhang beschreibt, dann umfasst er auch die nicht zu verleugnende Konzeptarbeit des Therapeuten, der sein psychoanalytisches Vorverständnis in die Therapie einbringt. Es hätte eine durchaus beklemmende Kehrseite sich vorzustellen (und bei therapieerfahrenen Patienten ist dies leider oft so), dass die Patienten in den Kategorien des Therapeuten denken, sie also übernehmen. Das ist nicht das Ziel; daher scheint es angemessen, die Fokusformulierung, so sehr sich diese auch aus der gemeinsamen Arbeit ergibt und vor allem aus der Beobachtung der Interaktion erfolgt, als Aufgabe des Therapeuten zu betrachten.

Ein psychodynamischer Fokus wird nicht als Therapieziel definiert; nicht das, was in der Therapie erreicht werden soll, steht in diesem Fokus, sondern die Zusammenfassung eines psychodynamischen Zusammenhangs. Die Elemente, die notwendig sind, um einen Fokus formulieren zu können, sind also die gleichen, die zu einer psychodynamischen Hypothese führen. Am wichtigsten ist das Verständnis der aktuellen, unbewussten und übertragungsbestimmten Interaktion in der therapeutischen Beziehung, also das Verständnis der sich in der Therapie entwickelnden oder darstellenden unbewussten *Szene*. Sie korrespondiert mit *Beziehungsmustern*, über die der Patient berichtet. Wahrscheinlich ist auch diese Formulierung erkenntnistheoretisch unvollständig oder missverständlich; die Beobachtung der transferenziellen und extratransferenziellen Interaktionsmuster verstärken sich gegenseitig; sie sind als Steigerungszusammenhang zu verstehen:

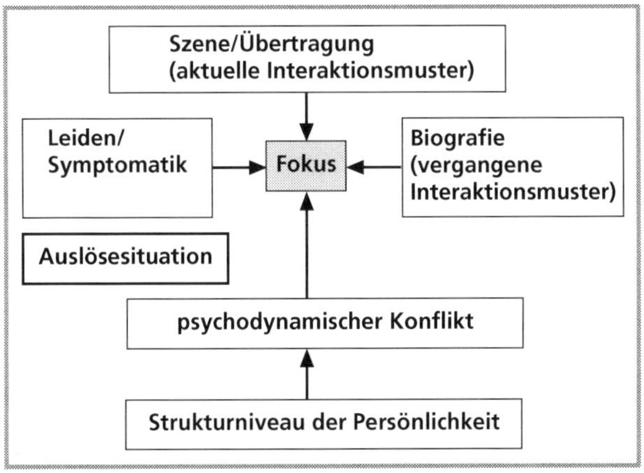

Abb. 2.1 Die sechs Elemente der Fokusformulierung.

Der Bericht über Kindheitsmuster öffnet den Blick auf Übertragungsgestalten; die Wahrnehmung der aktuellen Szene lässt neue Fragen in Bezug auf die Biografie und die erlebten Beziehungsmuster entstehen.
In diese unbewussten interaktionellen Szenen schreibt sich das *Leiden* ein, also einerseits die in klinischer Pathologie fassbare Symptomatik oder die schwerer greifbaren Beziehungs- und Erlebensstörungen. In jedem Fall versucht das psychodynamische Verständnis, eine Brücke zu schlagen zwischen Symptom und Interaktionserfahrung; eine wichtige Hilfe für das Aufbauen einer solchen Brücke ist die so genannte *Auslösesituation.* Der Begriff ist dann problematisch, wenn er allzu eng umschrieben und situativ verstanden wird. Er könnte allgemeiner als Auslösebedingung angesehen werden. Das Verständnis von Auslösebedingungen ist gleichsam die Nagelprobe auf die Stimmigkeit des Zusammenhangs zwischen Symptom und Interaktionserfahrung. Wo sie nicht beschrieben werden können, muss das Verständnis als besonders vorläufig betrachtet werden. Sind aktuelle und vergangene Interaktionsmuster mit der Entstehung des Leidens zu verbinden, sind die inhaltlichen Verbindungen zu formulieren: Wodurch sind die Interaktionsmuster ausgezeichnet? Sind diese durch ein lang anhaltendes und ungelöstes, bedeutsames *Konfliktmuster* oder durch *Strukturmerkmale* der Persönlichkeit, die sich in den Interaktionen niederschlagen und/oder durch sie entstanden sind? Die Abbildung 2.1 zeigt die Beziehung der Elemente zueinander.

Wie wird ein Fokus formuliert?

Ausgangspunkt der Fokusformulierung ist die klinische Theorie der Psychoanalyse, nicht nur die der Neurosenpsychologie, sondern auch die klinische Theorie schwerer Persönlichkeitsstörungen.

Referenzsysteme im Überblick

Die Wahl der Elemente, die die Fokusformulierung enthalten soll, variiert je nach dem gewähltem theoretischen Referenzsystem Eine Übersicht der Fokusformulierung zu therapeutischen Referenzsystemen ist in Tabelle 2.1 dargestellt.
Die zeitbegrenzte Psychotherapie nach Mann (1973) konzentriert sich auf Konflikte, die mit Verlusterfahrungen oder Erfahrungen der Begrenzung und der Unvollkommenheit verbunden sind. Diese werden in den festgelegten zwölf Therapiestunden bearbeitet. Die angstprovozierende Kurzpsychotherapie nach Sifneos (1992) beruht auf einem triebpsychologischen Konzept und stellt den ödipalen Konflikt ganz ins Zentrum der Fokusbildung. Malan (1992) hat zwei fokusbestimmende Dreiecke beschrieben: Das eine Dreieck beschreibt den psychischen Konflikt als Wechselspiel von Wunsch und Abwehr, das durch den Affekt – vor allem den Affekt der Angst – verbunden ist. Das Dreieck der Erkenntnis beschreibt die Verbindungen zwischen der aktuellen transferenziellen, der extratransferenziellen gegenwärtigen und der vergangenen Beziehungsgestalt. Luborsky (1995) wählt für die Bestimmung des Fokus den zentralen Beziehungskonflikt, der den Wunsch des Selbst, die Reaktionen des Objekts und die darauf gerichteten Reaktionen des Selbst erfasst. Die zyklischen maladaptiven Muster sind bereits in der Darstellung der zeitbegrenzten dynamischen Psychotherapie nach Strupp und Binder (1984) in Teil I beschrieben worden.

Tab. 2.1 Fokusformulierung im Rahmen der therapeutischen Referenzsysteme.

Referenzsystem/Autor	Fokusmodell
zeitbegrenzte Psychotherapie nach *Mann (1973)*	psychoanalytisch-klinisch formulierte Konflikte um Begrenzung und Verlust
angstprovozierende Kurzpsychotherapie nach *Sifneos (1992)*	psychoanalytisch-klinisch formulierte Konflikte um das ödipale Erleben
intensive Kurzpsychotherapie nach *Malan (1992)*	Dreieck des Konfliktes (Wunsch/Bedürfnis/Emotionen – Angst – Abwehr), Dreieck der Einsicht (Therapeut – gegenwärtige Beziehungen – vergangene Beziehungen); beide Dreiecke sind gemeinsame Arbeitsgrundlagen
dynamische Kurzpsychotherapie nach *Davanloo (1990)*	wie bei der intensiven Kurzpsychotherapie nach Malan
supportiv-expressive Therapie nach *Luborsky (1995)*	zentrales Beziehungs-Konflikt-Thema (ZBKT)
zeitbegrenzte dynamische Psychotherapie nach *Strupp und Binder (1984)*	zyklische maladaptive Muster (CMPs)

OPD als Referenzsystem

Soeben war von den verschiedenen Referenzsystemen die Rede gewesen, die benutzt werden können, um einen Fokus zu bestimmen und zu formulieren. Im Folgenden soll die *operationalisierte psychodynamische Diagnostik* (OPD) für die Fokusformulierung in der PAKT verwendet und empfohlen werden. Das OPD-System ist ein Klassifikationssystem, in dem eine Operationalisierung psychodynamischer Kriterien angestrebt wird (Arbeitskreis OPD 2000); es baut auf einer psychoanalytischen Grundlage auf, benutzt aber zur Klassifikation historisch unscharf gewordene psychoanalytische Begriffe nicht oder nur sparsam, um die Operationalisierung zu erleichtern. Dieses relativ neue, aber schon gut etablierte Diagnosemodell psychodynamischer Therapie- und Forschungskriterien erlaubt es, nach der Maßgabe eines Manuals folgende diagnostische Ebenen differenziert zu erfassen:

- Krankheitsverarbeitung und die Behandlungsvoraussetzungen (Achse I);
- die wichtigsten und habituellen Beziehungsmuster (Achse II);
- psychische Konflikte, die habituell erlebt werden und die pathogen wirksam sind (Achse III);
- Struktur der Persönlichkeit im Sinne der Persönlichkeitsorganisation oder des Integrationsniveaus der Persönlichkeit (Achse IV).

Warum soll die operationalisierte psychodynamische Diagnostik für die Fokusbestimmung in der PAKT besonders geeignet sein? Für dieses Urteil sind folgende Vorzüge maßgeblich:

- Die klare Definition der psychodynamischen Begriffe, die eine reliable und valide Verwendung psychodynamischer Konzepte erlaubt;
- die Möglichkeit, den Fokus von verschiedenen Dimensionen her aufzubauen, also auch, nicht nur von der nahe liegenden Dimension des psychischen Konfliktes; das OPD-System zwingt zur Vollständigkeit der klinischen Analyse;
- der einfache Brückenschlag zur empirischen Forschung;
- die gute Vergleichsmöglichkeit mit anderen psychodynamischen Therapien, die ebenfalls das OPD-System benutzen.

Was trägt die OPD zur Fokusformulierung bei? Um auf diese Frage eine Antwort zu finden, kann die Abbildung 2.1 herangezogen werden, die die *sechs Elemente der Fokusbildung* zusammenfasst. Von den sechs Dimensionen sind fünf Dimensionen über die diagnostischen Achsen der OPD zu erfassen. Wie die Achsen der OPD zu nutzen sein können, um die Elemente mit Inhalt zu füllen, soll im Folgenden breiter dargestellt werden. Dabei werden die Achsen etwas genauer beschrieben; für ein ausführlicheres Studium sei auf das Manual des Arbeitskreises OPD (2000) verwiesen.

Leiden und Symptomatik (Achse I – Krankheitserleben und Behandlungsvoraussetzungen)

Das Leiden der Patienten, seine Beschwerden, die Symptome, die emotionalen Antworten auf sie und das Krankheitsverständnis werden in der Achse I abgebildet. Das Krankheitserleben bezeichnet die emotionalen und kognitiven Prozesse, die auf die Erkrankung und ihre Bewältigung ausgerichtet sind. Es wird beeinflusst von verschiedenen Parametern, vor allem der Art und Schwere der vorliegenden Erkrankung, aber auch von gesellschaftlichen Faktoren, die einen normativen Rahmen für den Umgang mit Krankheit vorgeben, von der supportiven Qualität des psychosozialen Umfelds, von Persönlichkeitsmerkmalen des Erkrankten und schließlich von der Behandlungsmotivation.

Krankheitserleben und Behandlungsvoraussetzungen werden in der Achse I der OPD in insgesamt achtzehn Dimensionen abgebildet, die je nach Ausprägung als nicht vorhanden, als niedrig, mittel und hoch oder als nicht zu beurteilen eingeschätzt werden (vgl. Anhang Achse I OPD; Arbeitskreis OPD 2000).

Die Dimensionen lassen sich in vier Bereiche gliedern:

1. Schweregrad des somatischen beziehungsweise psychischen Befundes;
2. Leidensdruck beziehungsweise Beschwerdeerleben, dazu gehören die Beeinträchtigung des Selbsterlebens, der sekundäre Krankheitsgewinn sowie die Angemessenheit der subjektiven Beeinträchtigung;
3. Behandlungserwartungen und Inanspruchnahmebereitschaft; hierunter ist die Einsichtsfähigkeit der psychodynamischen beziehungsweise somatopsychischen Zusammenhänge, die Einschätzung der geeigneten Behandlungsform (Psychotherapie oder körperliche Behandlung), die Psychotherapiemotivation, Motivation zur körperlichen Behandlung und die Compliance zu verstehen;
4. Ressourcen (psychosoziale Integration, persönliche und soziale Ressourcen sowie soziale Unterstützung).

Fazit: Jede Bestimmung eines psychodynamischen Fokus soll dazu beitragen, die Beschwerden, die Symptome und das Leiden des Patienten psychodynamisch zu erhellen. Die Achse I der OPD bietet für den Fokaltherapeuten didaktische Hilfsmittel, die dazu anhalten, die Symptomatik selbst ernst zu nehmen und die kognitive und emotionale Antwort des Patienten auf die Krankheit genau zu erfassen. Auch wenn die Befunde der Achse I oft nicht in die Fokusformulierung eingehen, so sind sie doch eine gute Grundlage, um Krankheitsgeschehen und Dynamik verbinden zu können.

Aktuelle und vergangene Interaktionsmuster (Achse II – Beziehung)

Für die Fokusformulierung auf psychodynamischer Grundlage ist ein Verständnis der Beziehungsmuster in Vergangenheit und Gegenwart sowie in der therapeutischen und in den persönlichen Beziehungen wesentlich. Der Therapeut muss das Übertragungsangebot beschreiben können: Dazu wird er das unmittelbar beobachtbare, teilweise unbewusst vollzogene Interaktionsmuster mit den Interaktionsformen vergleichen, die aus dem Bericht über die Biografie oder über die Freund- und Partnerschaften deutlich werden. Die Achse II der OPD stellt ein Beschreibungssystem zur Verfügung, das es gestattet, die genannten Beziehungsformen detailliert zu charakterisieren.

Wie werden Beziehungen in diesem System erfasst? Die Struktur des Beziehungsmusters umfasst zwei interpersonelle Positionen: Die erste Perspektive ist die Erlebnisperspektive des Patienten, aufgefächert in einen Subjekt- und einen Objektpol. Das Selbsterleben des Patienten lässt sich beschreiben nach der Formel: „Der Patient erlebt sich im Beziehungsverhalten immer wieder so, dass er …". Das Fremd-Erleben des Patienten gehorcht der Formel: „Der Patient erlebt andere immer wieder so …" oder „… erlebt an anderen immer wieder, dass …". Die zweite Perspektive ist die Erlebnisperspektive der anderen, auch des Untersuchers. Auch sie fächert sich auf in einen Subjekt- und einen Objektpol. Das Fremd-Erleben des anderen (Untersuchers) lässt sich folgendermaßen beschreiben: „Andere – auch der Untersucher – erleben, dass der Patient (sie) immer wieder …". Das Selbsterleben der anderen (Untersuchers) lautet entsprechend: „Der andere (Untersucher) erlebt sich gegenüber dem Patienten immer wieder so, dass er …".

Inhaltlich lassen sich die Qualitäten interpersoneller Beziehungsmuster in zwei bipolaren Dimensionen anordnen. Die Anordnung der Items knüpft an die Zirkumplexmodelle interpersonellen Verhaltens (vgl. Arbeitskreis OPD 2000) an, nach dem sich die wichtigsten Verhaltensformen als Mischung von zwei orthogonalen Dimensionen, der *Kontrolle* (dominant-kontrollierend versus submissiv-unterwürfig) und der *Affiliation* (liebevoll-zugewandt versus feindselig-distanziert) auffassen lassen, die sich untergliedern in einen aktiven und einem reaktiven Pol. Die Gesamtheit der interpersonellen Beziehungsmuster kann als Mischverhältnis dieser beiden Grunddimensionen bestimmt werden. Die unendliche Vielzahl zwischenmenschlicher Interaktionen muss hierbei auf die wesentlichen Grundkategorien reduziert werden. Optional kann man eine psychodynamische Formulierung des dysfunktionalen Beziehungsverhaltens formulieren.

Fazit: Zwei Dimensionen, die für das Verständnis der zentralen zu bearbeitenden Konflikte des Patienten notwendig sind – die aktuellen Beziehungs- und Übertragungsmuster und ihre biografischen Vorläufer – lassen sich mithilfe der Achse II gut beschreiben und erfassen. Dabei können die Beschreibungen, die für die Qualitäten interpersoneller Beziehungen angeboten werden, für die erlebensnahe Formulierung des Fokus hilfreich sein, da die Erlebnisperspektive des Patienten genau aufgeschlüsselt wird.

Psychodynamischer Konflikt (Achse III – Konflikt)

Beziehungsdiagnostik und Konfliktdiagnostik sind eng benachbart. Aus der Analyse der wichtigsten pathogenen Beziehungsmuster kann in der Regel auch auf den Konflikt geschlossen werden. Die Konfliktdiagnostik ist das eine Herzstück der psychodynamischen Diagnostik; an ihr erweist sich, ob die Probleme des Patienten

Tab. 2.2 OPD-Achse III – Konflikt.

Konflikttypus	Erklärung
Abhängigkeit gegen Autonomie	Suche nach Beziehung mit ausgeprägter Abhängigkeit (passiver Modus) oder Aufbau einer emotionalen Unabhängigkeit (aktiver Modus) mit Unterdrückung von Bindungswünschen
Unterwerfung gegen Kontrolle	Gehorsam/Unterwerfung (passiver Modus) versus Kontrolle/sich groß Auflehnen (aktiver Modus)
Versorgung gegen Autarkie	die Wünsche nach Versorgung und Geborgenheit führen zu starker Abhängigkeit (passiver Modus) oder werden als Selbstgenügsamkeit und Anspruchslosigkeit abgewehrt (aktiver Modus)
Selbstwertkonflikte	das Selbstwertgefühl erscheint brüchig (passiver Modus) oder kompensatorische Anstrengungen zur Aufrechterhaltung des bedrohten Selbstwertgefühls dominieren (aktiver Modus)
Über-Ich- und Schuld-Konflikte	Schuld wird, bis hin zu masochistischer Unterwerfung, auf sich genommen, Selbstvorwürfe (passiver Modus), oder es fehlt jede Form von Schuldgefühlen, diese werden anderen zugewiesen (aktiver Modus)
ödipal-sexuelle Konflikte	Erotik und Sexualität fehlen in der Selbstwahrnehmung (passiver Modus) oder bestimmen alle Lebensbereiche, ohne dass Befriedigung gelingt (aktiver Modus)
Identitätskonflikte	konflikthafte Selbst-Bereiche: Geschlechtsidentität, Eltern-Kind-Identität, religiöse und kulturelle Identität; Annahme des Identitätsproblems (passiver Modus) gegen kompensatorisches Überspielen (aktiver Modus)
fehlende Konflikt- und Gefühlswahrnehmung	Gefühle und Bedürfnisse werden nicht wahrgenommen, Konflikte übersehen (passiver Modus) oder durch sachlich-technische Beschreibung ersetzt (aktiver Modus)

verstanden worden sind und ob sie in einem psychodynamischen Modell zusammengefasst werden können. Die Achse III der OPD leistet dabei große Hilfe, sie stellt die wichtigsten Konfliktmodelle übersichtlich zusammen, sodass sie kriteriengeleitet eingeschätzt werden können. Es geht dabei um psychodynamische, unbewusste und insbesondere um dysfunktionale Konflikte, die die Entwicklung eines Menschen behindern und das Zusammenleben erschweren. Die Konfliktmuster finden sich im Leben der Betroffenen immer wieder, ohne dass eine zufrieden stellende Bewältigung bisher möglich war. Sie bleiben im Leben der Betroffenen über lange Zeiträume erlebens- und handlungsbestimmend. Deswegen wird von sich wiederholenden, zeitlich überdauernden Konflikten gesprochen. Oft stehen die Konflikte in Verbindung mit leitenden Affekten; sie erschließen sich im diagnostischen Gespräch aus der Analyse der Übertragung und Gegenübertragung. Sie manifestieren sich in den wesentlichen Lebensbereichen; diese werden deswegen im OPD-Interview genau erfasst (Partnerschaft, Herkunftsfamilie, Arbeitsleben, Besitzverhalten, gesellschaftlicher Umgang, Krankheitsverhalten). Die Tabelle 2.2 informiert über die Definition der Konflikte.
Ergänzend und in Abgrenzung von den überdauernden Konflikten kennt die OPD die *konflikthaften Lebensbelastungen*. Damit sind einschneidende Lebensveränderungen und gegenwärtige Belastungen gemeint, die auf dem Hintergrund persönlicher und soziokultureller Vulnerabilität (ohne dass ein sich wiederholendes Konfliktmuster vorliegt) zu körperlichen und seelischen Belastungserscheinungen führen, beispielsweise durch akute Verlusterlebnisse, Krankheit oder aktuelle Traumata. Meist wird nach ICD-10-Klassifikation eine akute Belastungsreaktion oder eine Anpassungsstörung (F43) diagnostiziert.
Fazit: Für die Formulierung eines Konfliktfokus ist die Achse III der OPD eine große Hilfe. Sie erlaubt es, die beobachteten und in dem Beziehungsverhalten sichtbaren Konflikte einigen exakt definierten psychodynamischen Konfliktmodellen zuzuordnen. Die Achse III gibt auf diese Weise eine Anleitung zur genauen, kriteriengeleiteten Beschreibung zentraler psychodynamischer Themen. Der Diagnostiker, der die Achse III benutzt, ist immer aufgefordert, bei einer Vielzahl von Konflikten diese zu hierarchisieren. Gerade hier kann der Wert für die Fokalarbeit liegen. Denn einen Fokus zu formulieren, heißt immer auch, aus einer Vielzahl erkennbarer Spannungsfelder die wichtigsten oder den wichtigsten, manchmal auch den im Rahmen des Therapieangebots zugänglichsten Konflikt zu bestimmen.

Strukturniveau der Persönlichkeit (Achse IV – Struktur)

Bereits mehrfach und schon einleitend ist betont worden, dass sich eine Fokal- und Kurztherapie nicht auf die Konfliktfokussierung beschränken muss oder beschränken kann. Von der Ebene des psychischen Konfliktes ist die Ebene der psychischen Struktur zu unterscheiden. Im Laufe der Lebensgeschichte jedes Menschen bilden sich überdauernde Merkmale seiner Reflexions- und Reaktionsbereitschaften aus,

die sich nur langsam verändern und über die Zeit hin relativ stabil erscheinen. Diese Stabilität ist nur relativ, da schwer wiegende, vor allem unvorhergesehene Ereignisse die eingespielten Verarbeitungs- und Reaktionsmuster überfordern können und entwicklungsgeschichtliche, frühere Muster aktivieren können. Strukturen lassen sich nun grundsätzlich entweder deskriptiv-phänomenologisch oder funktional beschreiben. Deskriptiv-phänomenologische Beschreibungen führen zur Klassifikation von Charakter- oder Persönlichkeitstypen, funktionale Ansätze erlauben es, die durchschnittlich erreichte Funktionsebene der Person nach definierten Kriterien zu erfassen. Das OPD-System wählt den zweiten Zugang; die Kriterien werden nach objektbeziehungs-, Ich- und Selbst-psychologischen Konzepten gebildet. Das OPD-Modell der Struktur geht davon aus, dass sich die psychische Struktur eines Menschen bildet, indem sich Selbst- und Objektvorstellungen voneinander trennen und jeweils differenzieren; am Ende dieses Prozesses steht das Selbst dem Objekt gegenüber, mit dem es sich wiederum durch Kommunikations- oder affektive Bindungsprozesse verbinden kann.
Nun lassen sich der Entwicklungsprozess und die Differenzierung der psychischen Funktionen, die zusammen Merkmale der Struktur beschreiben, leichter angeben; es sind diese die Fähigkeit zu(r):

- Selbstwahrnehmung,
- Selbststeuerung,
- Abwehrfunktionen,
- Objektwahrnehmung,
- Kommunikation,
- Bindung.

Diese sechs Merkmale können in unterschiedlicher Ausprägung vorhanden sein; es werden im OPD-System vier Integrationsniveaus unterschieden: gut integriert – mäßig integriert – gering integriert – desintegriert (vgl. Tab. 2.3).
Je nach der Integration der psychischen Struktur des Patienten werden seelische Konflikte eher intrapsychisch verarbeitet oder eher in der Interaktion mit anderen zu lösen versucht. Außerdem ist durch das Integrationsniveau auch die Konfliktfähigkeit berührt. Die Einschränkung seelischer Belastungen auf abgrenzbare psychische Konflikte stellt – unter der Perspektive der Ich-Funktionen betrachtet – auch eine Leistung dar; die Verdrängung gilt als ein reiferer– das heißt auch erfolgreicherer – Abwehrmechanismus im Gegensatz zur Spaltung oder projektiven Identifizierung, die beide einem geringen Strukturniveau zuzuschreiben sind. Bei neurotischen Patienten, also bei Menschen mit relativ gut integrierter Struktur (gute bis mäßige Integration), ist die Ich-Struktur des Patienten so stabil, dass die Konfliktlösung intrapsychisch gesucht wird; man könnte sagen: Der Patient zahlt zwar den Preis der psychischen Krankheit, aber viele Interaktions- und Erlebnisbereiche bleiben von den Konflikten verschont. Im psychischen Symptom wird der Konflikt gleichsam gebündelt. Die gesunden Ich-Anteile des Patienten erlauben in der Regel die Einschätzung, dass eine Seite in ihm krank ist.

Tab. 2.3 OPD-Achse IV – Struktur, Charakteristika der Integrationsniveaus.

	gut integriert	mäßig integriert	gering integriert	desintegriert
allgemeine Charakteristika	• regulierende Funktionen sind verfügbar • psychischer Binnenraum ist strukturiert • Über-Ich streng, aber integriert	• regulierende Funktionen sind nur eingeschränkt verfügbar • Konflikte im psychischen Binnenraum archaischer • Über-Ich streng, eventuell externalisiert	• regulierende Funktionen sind deutlich reduziert • psychischer Binnenraum deutlich reduziert • interpersonelle Konflikte (statt intrapsychische)	• kein kohäsives Selbst • Gefahr der Fragmentierung unter Belastung • psychotischer Zusammenbruch eventuell mit psychotischer Restitution

Anders bei Patienten mit schweren Persönlichkeitsstörungen, Charakterneurosen oder mit geringer Integration der psychischen Struktur; bei ihnen wird der Konflikt interpersonal bearbeitet, das heißt zum Beispiel, dass die Anwesenheit anderer Menschen ständig gebraucht wird, um das eigene Selbstwertgefühl zu stabilisieren oder um sich von unliebsamen Phantasien zu befreien, indem man sie anderen unterstellt (Projektion). An der Stelle eines umschriebenen Symptoms stehen ausgeprägte Beziehungsstörungen, die die Patienten in zahlreiche sekundäre Konflikte stürzen, zum Beispiel zu Suizidhandlungen führen, zu Panikzuständen bei Verlassenheit oder Ähnlichem. Die Konfliktfähigkeit ist insgesamt eingeschränkt. An die Stelle der neurotischen Symptomatik treten eine vielfältige, vielgestaltige Polysymptomatik und eine massive Belastung der manifesten zwischenmenschlichen Kontakte. Viele Probleme dieser Patienten werden in der Interaktion, also handelnd dargestellt; an die Stelle der (pathologischen) inneren Verarbeitung tritt das *Agieren*, das soziale Ausleben psychischer Probleme.
Fazit: Wenn Fokal- und Kurztherapien auch für schwere Persönlichkeitsstörungen nutzbar gemacht werden sollen, dann ist die Diagnostik der Persönlichkeitsorganisation oder des Niveaus der strukturellen Integration der Persönlichkeit eine notwendige Voraussetzung. Die zu bearbeitenden Themenbereiche werden dann anders zu bestimmen sein und es wird darum gehen, nicht allein die soeben in der Achse III beschriebenen dynamischen Konflikte zu erfassen, sondern Fragen zu den Möglichkeiten der intrapsychischen Verarbeitung – um es bildhaft auszudrücken: dem Umfang des seelischen Innenraums –, den Möglichkeiten der Selbst- und Objektabgrenzung sowie der Differenziertheit in der Selbstreflexion und der Objektsicht zu stellen.

Erfassung des Fokus mithilfe der OPD

In der PAKT empfiehlt es sich, diagnostisch in vier Schritten vorzugehen:
1. individuelle Auswertung der vier Achsen;
2. Verbindung der gefundenen Merkmale auf den vier Achsen zu Behandlungsdimensionen;
3. Festlegung der dringlichsten Therapieschwerpunkte, ausgehend von diesen Behandlungsdimensionen;
4. Entscheidung für einen initialen Konflikt- oder einen Strukturfokus.

Im Folgenden werden einige Beispiele für die Verbindungen der Merkmale zu Behandlungsdimensionen gegeben.

Fall Herr A.
Die Behandlungsvoraussetzungen bei Patient A. sind problematisch; die Motivation ist schlecht, die Einsicht in psychosomatische Zusammenhänge ist zwar groß, die Compliance aber fraglich, der Leidensdruck gering.
Die Strukturdiagnostik ergibt eine gut integrierte Struktur; der dominante Konflikt ist ein Schuldkonflikt, die Beziehungsmuster sind differenziert beschreibbar.
Bei Herrn A. erscheint als angemessene Vorgehensweise zunächst einmal die Frage, ob sich der Patient Hilfe suchen möchte oder auch Hilfe dort, wo sie vielleicht nicht unbedingt notwendig erscheint, zubilligen will, oder ob er es vorzieht, aus eigener Kraft die Probleme zu lösen.

Fall Herr B.
Auch bei Herrn B. sind die Behandlungsvoraussetzungen schwierig; Herr B. ist ebenfalls wenig motiviert und ohne erkennbaren Leidensdruck, die Compliance ist gering und die Einsicht in psychosomatische Zusammenhänge ebenfalls.
Auf der Konfliktachse wird kein prägnanter Konflikt beschreibbar, stattdessen imponiert dem Untersucher am meisten die fehlende Konflikt- und Gefühlsbeschreibung. In der Struktureinschätzung wird eine mäßige bis geringe Strukturintegration vermutet; es sind vor allem der Umgang mit negativen Affekten und die Affektdifferenzierung, die als besonders wenig verfügbar angesehen werden.
Die ablehnende Haltung von Herrn B. in Bezug auf die Therapieangebote wird nicht einfach akzeptiert, auch nicht einfach als Therapiewiderstand oder Ausdruck destruktiver Übertragungsbereitschaften angesehen, sondern als alexithyme Abwehr verstanden. Die Complianceprobleme erscheinen als Ausdruck genereller Probleme, sich in Beziehungen einzulassen oder eigene Befindlichkeiten zu zeigen.

Fall Frau C.
Frau C. ist an einer Behandlung sehr interessiert, der Leidensdruck ist groß. Sie erlebt sich selbst so, dass sie vor anderen zurückweicht, da diese sie bedrängen und nicht in Ruhe lassen. Die anderen erleben sich Frau C. gegenüber oft als besonders um Kontakt bemüht, erleben aber vor allem die abrupten Rückzüge, wenn Frau C. sich von ihnen abschottet.
Frau C. berichtet über Machtkämpfe, vor allem in nahen Beziehungen, die auf der Konfliktachse einen Dominanz-Unterwerfungs-Konflikt annehmen lassen, aber auch einen Nähe-Distanz-Konflikt im Sinne des Autonomie-Abhängigkeits-Konfliktes. Auch werden ödipale Konflikte beschrieben. Die Konflikteinschätzung bleibt also uneindeutig und bezieht sich auf mehrere Konflikte, wobei der Dominanz-Unterwerfungs-Konflikt am stärksten gewichtet wird. In der Struktureinschätzung fällt auf, dass vor allem die Selbst-Objekt-Differenzierung fragil und das Selbstbild von den Objekten wenig abgegrenzt ist, wobei die Objekte als überfordernd und übergriffig erlebt werden.
Vor allem durch die Struktureinschätzung ist es möglich, den Behandlungsfokus aufzuklären. Zentral ist die ständig lauernde, in nahen Beziehungen aktivierte Gefährdung der Ich-Grenzen, mit der Folge, dass Frau C. sich rasch von ihren Beziehungspartnern missbraucht, ausgesaugt, sogar verfolgt fühlt. Zentrales Anliegen des Behandlungsfokus ist diese Grenzthematik, die in den Strukturbereich gehört, nicht die Dominanz-Unterwerfungs-Problematik, durch die ein psychischer Konflikt beschrieben wird.

Die OPD-Diagnostik dient also dazu, zu Beginn eine grundsätzliche Weichenstellung vorzunehmen, zu entscheiden, ob der Fokus der Therapie sich zunächst auf einen Strukturbereich oder einen Konflikt beziehen soll.

Formulierung des Fokus mithilfe der OPD

Die Fokusformulierung erfolgt erlebnisnah, aus der subjektiven (hypothetischen) Perspektive des Patienten, mit besonderem Gewinn in seinen eigenen Bildern und Begriffen. Die operationalisierte psychodynamische Diagnostik gibt also keine Formulierungshilfen, aber sie erlaubt ein Zusammenstellen der Bausteine, die dann in die Fokusformulierung einfließen. Die Fokusformulierung enthält kausale oder finale Konjunktionen; durch sie werden Symptomatik oder Beschwerden mit den Objektbeziehungserlebnissen in der Gegenwart und Vergangenheit unter Berücksichtigung der speziellen Entstehungsbedingungen der Krankheitssymptome verbunden.

Folgende Leitfragen sind an die Befunde aus der OPD-Diagnostik für die Formulierung eines Fokus zu richten:

- Welche Voraussetzungen bringt die Patientin mit, um eine Fokaltherapie mitzumachen (Einsicht, Motivation, Leidensdruck; Achse I)?
- Erschließen sich die bedeutsamsten und pathogenetisch wichtigsten Beziehungsmuster aus der Darstellung der Beziehungsachse (Achse II)?
- Auf welche Konflikte lassen sich die Beziehungsprobleme zurückführen (Achse III)?
- Ist die Beziehungsproblematik Ausdruck einer Strukturpathologie? Wie stehen Beziehungsdynamik und Strukturpathologie zueinander (Achse IV)?
- Wie ist das Verhältnis von Struktur und Konflikt?

Besonders wichtig ist die Entscheidung in der letzten Frage. Strukturauffälligkeiten haben ihre Wurzeln in frühen Konflikten, in *Grundstörungen* der Beziehungen. Diese sind aber oft nicht gut erfassbar, da die Ich-Modifizierungen so gravierend sind, dass ein nachvollziehbarer Erlebniszusammenhang nicht beschreibbar ist.

Sprachliche Formulierung des Fokus

Die Wortwahl für die Fokusformulierung sollte allerdings nicht aus den genannten Referenzsystemen geschöpft werden. Der Fokus sollte vielmehr in einer erlebnisnahen Sprache formuliert sein, nicht also in einer Fachsprache, die es nicht erlauben würde, die unverwechselbar individuelle Ausgestaltung eines Konfliktes wiederzugeben. Am besten geeignet sind Fokusbestimmungen aus der Perspektive des Patienten/der Patientin, also Formulierungen in Ichform. Je mehr persönliche Bilder des Patienten erscheinen, desto lebendiger wird er sein (vgl. Fallbeispiel aus dem klinischen Alltag im folgenden Abschnitt) und umso besser kann er als Brücke zwischen dem Verständnis der Problematik und der Formulierung der Deutung dienen.

Die Fokusformulierung wird oft in einem Satz verdichtet, wobei Haupt- und Nebensatz mit einer Kausalkonjunktion („weil“) oder einer Finalkonjunktion („um … zu“, „um nicht … zu“) verknüpft sind. Zu Beginn kann diese Prägnanzformel für die Orientierung in der Therapie ausgesprochen hilfreich sein; später kann sie allerdings als einengend empfunden werden. Es empfiehlt sich dann, Variationen des Themas zu formulieren: das Fokalthema selbst mit anderen Erlebnisinhalten anzureichern.

Umgang mit dem Fokus

Mit dem in der nun ausführlich beschriebenen Weise bestimmten Fokus kann unterschiedlich umgegangen werden:

- Mitteilung des Fokus: Der Fokus kann dem Therapeut als Hilfsmittel dienen, gleichsam als Strukturierungshilfe für seine psychodiagnostischen und Therapiezielerwägungen. Er kann aber auch mit dem Patienten besprochen und zum gemeinsamen Ziel der Therapie erklärt werden.
- Ausschließlichkeit des Fokus: Der Fokus kann dem Therapeuten als eine Leitlinie dienen, die ihm hilft, ein wesentliches Problemfeld des Patienten nicht aus den Augen zu verlieren. Unter diesen Umständen kann er als Orientierungshilfe benutzt werden. Der Fokus kann aber auch als Vorschrift gesehen werden, die den Therapeuten dazu anhält, nur und ausschließlich die Äußerungen des Patienten zu berücksichtigen, die sich auf den gewählten Fokus beziehen.
- Flexibilität im Umgang mit dem Fokus: Der Fokus kann unterschiedlich strikt als regulierendes Mittel der Therapie eingesetzt werden. So kann der Fokus fortlaufend angepasst werden, er kann aber auch über eine bestimmte Zeit der Therapie strikt aufrechterhalten werden (Leuzinger-Bohleber 1985; Klüwer 1971).

Der Fokus eignet sich darüber hinaus sehr gut zur persönlichen Qualitäts- und Verlaufskontrolle des Therapeuten. Wird zum Beispiel der Fokus zu Beginn einer Psychotherapie schriftlich festgehalten, kann er in regelmäßigen Abständen überprüft werden; er kann sich als falsch herausstellen, an ihm lässt sich aber auch die Entwicklung der Therapie ablesen. Der Fokus kann so als Teil der Therapiezielformulierung angesehen werden, die im Fortgang der Therapie überprüft werden kann.

Ein Beispiel für eine Fokusformulierung aus dem klinischen Alltag
Zunächst wurde nach Aufnahme eines Patienten, Herrn A., in der psychotherapeutischen Tagesklinik eine psychodynamische Diagnostik erstellt. In psychoanalytischer Terminologie klang das so: „Herr A. leidet unter einer ungenügend erfolgten präödipalen und ödipalen Identifikation mit dem Vater und hat sich mit der strengen, abweisenden Mutter identifiziert. Er besitzt ein starres Über-Ich und hohe Ich-Ideale. Herr A. dekompensierte, als sein Vater an Alzheimer erkrankte und er tatsächlich stärker war als sein Vater." Nach Übersetzung in eine OPD ergab sich: „Herr A. hat ein mäßig integriertes Strukturniveau mit dominanten dysfunktionalen Konflikten im Bereich von Dominanz/Unterwerfung, von Über-Ich und Schuld sowie von sexuell-ödipalen Strebungen." Auch diese Formulierung macht noch keinen Fokus aus. Erlebnisnahe und aus der Ich-Perspektive des Patienten formuliert konnte in der ersten Fallbesprechung folgende Formulierung gefunden werden: „Ich muss immer unter meinen Möglichkeiten bleiben und darf den Vater nicht überflügeln. Sonst mache ich mich

schuldig, so als hätte ich den Vater ins Elend gestürzt. Deshalb passe ich mich an und vermeide jedes männlich-dominante Auftreten." Der Fokus wurde dem Patienten nicht mitgeteilt.
In der ersten regulären Therapiestunde klagte Herr A., sich immer so eingeschränkt erleben zu müssen: „Wie wenn ich immer einen Ring um meinen Körper hätte." In eine der folgenden Einzelstunden kam er sehr nachdenklich; er habe gerade eine Musik-Therapie-Stunde gehabt. Er sei außerhalb des Gruppenkreises geblieben und habe sich nicht beteiligen können. Am Ende der Stunde habe ihm der Musiktherapeut eine Wolldecke zugeworfen, „die mich ganz zugedeckt hat, ich konnte nicht reagieren, es hat mich aber auf besondere Art berührt." Dann sagt er selber: „Ich glaube, ich *decke* meine aufstrebenden Möglichkeiten immer wieder zu." Diese unmittelbare Erfahrung des Zugedeckt-Werdens stellt nun die in der Arbeit gefundenen gemeinsamen Worte des psychodynamischen Fokus. Herr A. und die Therapeutin können sich auf diese Formel „ich decke meine aufstrebenden Möglichkeiten immer wieder zu" beziehen, hier hat der Fokus ein eindringliches, eigenes, vom Patienten kommendes Bild gefunden, das wegen seiner Vieldeutigkeit auch polyvalent verwendet werden konnte: Aufstieg, Rivalität und Überflügelung klingen an, aber auch phallisch-narzisstische Bilder einer schamhaft zugedeckten Exhibition. Für eine volle Fokusformulierung muss dieser anschauliche Satz aber noch ergänzt werden durch die Gründe des Zudeckens: „Ich decke meine aufstrebenden Möglichkeiten immer wieder zu, weil ich sonst schuldig bin am Scheitern der mit mir rivalisierenden Männer/Väter ..."

Erarbeitung eines Fokus in der Gruppe

Vor allem Klüwer ist es zu verdanken, auf die große Bedeutung der Gruppenarbeit mit dem Fokus hingewiesen zu haben. Die langjährig durchgeführten *Fokalkonferenzen* Klüwers sind vielerorts zum Vorbild geworden. Die acht bis zehn Mitglieder trafen sich wöchentlich für zwei Stunden; jeder Teilnehmer musste bereit sein, eigene Fokaltherapien einzubringen. Das klinische Material wurde schriftlich abgefasst und vorab zur Verfügung gestellt. Über jede Sitzung wurde ein Protokoll abgefasst. Ziel der Konferenz war es, die therapeutische Arbeit anhand von konkreten Stundenprotokollen zu optimieren, um dem Therapeuten dazu zu verhelfen, die Widerstände inhaltlich und zeitlich angemessen aufzugreifen, damit dieser dem Patienten seinen Teil an der analytischen Arbeit optimal zur Verfügung zu stellen vermag (Klüwer 1995).
Lachauer (2000) hat ein konkretes Schema für die Erarbeitung des Fokus in der Gruppe vorgestellt, das praktisch hilfreich ist; dabei geht er den Weg einer *Zentrierung in zwei Schritten*: Der erste Schritt definiert das aktuelle Hauptproblem (Symp-

tom, Beziehungsmuster, Motivationsmangel), der zweite formuliert die unbewussten Hintergründe; beide zusammen ergeben die *Sinngestalt*. Im Einzelnen wird nach folgendem Schema vorgegangen:

1. freie Darstellung des Falles wie in Supervisions- oder Balint-Gruppen;
2. klärende Nachfragen;
3. freie assoziative Diskussion in der Gruppe;
4. Erarbeitung des aktuellen Hauptproblems (erste Zentrierung), dabei gilt: Wenn ein Problem mit Motivation oder Arbeitsbündnis vorliegt, hat dies Vorrang und muss als aktuelles Hauptproblem genommen werden;
5. Lässt sich die Symptomatik aus der (neurotischen) Dynamik verstehen? Dann gilt: Symptomatik = Hauptproblem, wenn nicht: Hauptproblem = zentrales Beziehungs- oder Verhaltensmuster;
6. Erarbeiten der unbewussten Hintergründe (zweite Zentrierung);
7. Zusammenfügen der beiden Bereiche zu einer Sinngestalt;
8. Reaktion des Therapeuten auf den Fokalsatz muss beachtet werden;
9. Durchphantasieren einiger Variationen des Themas für den Verlauf der Therapie.

Sicherlich gibt es Alternativen zu diesem Vorgehen. Das Prinzip der Fokalkonferenz ist entscheidend, nicht der Ablauf im Einzelnen; es kann sich – nicht nur in Kliniken mit ausführlichen Fallkonferenzen – als äußerst hilfreich erweisen, im Rahmen der psychotherapeutischen Praxis Fokalkonferenzen zu bilden, sei es als Supervisions- oder als Intervisionsgruppe.

Repetitorium zu den besonderen Merkmalen psychodynamischer Kurztherapien

Zeit als besonderes Merkmal psychodynamischer Kurztherapien

Begrenzte Zeit

- Der chronologischen Zeit des Bewusstseins kommt Kurztherapie in der Regel entgegen.
- Die zyklischen unbewussten Erfahrungsmuster unterliegen dem Wiederholungszwang und wollen sich reproduzieren, ihnen kommt die Zeitbegrenzung nicht entgegen.
- Der kairologischen Dimension der Zeit (Spielraum, *now moments*) wird in den Kurztherapien vergleichsweise wenig Spielraum eingeräumt.

Zeit als Therapiefaktor

- Die Zeitbegrenzung stimuliert Trennungserfahrungen und macht ihre sehr unterschiedliche Bedeutung sicht- und bearbeitbar.
- Die Qualität des Umgangs mit der notwendigen Trennung entscheidet wesentlich über Gelingen oder Misslingen der Kurztherapie.

Konkreter Umgang mit der Zeit

- Der konkrete Umgang mit der Zeit ist sehr unterschiedlich (variable Zahl der Sitzungen pro Woche, variable Frequenz, variable Gesamtzahl, Intervalltherapie).
- Zeitlich begrenzte Psychotherapien müssen im Bewusstsein ihrer zeitlichen Limitierung durchgeführt werden.
- Jede Therapie durchläuft Phasen, die auch in der Kurztherapie beachtet werden müssen (Prinzip des therapeutischen Bogens).

Fokus als wesentliches Charakteristikum von zeitlich begrenzten psychodynamischen Therapien

Kennzeichen eines Fokus

- Organisationsprinzip
- Reduktionsprinzip
- Koordinationsprinzip
- Leitprinzip

Wie finde ich einen psychodynamischen Fokus?

- Entscheidend ist das Verständnis der sich in der Therapie entwickelnden oder darstellenden unbewussten *Szene*.
- Die Szene korrespondiert mit *Beziehungsmustern*, über die der Patient berichtet.
- In diese unbewussten interaktionellen Szenen schreibt sich das *Leiden (die Symptomatik)* ein.
- Eine wichtige Brücke zwischen Szene und Leiden ist die so genannte *Auslösesituation*.
- Am Leitfaden der aktuellen und vergangenen Interaktionsmuster können pathogene *Konfliktmuster* oder *Strukturmerkmale* der Persönlichkeit beschrieben werden.
- Theoretischer Orientierungspunkt muss ein sicher beherrschtes psychodynamisches Diagnostiksystem sein, das die Möglichkeit hat, alle genannten Dimensionen zu erfassen (z. B. das OPD-System).

Wie wird ein Fokus formuliert?

- Der Fokus wird in einer erlebnisnahen Sprache formuliert (Formulierungen in Ichform, Verwendung von Sprachbildern des Patienten).
- Die Fokusformulierung wird oft in einem Satz verdichtet, wobei Haupt- und Nebensatz mit einer Kausalkonjunktion („weil") oder einer Finalkonjunktion („um ... zu", „um nicht ... zu") verknüpft sind.

Therapieanleitende Funktion des Fokus

- Der Fokus kann dem Patienten mitgeteilt werden, kann aber auch nur dem Therapeuten bekannt sein.
- Der Fokus ist der Hauptgegenstand der psychotherapeutischen Arbeit. Ob er das ausschließliche Thema ist, wird unterschiedlich gehandhabt.

Indikationskriterien

Zunächst erscheint alles einfach: Kurztherapien werden oft als Therapien angesehen, die sich für strukturell gut integrierte, gut motivierte Patienten eignen, die einen umschriebenen (neurotischen) Konflikt bewusst machen wollen, um ihn selbständig weiter zu bearbeiten. Dann gelten die Kriterien, die zum Beispiel Lieberz (1998) nennt:

- gute Prognose;
- aktueller Konflikt, situativ verstehbar;
- gute Ich-Stärke;
- gute Objektbeziehungserfahrungen;
- gute Intelligenz;
- *psychological mindedness*, also Introspektionsfähigkeit;
- Fähigkeiten, Prioritäten zu setzen.

Aber so einfach ist es nicht; Kurztherapie hat ein größeres Indikationsspektrum, als diese Kriterien es glauben machen. Nicht alle Kurztherapieprogramme sind allein auf gut strukturierte Patienten ausgerichtet. Die Kriterien sind somit zu eng und spiegeln die tatsächlichen Indikationsstellungen nicht wider: Oft werden gerade Patienten mit schlechterer Schulbildung in Kurztherapie überwiesen (Schaefer et al. 2003). Insgesamt werden in der empirischen Forschung die Indikationskriterien für psychodynamische Kurztherapien immer noch als unzuverlässig eingestuft (Sigal et al. 1999).
Messer und Warren (1995, S. 263) nennen als Selektionskriterien die:

- Fähigkeit, sich mit dem Therapeuten in eine Beziehung zu begeben und damit auch die Fähigkeit, sich am Ende wieder zu lösen;
- Fokalisierbarkeit der Probleme des Patienten;
- Fähigkeit des Patienten, die emotionalen Anforderungen des therapeutischen Prozesses zu ertragen.

Dabei ist zu beachten, dass Selektionskriterien nicht über das ICD erhoben werden können, jedenfalls nicht ausschließlich: Das erste Kriterium betrifft die *Bindungsfähigkeit*, die wiederum die Trennungstoleranz bedingt. Eine zeitlich befristete Therapie kann bei Menschen, die keinerlei gute innere Objekte ausgebildet haben und die auf die extern stützende Begleitung durch ein äußeres Objekt langfristig angewiesen sind, nicht geplant werden. Bei schweren Persönlichkeitsstörungen wie narzisstischen, schizoiden oder Borderline-Persönlichkeitsstörungen ist die Bindungsfähigkeit eingeschränkt, wobei der Grad der Einschränkung variiert.

Außerdem kann gerade die Herstellung von Beziehungsfähigkeit zum Anliegen der Therapie werden. Gerade die zeitliche Begrenzung kann denjenigen Menschen, die schwere Bindungsängste haben, hilfreich sein, um sich im Schutz des begrenzten Rahmens überhaupt anzunähern und auf die Therapie einzulassen. Andererseits muss der Möglichkeit Rechnung getragen werden, dass die Therapie (u. U. andernorts) weitergeführt oder im Intervall wieder aufgenommen wird. Stationäre und teilstationäre Psychotherapien sind Kurzpsychotherapien in einem speziellen Setting, in denen mittlerweile in der Regel Patienten mit schweren Persönlichkeitsstörungen behandelt werden; für diese ist die soeben dargelegte Vorannahme eine entscheidende Behandlungsvoraussetzung.

Die *Fokalisierbarkeit* als zweite Voraussetzung bedingt, dass ein Problembereich isoliert werden kann. Aber auch dieses Kriterium ist nicht eindeutig und auslegungsbedürftig. Wiederum hängt von der eigenen Definition ab, was ein Fokus ist und ob ein Problem in einem Fokus dargestellt werden kann. Wenn Fokaltherapie an ödipale Strukturen gebunden wird, oder immerhin an die Fähigkeit, ganzheitliche Objektbilder – wie eingeschränkt auch immer sie sein mögen – auszubilden, dann wäre Fokaltherapie bei den oben genannten Patienten ausgeschlossen. Anders verhält es sich, wenn bei den Patienten, die spalten oder dissoziieren sowie Selbst und Objekt nicht gut voneinander differenzieren können, der Fokus abweichend, im Sinne eines Strukturfokus, formuliert wird. Bei gering strukturierten Patienten (im Sinne der OPD) muss, wie später dargestellt wird (s. Kapitel „Kurz- und Fokaltherapien bei strukturell gering integrierten Patienten"), die Behandlung adaptiert werden und der Fokus anders formuliert werden.

Das dritte Kriterium zielt auf die *emotionale Belastung* durch die Therapie und die relative Ich-Stärke, mit diesen emotionalen Belastungen umzugehen. Eine rein stützende psychodynamische Therapie gibt es nicht. Es sind immer auch Elemente der Konfrontation präsent, zumindest nicht ausgeschlossen; von dieser (leichten) Frustration lebt der Therapiefortschritt, denn sie ist verbunden mit neuen Sichtweisen, Infragestellung von Erwartungen et cetera. Erkenntnis schmerzt, wenn dadurch Abwehr infrage gestellt wird. Andererseits ist die emotionale Belastbarkeit kein nur objektiver Parameter; die *holding function* des Therapeuten hat Einfluss auf die Fähigkeit des Patienten, in den Therapiestunden Affekte zu verarbeiten. Die Art und Weise, wie der Therapeut konfrontiert, hat Einfluss auf die Affekttoleranz. Dies ist schon aus diagnostischen Interviews bekannt: Die Interviewtechnik kann die Einschätzung der Struktur sehr beeinflussen – durch schonungslose Konfrontationen kann die Struktur an ihrem tiefsten Punkt, durch verständnisvolle vorsichtige Infragestellung an ihrem relativ besten Punkt sichtbar werden. Dies gilt insbesondere für Therapien.

Generelle Indikationsempfehlungen sind also schwer zu geben. Sie können nicht an der psychopathologischen Diagnose des Patienten allein festgemacht werden. Weitere Einflussvariablen spielen eine Rolle, die im Folgenden kurz aufgeführt werden.

Alter
Die Indikation für zeitbegrenzte Psychotherapien kann unter anderem vom Lebensalter der Patienten bestimmt sein. Die Jugendlichen wollen unter Umständen nicht einen langfristig bindenden Prozess, der eine neue emotional heftige Abhängigkeit schafft, während sie sich aus solchen Abhängigkeiten gerade lösen wollen. Mir gefällt der Ausdruck *refuelling* recht gut, um zu charakterisieren, was die jugendlichen Patienten suchen. Das Bild, das Balint und seine Mitarbeiter (1972) für die Kurztherapie gebraucht haben, ist an dieser Stelle angemessen: Der *Fluss der Dinge* ist gebremst, so wie ein quer liegender Baumstamm ein Hindernis darstellt. Dieser muss wieder mobilisiert werden, die anderen Stämme kommen dadurch von selbst ins Gleiten. Auch für die Therapie gilt, dass dazu nicht jeder einzelne bewegt werden muss. Ältere Menschen verfügen über viele Lebenserfahrungen, zugleich aber auch über das Bewusstsein, dass ihnen nicht endlos viel Zeit für das Einleiten von Veränderungsprozessen bleibt. Sie können unter Umständen gezielter und eigenständiger mit der Begrenzung umgehen.

Art des Verfahrens
Indikationen müssen verfahrensspezifisch angegeben werden, da die Kurztherapieverfahren unter Umständen weit voneinander abweichen, mit der Konsequenz, dass verschiedene Verfahren auch verschiedene Schwerpunkte und therapeutische Möglichkeiten haben. Zur Art des Verfahrens gehören auch die Frequenz, die Dauer und die Frage, ob die Therapie in ein umfassendes Therapieprogramm (z. B. stationäre Psychotherapie) eingebettet ist.

Therapieziele und Indikationsstellung
Ob eine psychodynamische Kurztherapie ins Auge gefasst wird, hängt auch davon ab, welche Vorannahmen oder Erwartungen in Bezug auf den Erfolg der Therapie existieren. Jede Therapie will bessern und heilen, das liegt auf der Hand. Dennoch wird es einen Unterschied machen, ob der Therapeut den Anspruch erhebt, einem Borderline-Patienten in einer bestimmten Lebenssituation zu helfen, oder ob er den Anspruch erhebt, die Borderline-Struktur selbst zu therapieren. Mit anderen Worten ausgedrückt: Die Auswahlkriterien richten sich nach dem Therapieanspruch in einer bestimmten Situation, nicht an den Anspruch, eine Störung zu heilen.
Zusammenfassend gesprochen, ist die Indikation zur Kurz- und Fokaltherapie nicht generell und abstrakt, sondern nur konkret und spezifisch zu lösen; auch die Indikationsstellung erfolgt differenziell und adaptiv; für die adaptive Indikationsstellung könnte folgende Formel gelten: „Welcher Therapeut kann mit welchem Verfahren welchen Patienten in welchem Setting behandeln?“ Dies ist nicht nur eine Forschungsfrage, sondern zugleich eine Aufforderung an den Psychotherapeuten, sich diese Fragen vorzulegen:

- Welche Form der Kurz- und Fokaltherapie wende ich an?
- Wie gut bin ich in diesem Verfahren ausgebildet?

- Worauf zielt meine Fokusformulierung ab (Konflikt- oder/und Strukturfokus)?
- Wie sehr sind der Patient und ich für eine Kurz- und Fokaltherapie motiviert?
- Welche Möglichkeiten bieten sich von vornherein, wenn der Patient mehr braucht als die begrenzte Therapie?
- Bin ich der einzige Therapeut dieses Patienten oder gibt es weitere Stationen im therapeutischen Netzwerk des Patienten?
- Welche Ziele hat der Patient, welche Ziele habe ich für die Therapie? Kann ich diese Ziele mit dem Verfahren, das ich anwenden will, erreichen?

Repetitorium zu den Indikationskriterien

Kriterien für die Indikation

Als Indikationskriterien werden herangezogen:

- die Fähigkeit, sich mit dem Therapeuten in eine Beziehung zu begeben, und damit auch die Fähigkeit, sich am Ende wieder zu lösen (Bindungsfähigkeit);
- die Fokalisierbarkeit der Probleme des Patienten (Konflikt- und Strukturfokus);
- die Fähigkeit des Patienten, die emotionalen Anforderungen des therapeutischen Prozesses zu ertragen (in Abhängigkeit von der Haltung und Technik des Therapeuten).

Moderierende Variablen der Indikation

- Alter (Jugendliche, die nur ein „Auftanken" brauchen; ältere Menschen mit hoher Motivation und Lebenserfahrung)
- Art des Verfahrens (inkl. Frequenz, Dauer, Therapieprogramm)
- Therapieziele und Indikationsstellung (adaptive Kriterien, je nach situationsadäquatem Therapieanspruch)

Adaptive Indikationsstellung

- Welche Form der Kurz- und Fokaltherapie wende ich an?
- Wie gut bin ich in diesem Verfahren ausgebildet?
- Worauf zielt meine Fokusformulierung ab (Konflikt- oder/und Strukturfokus)?
- Wie sehr sind der Patient und ich für eine Kurz- und Fokaltherapie motiviert?
- Welche Möglichkeiten bieten sich von vornherein, wenn der Patient mehr braucht als die begrenzte Therapie?
- Bin ich der einzige Therapeut dieses Patienten oder gibt es andere Stationen im therapeutischen Netzwerk des Patienten?
- Welche Ziele hat der Patient, welche Ziele habe ich für die Therapie? Kann ich diese Ziele mit dem Verfahren, das ich anwenden will, erreichen?

Teil III Anwendungen der PAKT

Erstgespräch, Beratung und Krisenintervention

Warum ist das psychoanalytische Konzept der Beratung vernachlässigt worden?

Das einmalige Beratungsgespräch und die Kriseninterventionsgespräche, die auf einige Stunden ausgeweitet werden können, können als allerkürzeste Formen der psychodynamischen Psychotherapie aufgefasst werden. Sie gehören zu den besonders befriedigenden Aufgaben des psychodynamisch tätigen Psychotherapeuten, da durch diese mit geringem Aufwand große Hilfestellungen geleistet werden können.

Merkwürdigerweise ist der Begriff *Beratung* von psychodynamischen und psychoanalytischen Theoretikern und Institutionen in einem nur geringen Umfang für die eigenen Anliegen reklamiert worden. Ein Motiv, sich von dem Konzept Beratung zurückzuziehen, mag darin begründet gewesen sein, dass die Nähe zur Welt der Ratgeberliteratur, der geistigen oder spirituellen Führung und Anleitung vermieden werden sollte. Psychoanalytische Beratung sollte aber gar nicht von der Seite des Ratschlag-Gebens her verstanden werden, sondern vielmehr andere Bedeutungshorizonte anklingen lassen, wie „mit sich und anderen zu Rate gehen" oder „sich beraten, beratschlagen". Um 1980 wurden Beratungsmodelle in der deutschsprachigen Psychoanalyse gründlich diskutiert; später ist es um die Beratung still geworden – zu unrecht und zu berufspolitischen Lasten der psychoanalytischen Psychotherapie.

Die Struktur psychotherapeutisch-psychoanalytischer Praxen mag ebenfalls einen (ungünstigen) Einfluss gehabt haben. Immer noch ist es nicht selbstverständlich, dass frei praktizierende Analytiker offene Sprechstunden anbieten; diese sind den Polikliniken der psychosomatischen Kliniken vorbehalten, die im Schwerpunkt lange Zeit psychodynamisch ausgerichtet waren. Psychoanalytiker sind wie Fachärzte tätig geworden, also auf speziellen Auftrag oder nach spezieller, sehr persönlicher Indikation. Immer noch gilt unter Psychoanalytikern als ethisch bedenklich, einen Patienten für ein Beratungsgespräch oder ein Erstinterview anzunehmen, wenn nachher kein eigenes Behandlungsangebot gemacht werden kann! In dieser Haltung spiegelt sich ein latenter Zweifel an der Potenz des eigenen Verfahrens, darüber hinaus ebenfalls eine Abwertung des kurzen Kontakts und eine Idealisierung der langfristigen Analyse.

Konzepte von Interview und Beratung

Es ist viel darüber nachgedacht worden, was ein Erstinterview oder Erstgespräch im Unterschied zu einer einstündigen Beratung ist und worin sich eine Kurztherapie von einer mehrstündigen psychoanalytischen Beratung unterscheidet. Beratung wurde negativ definiert, als nicht-therapeutische Intervention. Sie wurde quantitativ bestimmt und als Therapie unter Minimalbedingungen angesehen, als *Mini-Therapie.* Sie wurde anhand von Patientenvariablen beziehungsweise Indikationskriterien festgelegt: „Gesunde werden beraten, Kranke werden behandelt" etwa, oder: „Neurotiker werden behandelt, Menschen in psychosozialen Anpassungskrisen beraten" (Houben 1975). Schließlich wurde die angewendete Technik zum Unterscheidungsmerkmal gemacht: Dort, wo unbewusstes Material gedeutet wird, hört Beratung auf und fängt Psychotherapie an (Loch 1977). Auf der anderen Seite wurde psychoanalytisch orientierte Beratung als *„sehr eng mit aufdeckender Psychotherapie verwandt, in ihrer idealtypischen Ausarbeitung sogar identisch"* (Junker 1973, S. 35) angesehen.

Diese höchst unterschiedlichen Ergebnisse beruhen auf jeweils unterschiedlichen Grundkonzeptionen, die der psychoanalytischen Beratung zugrunde gelegt werden, sie können nur auf deren Grundlage verstanden werden. Houben (1975) stellt Entscheidungsdilemmata und temporäre Entscheidungsblockaden in den Mittelpunkt seines ich-psychologischen Ansatzes. Krisen sind vorübergehende, durch Ich-Regressionen veranlasste Anpassungsstörungen. Beratung *„soll dem Klienten helfen, alle Entscheidungen zu finden und anschließend zu verwirklichen, die geeignet sind, ein persönliches Problem eigenverantwortlich zu lösen."* (Houben 1975, S. 39). Beratung stärkt die Ich-Funktionen, vor allem die Realitätsprüfung und das Probehandeln. Darauf sind alle Maßnahmen, alle deutenden Interventionen ausgerichtet: Sie sollen Entscheidungsblockaden aufheben; ebenso werden positive Übertragungen nur bearbeitet, wenn sie zum Widerstand, zum Beispiel in der Umsetzung des Besprochenen, werden. Auf eine Formel gebracht ließe sich sagen: Beziehungsarbeit dient der Ich-Stärkung und ist nur in diesem Zusammenhang notwendig. Bei Junker hingegen steht auch in der Beratung der *„Erlebensprozess zwischen zwei und mehreren Menschen"* im Zentrum, der *„interpersonelle Verständigungs- und Verstehensprozess."* (Junker 1973, S. 35). Insofern ist auch in der Beratungssituation die Reinszenierung der Konflikte zu berücksichtigen und zu bearbeiten. Nur wenn es gelingt, im Prozess der geteilten intersubjektiven Verständigung die Hindernisse abzubauen, die ein offenes Beratungsgespräch blockieren, kann es gelingen, miteinander die aktuellen und sichtbaren Konfliktherde zu verstehen. Für dieses Konzept gilt somit, formelhaft ausgedrückt: Beziehungsarbeit ist die Conditio sine qua non und die Voraussetzung der Ich-Stärkung.

Vogt (1980) hat eine Definition von psychoanalytischer Beratung gegeben, die sich wie eine Verbindung der beziehungsorientierten und der ich-psychologischen Dimension liest: *„Psychoanalytische Beratung versucht, unter Anwendung der psy-*

choanalytischen Methode in einer schwierigen aktuellen Lebenssituation eine Entscheidungshilfe zu bieten, die das Ziel hat, die Fähigkeit des Ratsuchenden zu einer eigenständigen Entscheidung soweit zu stärken, wie die Situation, die Persönlichkeit des Ratsuchenden und das sich in der Interaktion entfaltende Verständnis des Beraters es zulassen." (Vogt 1980, S. 27). Einerseits wird – wie bei Houben (1975) – in dieser Definition das umschriebene Ziel der Beratung betont, nämlich in einer Krise die Entscheidungsfähigkeit wiederherzustellen; andererseits wird – wie bei Junker (1973) – klargestellt, dass dies mit den Mitteln der psychoanalytischen Methode geschieht, deren Zentrum das sich in der Interaktion entfaltende Verständnis ist. Die Arbeit von Vogt (1980) ist aus diesem Grund auch heutzutage noch lesenswert, da der Autor genau darüber nachdenkt, wie es möglich ist, die Ausrichtung an konkreten Zielen und an Progression (Lüders 1970) und die psychoanalytische Methode zu verbinden. Ob die psychoanalytische Beratungstechnik gelingt, muss sich an der Verbindbarkeit beider Elemente erweisen; denn die psychoanalytische Beratungstechnik „*ist der zielgerichtete und systematische Umgang des Beraters und des Ratsuchenden mit den bei beiden auftretenden bewussten und unbewussten psychischen Vorgängen innerhalb der Beratung.*" (Vogt 1980, S. 37).

Anwendung der psychoanalytischen Methode in Interview und Beratung

In Bezug auf die Durchführung von Erstinterviews, Fokalinterventionen und Beratungen – das ist die wichtige Konsequenz, die an dieser Stelle noch einmal deutlich betont werden soll – gibt es nicht zwei oder viele psychoanalytische Methoden. Die psychoanalytische Methode stellt ein breites Repertoire an Theorie und Technik zur Verfügung; es ist nicht die eine Technik hier und die andere dort spezifisch einzusetzen. Situativ variiert die angewendete Methode nach dem Verhältnis von Potenzialität und Aktualität: Das potenziell einsetzbare Repertoire wird nicht immer in gleichem Umfang eingesetzt, aus bewussten wie aus unbewusst-interaktionalen Gründen. Einerseits wird der Umfang der Aktualisierung psychoanalytischer Methodik vom Patienten selbst gesteuert; jede analytische Arbeit muss den „*Kontakt mit der Aktualität*" wahren oder „*die jeweilige psychische Oberfläche des Kranken (...) kennen.*" (Freud 1911, S. 351). Welches Anliegen bringt der Patient mit, wovon geht er aus? Zu seiner Aktualität gehört einerseits der Wunsch nach Behandlung und Aufklärung, zu seiner psychischen Oberfläche gehört das Material, das er dem Analytiker zum Verständnis anbietet. Andererseits ist der Umfang an Aktualisierung auch durch den Therapeuten bedingt; was braucht er, um das aktuelle Befinden zu verstehen, welche Kontexte muss er beiziehen, was muss er von seinen Wahrnehmungen gezielt reflektieren, womit muss er den Patienten konfrontieren, was

muss er erfragen? Wir können vom *Prinzip der adaptiven Aktualisierung* sprechen. Ein Patient, der zum Beratungsgespräch kommt, um Informationen über seine Krankheit, Empfehlungen für eine Überweisung oder Klinikadressen zu erhalten, wird unter Umständen nichts weiter als eine Sachauskunft haben wollen. Dieser Gesprächsauftrag ist zu respektieren; Hohage und Mitarbeiter (1981) betonen zu Recht, dass nicht alle unausgesprochenen Sachverhalte in einem Erstgespräch unbewusste Widerstände markieren. Dennoch kann sich im Berater unwillkürlich ein eigenes Bild aufdrängen, das einen möglichen psychodynamischen Hintergrund für diese kognitive Dimension entfaltet. Er kann im Erst- oder Beratungskontakt aber nur zusammen mit dem Patienten weitergehen und sich mit ihm zusammen entschließen, den kognitiven Kontext durch einen affektiven oder interaktiven zu erweitern (z. B. wer hat die Krankheit diagnostiziert oder benannt, wer hat Behandlung empfohlen, aber dann nicht weiter geholfen etc. pp.).
Die adaptive Aktualisierung psychodynamischer Dimensionen kann gemeinsam erfolgen. Das Konzept des bipersonalen Felds (Langs 1976) hat sich befreiend auf den Umgang und die Interaktion in der analytischen Situation ausgewirkt. An die Stelle von (Verschmutzungs-) Ängsten, die Übertragung könne durch die Aktivität des Analytikers kontaminiert werden, trat der Anspruch, das Verhalten der Interaktionspartner in ihrer Wechselwirkung und in ihrer Auswirkung auf die Übertragungsgestaltung zu untersuchen. Was bewirkt ein aktives Nachfragen in der Erstgesprächssituation beim Patienten? Oder umgekehrt: Wenn der Patient ein – scheinbar – nur informatives Anliegen hat, welche Objektbeziehung entwirft er damit gleich zu Anfang des Gesprächs (z. B. ein väterliches Verbot, dass nur sachliche und nüchtern vorgetragene Anliegen zulässt)?

Adaptive Aktualisierung psychoanalytischer Möglichkeiten

Potenzialitäten

Was sind die Potenzialitäten der psychoanalytischen Methode, die als Repertoire – auch in der Erstgesprächs- oder Beratungssituation – vorhanden sein sollten? Zu ihnen gehören die folgenden Ebenen.

Ebene der Beziehung

- Grundhaltung in der Interaktion;
- Klarheit über den Rahmen;

- Teilnahme an der Inszenierung („unbewusstes Engagement“);
- reflektierende Rücknahme des Engagements;
- gemeinsame sprachliche Auswertung des Geschehens.

Die Grundhaltung ist derjenigen ähnlich, die in der Gesprächspsychotherapie breit dargestellt und zum eigentlichen Therapieprinzip erhoben worden ist. Das Gespräch findet in einer Atmosphäre statt, die zu einer möglichst offenen, emotional beteiligten Selbstdarstellung einlädt.
Der Rahmen muss klar sein, zum Beispiel was die Dauer, die Finanzierung oder das Ergebnis des Gesprächs betrifft. So muss schon am Anfang eines Erstgesprächs vereinbart werden, ob eine einmal stattfindende Beratung beabsichtigt ist, ob das Gespräch der Indikationsstellung für längerfristige Psychotherapie dient et cetera. Sicherlich gibt es Übergänge zwischen den Gesprächsformen, aber keine fließenden, sondern nur klar vereinbarte.
Die Bereitschaft, sich emotional, mit allen Seiten der eigenen Persönlichkeit auf das Gespräch einzulassen, wurde bereits einleitend als Charakteristikum psychoanalytischer Verfahren dargestellt. Dieses Engagement ist aber nicht ungebrochen und darf nicht einfach in mitmenschlicher Freundlichkeit aufgehen. Es wird als Erkenntnismittel reflektiert, kann somit zurück- und wieder aufgenommen werden, sodass eine Oszillation von Verwicklung (Engagement) und Reflexion (Distanz) stattfindet.
Diese Reflexion findet nicht in foro interno des Therapeuten statt, sondern muss miteinander geteilt werden. Als Grundregel für dieses Mitteilen eines Verständnisses, für die so genannte Probedeutung, kann gelten: Das, was – in angepassten, erlebnissprachlich formulierten Worten – der Therapeut am Ende des Erstgesprächs oder der Beratungssequenz nicht benennen und in den Dialog mit dem Patienten einbringen kann, ist nicht verstanden. (Das heißt nicht, dass der Therapeut unter allen Umständen alles benennen muss – aber es beinhaltet durchaus die Verpflichtung zu einer Haltung, die nicht im einsamen Urteilsspruch, sondern in einem geteilten Verstehen lokalisiert ist.)

Erkundung fokussierter Ebenen

Die Reihe in Tabelle 3.1 könnte sicher noch fortgesetzt werden; die Darstellung ist insofern missverständlich, als die beiden Spalten nicht als zwei einheitliche und zusammengehörige Konzepte zu lesen sind. Die verschiedenen Formen der Erstinterviews unterscheiden sich, je nachdem bei welchen Polen sie Schwerpunkte setzen. Für Argelander (1970) ist die Ebene der aktuellen Beziehung, das heißt die Beziehungsinszenierung, für das Erstinterview entscheidend und dementsprechend die subjektiven, gegenwartsbezogenen und emotionalen Seiten der fokussierten Ebenen wichtig. Bei der biografischen Anamnese nach Dührssen (1981) liegt der Schwerpunkt auf den objektivierbaren Informationen aus Lebensge-

Tab. 3.1 Polaritäten in den thematischen Schwerpunkten des Erstgesprächs und der Beratung.

Selbst-Erleben versus Fremd-Erleben
Subjektivität versus Objektivität
Empathie versus Information
Emotion versus Kognition
Innenwelt (Imagines) versus Außenwelt (Realität)
Gegenwart versus Vergangenheit
Erleben versus Erzählen
hier und jetzt versus dort und da

schichte und Erleben. Im von Balint und Balint (1962) erhobenen Tavistock-Schema werden die fokussierten Ebenen gleichermaßen berücksichtigt. Keine psychoanalytische Methode kann sich aber ganz auf die jeweils eine Seite des Pols beschränken.

Ebene des Wissens

- psychodynamische Kategorien:
  - Beziehung
  - Konflikt
  - Struktur;
- psychopathologisches und ärztliches Fachwissen;
- Kenntnis des Gesundheitssystems;
- Erfahrungen in der sozialen Wirklichkeit;
- kulturelle und anthropologische Kenntnisse und Werte.

Auf beiden Seiten werden im Rahmen eines Erstgesprächs oder einer Beratung Wissensbestände aktualisiert. Inwieweit sie übereinstimmen oder sich im Verlauf des Gesprächs einander annähern, ist eine spezielle und wichtige Frage. Bislang wird die Kompatibilität dieser Wissensdimension zu wenig berücksichtigt; unerkannte Unvereinbarkeiten in den Wertordnungen oder unreflektierte diskrepante soziale Hintergrundserfahrungen können das therapeutische Gespräch zum Scheitern bringen. Ob die Krankheitskonzepte und Erklärungsmodelle übereinstimmen, wird sich auf die Güte der Zusammenarbeit und die Compliance auswirken. Mit der Dimension der Wissenskompatibilität werden also Voraussetzungen für das Gelingen oder Misslingen charakterisiert, die noch vor den psychodynamischen Kategorien liegen.

Bedeutsam ist die Kategorie des Wissens für das, was der Therapeut aus seinem intellektuellen Begehren heraus erfahren will, was er als Kategorie der Weltauslegung oder als hermeneutisches Vor-Urteil in das Gespräch mit einbringt. Die verschiedenen Wissensdimensionen strukturieren seine Wirklichkeit. Insofern strukturieren sie auch die Interviewführung. Deutlich wird dies am Leitfaden des OPD-Interviews (Arbeitskreis OPD 2000, S. 94ff).

Leitfaden zur Durchführung des OPD-Interviews

1. Eröffnungsphase;
2. Phase der Ermittlung von Beziehungsepisoden;
3. Ermittlung des Selbsterlebens und der erlebten wie faktischen Lebensbereiche;
4. Ermittlung des Objekterlebens und der erlebten wie faktischen Lebensgestaltung;
5. Psychotherapiemotivation, Behandlungsvoraussetzungen, Einsichtsfähigkeit.

Dieser Leitfaden zeigt explizit, was der Interviewer braucht, um seine Wissensbestände aufzufüllen beziehungsweise seine Wissenskategorien mit Material anzureichern. Das ist der Vorteil dieser Darstellung, ähnlich wie bei der biografischen Anamnese nach Dührssen (1981): Das Vorwissen oder der Wissensbedarf des Interviewers wird nicht verleugnet oder hinter einer Wand von Empathie, Kontaminationsangst und Spontaneität verborgen – es wird als Begehren zu wissen fassbar. Die schwierige, aber auch kunstvolle und schöne Aufgabe im Gespräch ist es dann, die Ebene des Wissens mit der Ebene der Beziehung zu verbinden und in dieser Vermittlung die Polaritäten gleichsam oszillieren zu lassen. Denn nur wenn das Vorwissen wieder verlernt wird, wenn die Aufmerksamkeit wieder frei schweben kann, wenn die Phantasie des Therapeuten mitschwingen darf und nicht kognitiv präformiert ist, ist ein Engagement möglich. In Abbildung 3.1 ist die Verbindung der Ebenen im Verlauf des therapeutischen Gesprächs dargestellt.

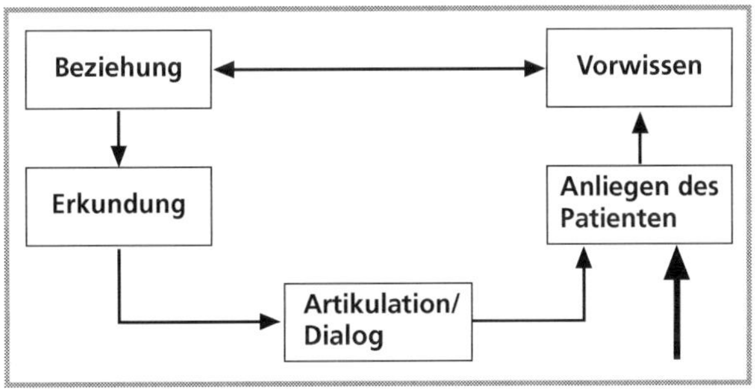

Abb. 3.1 Die Verbindung der Ebenen im Verlauf des therapeutischen Gesprächs.

Aktualisierung der psychodynamischen Potenzialitäten im Rahmen von Erstgespräch und Beratung

Nach dieser breiten Darstellung der potenziellen Erkenntnisdimensionen des analytischen (Erst-)Gesprächs ist es möglich, das Verhältnis von Potenzialität und Aktualität für die verschiedenen Verfahren genauer zu bestimmen.

Erstgespräch

Das psychoanalytische Erstinterview oder das psychodynamisch-psychodiagnostische Erstgespräch muss sich möglichst frei zwischen den dargestellten Ebenen einschwingen können. Der Therapeut kann es ohne ein angemessenes Vorwissen nicht führen. Er muss sich auf die Beziehungserfahrung mit dem Patienten einlassen; auch schon jedes Erstgespräch ist ein *„existenzielles Unterfangen“* (Eckstaedt 1995, S. 13), das allen Beteiligten neue Erfahrungen ermöglicht oder die Interaktionspartner infrage stellt. Und er muss frei sein, mit dem Patienten subjektive und objektive Faktoren offen erkunden zu können.

Psychoanalytische Beratung

Solange das Beratungsgespräch diagnostischen Zwecken dient und erst einmal dazu da ist, Anliegen und Hintergründe des Patienten zu verstehen, ist es wie ein frei schwingendes Erstinterview zu handhaben. Wenn der Konflikt oder der psychosoziale Stressor definiert und auf einen gemeinsamen psychodynamischen Nenner gebracht worden ist und die Parteien sich auf ein Beratungsziel geeinigt haben, können einige potenzielle Ebenen ausgeblendet werden. Das betrifft vor allem die Ebene der Erkundung, bei der es eine implizite oder explizite Einigung darauf gibt, den Konflikt zum Beispiel nicht in Vergangenheit und Gegenwart, sondern nur in der Aktualität zu bearbeiten, die subjektive Sicht nicht mehr mit objektiven Informationen zu kontrastieren und zu hinterfragen, sondern als subjektiv gegeben anzunehmen und somit zur Grundlage der Bearbeitung zu machen. Auch die Ebene des Wissens wird eingeschränkt; dementsprechend rasch muss der Therapeut sich auf eine Interpretation der gemeinsamen Erkundungen festlegen (z. B. in der Definition eines mit der aktuellen Belastung verbundenen unbewussten Konfliktes) und entsprechend müssen sich Therapeut und Patient auf ein Beratungsziel einigen. Die Ebene der Beziehung allerdings kann nie ganz abgeschattet werden. Für einige Gesichtspunkte erscheint diese Aussage selbstverständlich. Die Grundhaltung in der Interaktion und die Klarheit über den Rahmen, schließlich auch die gemeinsame sprachliche Auswertung des Geschehens gehören zum beziehungsorientierten Arbeitsprozess psychodynamischer Therapien, in welcher Ausprägung auch immer. Fraglich sind die Teilnahme an der Inszenierung (unbewusstes Engagement) und die reflektierende Rücknahme des Engagements, also die Arbeit an unbewussten Szenen, Übertragungen und Gegenübertragungen. Diese Frage ist zu einem prinzipiellen Unterscheidungsmerkmal hochstilisiert und damit überbewertet worden.

Grüntzig und Meyer (1978) haben folgende definitorischen Unterscheidungen getroffen. In der *Krisenintervention* wird ein umschriebenes Problem bearbeitet, für das sich eine aufdeckende psychodynamische Interpretation aufdrängt und für das eine Probedeutung zur Einsicht führt: Die Übertragung muss in der Regel nicht bearbeitet werden. Die *Beratung auf psychoanalytischer Grundlage* greift in von äußeren Faktoren herbeigeführten aktuellen Krisensituationen; unbewusste Konflikte werden nur dann berührt, wenn sie für die Bewältigung der aktuellen Krisen notwendig sind. *Motivierende Beratungen* sind durch ein besonderes Beratungsziel gekennzeichnet, nämlich die Behandlungsmotivation. *Stützende Beratung* zielt in den Fällen auf Ich-Stützung, in denen Aufdeckung nicht hilfreich ist. *Fokussierende Beratung* schließlich ist eine Kurzform der Fokaltherapie: Umschriebene Konflikte, die ein aktuelles Problem erklären und die in die Szene eingehen, und die zugleich biografisch begründet sind, werden bearbeitet, und zwar unter Einbeziehen der Übertragung.

Diese Differenzierungen gehen von einseitig neurosenpsychologischen Vorannahmen aus. In einer stützenden Beratung bei strukturell beeinträchtigten Patienten übernimmt der Therapeut ebenfalls automatisch und unreflektiert ein unbewusstes Engagement: Er wird aufgrund der interpersonalen Abwehr des Patienten beispielsweise zu einem projizierten Selbst-Anteil. Der Therapeut wird aufgefordert, eine Ich-Funktion zu übernehmen, die der Patient selbst nicht einnehmen kann. Sicher, hier wird nicht mehr im neurosenpsychologischen Sinne an der Übertragung ganzheitlicher Objektimagines gearbeitet. Dennoch werden – in einer problematischen Verkürzung ausgedrückt – Partialobjekte, also Objektfassetten, aber auch Partial-Selbst-Anteile übertragen. Diese Sichtweise hat praktisch wichtige Konsequenzen für die therapeutische Arbeit. Auf diese Weise wird in der Beratungssituation berücksichtigt, dass die stützenden Interaktionen auf einen „Hilferuf", also auf eine Ich-Aktivität des Patienten zurückgehen, wobei das Bewusstsein der eigenen (verborgenen) Ich-Aktivität – die Erkenntnis, auch dort etwas bewirken zu können, wo er hilflos ist – stärken das Ich besser als alle gezielt supportiven Maßnahmen. Außerdem wirkt sich die Erkenntnis, dass der Therapeut Ich-Funktionen übertragen bekommt, auf die Interventionstechnik aus. Der Therapeut wird dann reflektieren, dass es für die Patienten nur eine geringe Hilfe darstellt, ein paar Stunden gestützt zu werden, und daher die Rückübernahme der externalisierten Ich-Funktionen (oder evtl. deren Weitergabe) Gegenstand der Sorge des Therapeuten in der kurzen Beratungssequenz sein muss. Dies gilt ebenfalls – mutatis mutandis – für die Beratung auf psychoanalytischer Grundlage. Hier übernimmt der Therapeut eine Beziehungsfunktion, zum Beispiel indem er ein *holding environment* anbietet, das es ermöglicht, der äußeren Belastung ins Auge zu sehen. Die

Suche nach der „Umgebungsmutter“ im Sinne von D. W. Winnicott (1995) ist dann das Übertragungsäquivalent, und nichts sonst. Motivierende Beratungen schließlich sind schwer denkbar ohne Rekurs auf die therapeutische Beziehung.
Als Fazit bleibt festzuhalten: Nicht immer wird es sich anbieten, in der Beratungssituation neurotische Übertragungsmuster zu bearbeiten – sei es, weil diese nicht vorhanden sind oder nicht im Vordergrund stehen. Nicht immer wird es notwendig sein, an der Beziehung selbst zu arbeiten. Zu beachten ist – wie immer in der analytischen Arbeit –, wo der affektive Brennpunkt liegt oder wie die emotionale Komponente optimal gestärkt und geschützt werden kann. Es wird eben – wie bereits erwähnt – an der psychischen Oberfläche gearbeitet, über die der Patient am besten erreichbar ist. Andererseits aber dürfen die Teilnahme an der Inszenierung (unbewusstes Engagement) und die reflektierende Rücknahme des Engagements nicht vergessen werden, beide müssen immer bedacht werden und unter Umständen mühelos mobilisierbar sein.

Ergebnis

Für den Patienten ist oft schon ein einzelnes diagnostisches und Beratungsgespräch von besonderer Bedeutung. Was in einer Krise nur noch unübersichtlich und chaotisch erschien, kann in ein neues Licht gesetzt werden; was nur mit Schuldgefühlen beladen oder verständnislos sich selbst gegenüber erlebt wurde, kann eventuell eingeordnet werden. Aus der Psychotherapieforschung ist bekannt, dass ein unspezifischer Faktor, nämlich die Qualität der therapeutischen Arbeitsbeziehung (*helping alliance*) für den Psychotherapieerfolg entscheidend ist. Diese Erfahrung lässt sich in Beratungsgesprächen und Kriseninterventionen immer wieder machen: Dadurch dass der Therapeut einen Ort schafft, an dem es für den Hilfesuchenden möglich ist, unvoreingenommen die eigene Lebenssituation zu betrachten – ohne Sanktionen befürchten zu müssen –, an dem er zudem spürt, dass sich ein anderer um ein Verständnis seiner Lebenssituation bemüht, ist der erste Schritt zur Überwindung der Krise schon getan (Slaff 1993; Rockwell u. Pinkerton 1983).

Repetitorium zu den Kennzeichen der psychoanalytischen Beratung

Psychoanalytische Beratung

Die psychoanalytische Beratung:

- ist die kürzeste Form der psychodynamischen Psychotherapie nach dem Erstinterview;
- zielt darauf ab, gemeinsam in einer schwierigen aktuellen Lebenssituation Entscheidungshilfen zu erarbeiten;
- wendet das Prinzip der adaptiven Aktualisierung psychodynamischer Dimensionen an, die je nach Bedarf aus den drei potenziellen Erkenntnisquellen (intersubjektive) Beziehung, (subjektives) Erleben und (transsubjektives) Wissen mobilisiert werden.

Potenzialitäten der psychoanalytischen Methode als Repertoire in der Beratungssituation

Ebene der Beziehung

- Grundhaltung in der Interaktion
- Klarheit über den Rahmen
- Teilnahme an der Inszenierung (unbewusstes Engagement)
- reflektierende Rücknahme des Engagements
- gemeinsame sprachliche Auswertung des Geschehens

Fokussierte Ebenen des Erlebens (dargestellt als Polaritäten eines Spektrums)

- Selbst-Erleben versus Fremd-Erleben
- Subjektivität versus Objektivität
- Empathie versus Information
- Emotion versus Kognition
- Innenwelt (Imagines) versus Außenwelt (Realität)
- Gegenwart versus Vergangenheit
- Erleben versus Erzählen
- hier und jetzt versus dort und da

Ebene des Wissens

- psychodynamische Kategorien: Beziehung, Konflikt, Struktur
- psychopathologisches und ärztliches Fachwissen
- Kenntnis des Gesundheitssystems
- Erfahrungen in der sozialen Wirklichkeit
- kulturelle und anthropologische Kenntnisse und Werte

Kurz- und Fokaltherapien bei strukturell gering integrierten Patienten

Einleitung

Ob Kurztherapien auch in Zukunft bedeutungsvoll bleiben, wird sich nicht zuletzt an den Patienten erweisen, über deren fokale Behandlung wir noch wenig wissen, die aber für die psychiatrisch-psychotherapeutische Versorgung besonders wichtig sind: an den Patienten mit schweren Persönlichkeitsstörungen, die in der Regel über eine geringe Integration ihrer psychischen Struktur verfügen. Fokale Therapien können Patienten mit schweren Persönlichkeitsstörungen nicht auf Dauer aussparen. In den üblichen Indikationskriterien zur Kurztherapie werden diese Patienten nicht einbezogen, weil sie längerfristig behandelt werden sollten. Diese Haltung wird allerdings durch die Ansprüche der Versorgungspraxis infrage gestellt. Fokale Therapien werden den Lebensformen der Patienten in Zukunft vielleicht besser gerecht; wenn der Mensch – formuliert nach R. Sennett (1998) – immer flexibler wird oder werden muss, wenn schon der kontinuierliche Arbeitsplatz nicht mehr selbstverständlich ist, sondern zum Privileg wird, dann ist eine begrenzte Therapie gerade bei den Patienten, die noch aus innerer Not besonders schnell ihre soziale Stabilität verlieren, zwangsläufig indiziert, auch wenn eine langfristige Therapie am besten geeignet wäre. Klüwer (2000) sieht ebenfalls die Chancen, die sich in einer Öffnung der Kurz- und Fokaltherapie in Hinsicht auf die frühen Störungen ergibt: *„Hier öffnet sich für das Konzept der Kurztherapie ein interessanter Zugang auch zu früheren Störungsformen. Dieses Feld ist aber bisher wenig untersucht.“* (Klüwer 2000, S. 308).

Es gibt, neben den versorgungspolitischen Notwendigkeiten, auch eine produktive Kehrseite, die die Frage nach Kurz- und Fokaltherapien bei strukturell gestörten Patienten wieder gehaltvoll und spannend erscheinen lässt. Lassen sich strukturelle Probleme in einen Fokus verdichten? Lässt sich dieses Vorgehen mit der konfliktbezogenen Fokusformulierung vergleichen? Dann müsste das begrenzte Therapieziel nicht auf (letztendlich ödipale) Konflikte bezogen werden, sondern auf Strukturmerkmale (Affektdifferenzierung, Selbst-Objekt-Abgrenzung, Dissoziation der Erfahrungsbereiche, Spaltungsabwehr). Daraus ergibt sich sogleich eine theoretisch schwierig zu beantwortende Folgefrage: Können oder müssen Struktur und Konflikt scharf voneinander getrennt werden? Wenn wir Strukturveränderungen als Fokus nehmen, das heißt bescheidener: Wenn es uns darum geht, einzelne strukturelle Merkmale therapeutisch vorrangig zu behandeln, und zwar aus psychodynamischer Perspektive, dann müssen wir unser Strukturverständnis klären:

Sind strukturelle Einschränkungen als überdauernde Defizite der Ich-Funktionen anzusehen? Oder ist auch eine dynamische Betrachtungsweise angezeigt? Nur dann können Strukturveränderungen als Reaktion, als Schutzmaßnahme, als Abwehrformation verstanden werden. Das alte Konzept der Ich-Regression ist in diesem Kontext wieder bedeutsam, das bekanntermaßen davon ausgeht, dass Ich-Funktionen sich regressiv, also im Dienste der Abwehr, verändern. Selbst wenn Strukturmerkmale per se als überdauernd beziehungsweise sich träge verändernd angenommen werden, unterliegen sie dennoch einer Dynamik.

Konzepte der Behandlung strukturell gestörter Patienten

Fürstenau hat 1977 die Diskussion um eine anders geartete Behandlungstechnik strukturell gestörter Patienten im deutschsprachigen Raum neu entfacht. Er sieht die Notwendigkeit, bei den Patienten, bei denen er einen Defekt beschreibt, versachlichender vorzugehen, an die Stelle der Arbeit mit Übertragung und Gegenübertragung tritt die ärztlich-objektivierende Hilfe, die vor Suggestionen oder Ratschlägen nicht Halt macht (Fürstenau 1977). Der Widerspruch erfolgte prompt und heftig; wichtig waren dabei folgende Argumente:

1. Die Annahme eines Defekts übersieht die Ich-Leistung, die angesichts verzweifelter Lebenserfahrungen in der Ausbildung besonderer und durchaus auch verzerrter Ich-Strukturen liegen (Argelander 1977; Loch 1977).
2. Die analytische Technik lässt genug Spielraum, um die strukturell ich-gestörten Patienten zu erreichen; auch das klassische analytische Verfahren verfügt über stützende Techniken (Argelander 1977).

Wie zu erwarten, folgte rasch der wissenschaftsgeschichtliche Hinweis, dass diese Kontroverse nicht neu sei und sich bereits in den Auseinandersetzungen zwischen Ferenczi und Freud widerspiegele; das Anliegen, schwerer gestörte oder Patienten mit Grundstörungen zu behandeln, ist für Balint und Winnicott entscheidend gewesen (Cremerius 1979).
In der Folgezeit sind einige Konzepte vorgestellt worden, die sich der Behandlung von schweren Persönlichkeitspathologien widmen und die versuchen, mehr oder weniger systematisch eine Behandlungstheorie der strukturell gestörten Patienten aufzubauen. Denn eine umfassende Berücksichtigung der Folgen der Struktureinschränkungen für die psychoanalytische Behandelbarkeit hatte bislang gefehlt.

Psychoanalytisch orientierte Behandlung von Ich-Störungen nach Blanck und Blanck

Das Verdienst von Blanck und Blanck (1993, 1994) besteht darin, eine deskriptive Entwicklungspsychologie auf psychoanalytischer Grundlage zu erstellen, Entwicklungslinien der Selbst-Objekt-Differenzierung, der Angstentwicklung, der Reifung kognitiver Strukturen, der Differenziertheit der Abwehrorganisation et cetera zu beschreiben und die verschiedenen Linien zu integrieren. Sie nutzen dabei zwar psychoanalytische Konzepte für das Verständnis von Entwicklungsstörungen, sind aber davon überzeugt, dass es für ihre psychoanalytisch orientierte Behandlung anderer Techniken bedarf. Die Aufgaben des Therapeuten lassen sich so zusammenfassen (Heigl-Evers u. Nitzschke 1994, S. 78f):

- er übt eine *holding function* aus;
- die Feindseligkeit des Patienten darf nicht erwidert werden;
- die Aggressivität, die der Entwicklung dient und der wachstumsfördernden Trennung, darf nicht entmutigt werden;
- dem Patienten soll deutlich gemacht werden, dass der Therapeut anders reagiert, als er nach seinen inneren Objektbildern erwartet;
- die Ich-Diagnostik sollte während des Verlaufs einer Therapie immer neu betrieben werden;
- auch in der *holding function* sollte auf eine optimale, das heißt entwicklungsfördernde Frustration geachtet werden;
- Interventionen dürfen nicht deutend, sondern müssen erklärend und antwortend erfolgen.

Ziel dieser therapeutischen Arbeit ist die Entwicklungsförderung, die zum Beispiel in der Abwehrstärkung, in der Hilfe zur Versprachlichung von Erfahrungen, im Umgang mit den eigenen Affekten liegt.

Psychoanalytisch-interaktionelle Methode nach Heigl-Evers und Nitzschke

Die psychoanalytisch-interaktionelle Methode ist konzeptuell nicht weit entfernt von dem Ansatz von Blanck und Blanck (1993), hat aber den Schwerpunkt eindeutig nicht in der Diagnostik, sondern im klaren Aus- und Aufbau der Behandlungsmethodik. Heigl-Evers und Nitzschke (1994) weisen darauf hin, dass strukturell Ich-gestörte Patienten einige Voraussetzungen für psychoanalytische Behandlungen nicht mitbringen: eine sichere Realitätsprüfung; die Fähigkeit, ein Arbeitsbündnis einzugehen sowie die Fähigkeit, eine therapeutische Ich-Spaltung zu vollziehen. Als Konsequenz sei deshalb notwendig, das *Prinzip Deutung* durch das

Prinzip Antwort zu ersetzen: Es dient dazu, die Ich-Organisation wieder oder erstmals aufzubauen. Der Therapeut nimmt somit eine entwicklungsermöglichende, mütterliche, aber auch eine väterliche Position ein, „*wenn er symbiotische Wünsche einerseits versteht, durch Vermittlung seiner authentischen Affektivität jedoch auch Elemente des Unerwarteten und Andersartigen in die Beziehung zum Patienten einführt und somit Chancen einer beginnenden Triangulierung anbietet.*" (Heigl-Evers u. Nitzschke 1994, S. 67).

Das *Prinzip Antwort* wird als eine Alternative zum Deutungsangebot verstanden, somit als eine prinzipiell andere Technik. Die selektiv authentische Antwort des Therapeuten wird dann notwendig, wenn es darum geht, dem Patienten seine Interaktionsangebote verstehbar zu machen und dabei aufzuzeigen, welche Reaktionen sie bei den Gesprächspartnern auslösen. Der Therapeut bringt also – in durchaus schon verarbeiteter Form – seine eigenen, in der Interaktion erlebten Gefühle in den Dialog ein. Dadurch macht er auf sein Anderssein – gemessen an den Interaktionserwartungen des Patienten – aufmerksam. Er zeigt dem Patienten gleichzeitig, dass dieser bei seinem Gegenüber eine emotionale Reaktion auszulösen, also etwas zu bewirken vermag. Dadurch wird dem Patienten die Differenz zwischen den verinnerlichten pathologischen Objekten und den realen Objekten deutlich. Zudem übernimmt der Therapeut Hilfs-Ich-Funktionen, wenn er aufzeigt, wie er sich an der Stelle des Patienten fühlen würde oder was er an seiner Stelle täte. Die Arbeit mit dem Prinzip Antwort erfolgt im Dialog hier und jetzt.

Zunächst wird der Patient auf diese Weise seine Objektwelt bereichern und integrieren können, desgleichen seine Selbstvorstellungen. Allmählich wird er konfliktfähiger werden; das bedeutet für den Therapieverlauf, dass unter Umständen erst nach einer Weile negative, mit Konfliktspannungen erlebte Gefühle auftreten. Diese können ein Zeichen für den fortschreitenden Therapieprozess sein, obgleich sie häufig vom Therapeuten oder einem Behandlungsteam fälschlicherweise als Scheitern gewertet werden.

Übertragungsfokussierte Psychotherapie nach Kernberg

Die *übertragungsfokussierte Psychotherapie* (*transference focused psychotherapy*; TFP) (Clarkin et al. 2001) ist ein psychodynamisches Therapieverfahren, das für Patienten mit einer Borderline-Persönlichkeitsstörung in allerjüngster Zeit entwickelt worden ist. Es wurde von der so genannten *expressiven Psychotherapie* (Kernberg 1993) abgeleitet. Es unterscheidet sich von anderen psychodynamischen Therapieverfahren dadurch, dass es prinzipiengeleitet (manualisiert) zu erlernen ist und sich demzufolge sowohl für eine differenzierte klinische Anwendung wie auch für Forschungsvorhaben empfiehlt. Das Therapiekonzept ist die Frucht jahrzehn-

telanger psychodynamisch-psychotherapeutischer Arbeit mit Borderline-Patienten und auf die Bedürfnisse dieser Patientengruppe zugeschnitten.
Kernberg (1993) charakterisiert die Borderline-Persönlichkeitsorganisation durch drei Merkmale, durch die Identitätsdiffusion (also die Schwierigkeit oder Unmöglichkeit, ein kohärentes Selbstbild zu entwerfen und ihm entsprechend zu handeln), durch das Vorherrschen primitiver Abwehrmechanismen (Leitmechanismus: Spaltung) und – in Abgrenzung von psychotischen Störungen – durch eine intakte Realitätsprüfung. Entsprechend muss es Ziel der TFP sein, die Spaltungen in den Selbst- und Objektvorstellungen durch integrierte Selbst- und Fremdbilder zu ersetzen. Auf diese Weise können realistische innere Schemata von sich selbst, von anderen und von interpersonellen Beziehungen aufgerichtet werden. Dadurch entsteht zugleich das Gefühl der eigenen Identität. Wie werden diese Ziele erreicht? Entscheidend ist die Arbeit an der Übertragung: Der Therapeut ist technisch neutral, er lässt – wie in psychoanalytisch orientierten Therapien üblich – dem Patient die Möglichkeit, seine Gedanken und Emotionen erst einmal zu entfalten. Er wertet das Verhalten nicht, ist aber ungleich aktiver als in der klassischen Analyse, vor allem was die destruktiven Impulse des Patienten betrifft. Er zeigt dem Patienten in jeder Stunde die vorherrschenden Objektbeziehungsmuster auf, insbesondere dann, wenn sie gespalten, also polarisiert und wenig integriert erscheinen (Beispiel: Der Therapeut wird in einer Stunde als Retter in den Himmel gehoben, in der nächsten verdammt). Das therapeutische Vorgehen Kernbergs (1993) ist besonders durch ein mutiges und rasches Ansprechen unreifer, primitiver Übertragungsformationen gekennzeichnet.
In der Regel gelingt es den Patienten mit Borderline-Persönlichkeitsstörungen nicht, eine therapeutische Beziehung aufrechtzuerhalten; die starken destruktiven Impulse, unter denen Borderline-Patienten leiden, richten sich auch und immer wieder gegen das Therapiebündnis. Deshalb muss von Anfang an ein (mündlicher oder schriftlicher) Behandlungsvertrag geschlossen werden, in dem die Rahmenbedingungen und gegenseitigen Verpflichtungen festgelegt werden. Der Vertrag schützt die Behandlung; er bietet aber auch die Grundlage dafür, die Rahmenverletzungen therapeutisch zu bearbeiten: Therapeut und Patient haben klare Absprachen, auf die der Therapeut sich beziehen kann, wenn er die Verletzungen des Arbeitsbündnisses deutet. Da die Festigung des Arbeitsbündnisses so wesentlich ist, vor allem in der Anfangszeit der Therapie, werden die zu bearbeitenden Themen einer Stunde vom Therapeuten nach dem Prioritätsprinzip bearbeitet: Alle Verhaltensweisen werden vorrangig behandelt, die die Weiterführung behindern und von diesen zuerst die selbstzerstörerischen. Dieses Vorgehen teilt die TFP mit der *dialektisch-behavioralen Therapie* von Borderline-Patienten nach Linehan (1996). Im Folgenden sind die thematischen Prioritäten hierarchisch aufgelistet:

1. Selbstmord- oder Tötungsdrohungen;
2. offenkundige Gefahren für die Fortsetzung der Behandlung;
3. Unehrlichkeit;
4. Brüche des Therapiekontraktes;

5. Ausagieren innerhalb der Sitzungen;
6. Ausagieren zwischen den Stunden;
7. nichtaffektive oder triviale Themen;
8. Übertragungsmanifestationen;
9. affektiv bedeutsames Material, das nichts mit der Übertragung zu tun hat.

Auf diese Weise kann ein vorzeitiges oder abruptes Ende der Therapie, das oft zugleich ihr Scheitern bedeutet, vermieden und versucht werden, die unbewussten Angriffe des Patienten gegen den Therapeuten und seine Bereitschaft zu verstehen und zu verändern. Die TFP wird bislang vorwiegend im ambulanten Setting durchgeführt, dabei sitzen Therapeut und Patient einander gegenüber. Sie treffen sich 1- bis 2-mal pro Woche, wobei sich die Behandlung über mehrere Jahre erstrecken kann und zeitlich nicht limitiert ist.

Konzept der strukturbezogenen Psychotherapie

Der neueste und für die Kurztherapie interessanteste Versuch, spezifische Psychotherapietechniken für strukturell gestörte Patienten anzubieten, stammt von der Heidelberger Arbeitsgruppe um G. Rudolf (2002). In der so genannten *strukturbezogenen Psychotherapie* geht es zunächst einmal darum, die strukturellen Defizite zu beschreiben, um diese für den Patienten sichtbar zu machen und ihn dahin zu bringen, sie anzuerkennen. Die Hypothese eines Unvermögens aufseiten des Patienten wird dabei als eine Entlastung verstanden: Dem Patienten wird keine unbewusste Intention unterstellt, sondern es wird ein Bereich des Nicht-Könnens verdeutlicht. Beschreibung tritt an die Stelle der Deutung, da zunächst einmal geklärt werden muss, in welchem Ausmaß und in welchen Bereichen sich die Einschränkung auswirkt. Sie wird zu einem Befund objektiviert, der in quasi-medizinischer Haltung angenommen wird. Anerkennung bedeutet in diesem Zusammenhang auch den Abschied von Wunder-Erwartungen, an deren Stelle eine realistische Auseinandersetzung mit den Einschränkungen tritt (Grande 2002). In dieser Anerkennung der Defizite kommt das Konzept dem Anliegen Fürstenaus (1977) nahe.

Der Therapeut begegnet dem Patienten in einer besonderen Haltung. Zunächst einmal gilt das Prinzip einer grundlegenden Akzeptanz des Patienten, wie in der Gesprächspsychotherapie. Gegenstand der therapeutischen Aufmerksamkeit sind die faktischen und beobachtbaren Interaktionen, die nicht als Übertragung gewertet und gedeutet, sondern stattdessen ausgearbeitet werden, um den Patienten damit zu konfrontieren und sie ihm zu verdeutlichen. Das bedeutet auch, dass der

Patient für die eigenen Verhaltensmuster Verantwortung übernimmt, mit den eigenen Schwierigkeiten rechnet und sich das Ziel setzt, an den erkannten Auffälligkeiten zu arbeiten – sich in der Therapie wie auch im Alltagsleben mit diesen zu befassen und Modifikationen zu erproben (Rudolf 2002).
Was sind die bereits einleitend erwähnten strukturellen Auffälligkeiten? Sie werden nach Maßgabe der OPD-Strukturachse formuliert. Aus den Dimensionen der Strukturachse ergeben sich die Therapieziele der strukturbezogenen Therapie; sie werden bescheiden formuliert, nicht als umfassende Strukturveränderungen, sondern als *„(kleine Schritte) auf dem Weg zur strukturellen Stabilisierung, die aber in der Regel für eine verbesserte Lebensbewältigung und Beziehungsgestaltung des Patienten sehr bedeutsam sind.“* (Rudolf 2002, S. 255). Im Einzelnen sehen die Ziele so aus (Rudolf 2002):

- Selbst: Förderung der reflexiven Selbstwahrnehmung und Affektdifferenzierung;
- organisierendes Ich: Regulation der Affekte;
- steuerndes Ich und steuernde Instanzen;
- Objektbeziehungen: Objekte realistisch sehen und sich mit ihnen verständigen können;
- Selbst-Objekt-Differenzierung und Internalisierung;
- Auseinandersetzung mit den negativen Introjekten.

Die Anbindung strukturbezogener Ziele an Dimensionen der OPD erleichtert die Handhabung der Therapie sehr und erlaubt, die strukturellen Ziele differenziert und genau anzugeben.
Wie verhalten sich die Aufarbeitung strukturbezogener Auffälligkeiten und eine Bearbeitung psychischer Konflikte zueinander? Einerseits kann davon ausgegangen werden, dass die strukturelle Vulnerabilität nicht einfach ein angeborener Defekt ist, sondern mit sehr fundamentalen und sehr früh einsetzenden Beziehungsstörungen zu tun hat. *„Strukturbezogene Psychotherapie meint nicht, dass Patienten bloß stützend begleitet werden oder dass bei ihnen übend Ich-Schwäche in -Stärke übergeführt werden soll, sondern dass die Strukturthemen durchaus im Kontext psychischer Konflikte bearbeitet werden. Insofern, als strukturelle Vulnerabilität auch als Ausdruck früher Konflikte verstanden wird, wären zum Beispiel Impulsivität und Kränkbarkeit Ausdruck einer intensiven Beziehungsbedürftigkeit, welches die sofortige Wunscherfüllung und ungetrennte Gemeinsamkeit fordert und bei Nichterfüllung heftige Enttäuschungsaggressionen und Selbstentwertungen nach sich zieht.“* (Rudolf 2002, S. 250f). Das Verständnis basiert also auf der Psychodynamik der frühen Persönlichkeitsentwicklung. Allerdings erfolgt der Umgang mit dieser strukturierter, objektivierender, übender als in anderen psychodynamischen Settings. An diesem Punkt kommt das Modell strukturbezogener Psychotherapie dem Konzept von Blanck und Blanck (1993) nahe: psychoanalytisches Verständnis in Kombination mit eigenständiger therapeutischer Technik.

Andererseits wird in der strukturbezogenen Psychotherapie eben nicht nach der unbewussten Konfliktdynamik gefragt, sondern es werden *„die strukturellen Einschränkungen zunächst einmal als gegeben akzeptiert."* (Grande 2002, S. 244). Es werden Strukturen nicht auf ihre konflikthafte Genese untersucht, sondern umgekehrt: Konflikte werden danach beurteilt, ob sie strukturelle Einschränkungen maskieren. Für den Therapeuten ist die besondere Haltung wichtig, sie führt zur selbstkritischen Hinterfragung, ob das Denken in psychodynamischen Konfliktkategorien den Patienten in der therapeutischen Arbeit nicht auch überfordern kann.

Kritik des Konzeptes der strukturbezogenen Psychotherapie

Drei übergeordnete Gesichtspunkte sprechen für das soeben vorgestellte Verfahren der strukturbezogenen Psychotherapie.

Ohne Frage ist mit dem Konzept einer strukturbezogenen Psychotherapie ein wichtiger Versuch unternommen worden, psychodynamisches Denken auf Strukturpathologien auszudehnen und zugleich variabel und adaptiv nutzbar zu machen. Das Konzept lässt sich auch in unvollkommenen, unter Praxisbedingungen eingeschränkten Settings durchführen, die für die Therapeuten nicht die Ausnahme, sondern die Regel sind. Daher ist es ebenfalls gut für die Bedingungen der Kurz- und Fokaltherapie adaptierbar. Das unterscheidet das Konzept von psychoanalytisch anspruchsvollen Verfahren, beispielsweise der übertragungsfokussierten Psychotherapie nach Kernberg (1993).

Der zweite große Vorzug ist die Möglichkeit, eine Grenze in das tendenziell unbegrenzte Konflikt-Verständnis einzuführen; auf diese Weise wird auch der Haltung therapeutischer Omnipotenz entgegengewirkt, die sich in diesem Bereich allzu oft in hochfahrenden Theorien äußert und dabei gänzlich den Bezug zur praktischen Umsetzung aus dem Auge verliert.

Schließlich ist das von Rudolf und Mitarbeitern (2002) vorgestellte Verfahren anschlussfähig an andere Therapierichtungen, insbesondere an die differenzierteren Konzepte einer kognitiven Behandlung schwerer Persönlichkeitsstörungen (Fiedler 1995).

Für die psychotherapeutische Technik bietet das Verfahren eine wichtige und notwendige Konkretisierung an. Die strukturellen Einschränkungen lassen sich, in Anlehnung an die OPD, im Detail beschreiben und – wie in Teil II aufgezeigt – zur Grundlage von therapeutischen Zielen machen. Der Therapeut, der sich mit den Strukturdimensionen der OPD vertraut gemacht hat, kann leichter entscheiden, ob ein Patient zum Beispiel besondere Mühe hat, seine eigenen Affektzustände zu entschlüsseln, oder sich besonders schwer in andere einfühlen kann.

In den beiden folgenden Abschnitten werden zwei miteinander verbundene Einwände gegen das Konzept erhoben, beziehungsweise mögliche Missverständnisse formuliert, die die eben genannten Verdienste vor allem um die therapeutische Technik nicht schmälern sollen, sondern ausschließlich die theoretische Verortung des Konzeptes und die therapeutische Haltung betreffen.

Abgrenzung von Konflikt und Struktur

Im Konzept der strukturbezogenen Psychotherapie wird einerseits die Strukturpathologie als Ergebnis frühester Konflikterfahrungen verstanden. Andererseits wird eine scharfe Grenze zwischen Konflikt und Struktur gezogen. Die Notwendigkeit für eine solche Bestimmtheit der Unterscheidung leuchtet nur zum Teil ein. Sie ist praktisch wichtig, weil unterschiedliche therapeutische Maßnahmen gefordert sind. Allerdings darf der pragmatische Gesichtspunkt nicht mit der Frage nach der Genese vermischt werden. Sonst läuft der Ansatz Gefahr, die eigenen psychodynamischen Prämissen zu unterlaufen und Strukturpathologie als reines Defizit der Möglichkeiten der eigenen Persönlichkeit (miss-?) zu verstehen. In der Begrifflichkeit von Blanck und Blanck (1993, S. 122) ausgedrückt: Als ob jede Ich-Modifizierung einem Ich-Defekt (konstitutionelle Schädigung) oder einer Ich-Abweichung (Entwicklungsstörung) geschuldet sei, und nicht ebenso gut einer Ich-Verzerrung (Verinnerlichung von falschen Wahrnehmungen der Selbst-Objekt-Repräsentanten) oder einer Ich-Regression (also einer abwehrbestimmten Rückentwicklung der Ich-Funktion) sich verdanken könnte.

Therapeutische Haltung

Mit der objektivierenden Haltung gegenüber den Beschwerden wird – in Anlehnung an Fürstenau (1977) – eine *organmedizinische Einstellung*, also ein versachlichender Zugang beschrieben. Diese Haltung begegnet der gleichen Kritik wie das Konzept von Fürstenau. Dadurch, dass der Therapeut so zum (quasi-ärztlichen) Experten wird, erlebt sich der Patient nicht mehr als Urheber seiner Beschwerden. Das macht den großen Unterschied aus: Wenn das Grundverständnis ein dynamisches und entwicklungsdynamisches bleibt, auch bei schweren Einschränkungen der strukturellen Möglichkeiten, vermittelt der Therapeut mit seiner Haltung, dass die Einschränkungen zum Beispiel der Affektwahrnehmung – wie sie in der Alexithymie erscheint – eine Reaktionsform, ein radikaler Entzug der Erlebnisbasis gewesen sind, also eine Art von Notfallreaktion oder Überlebensstrategie. Galt dies damals in der Genese, so vielleicht auch noch in der Gegenwart. Die traditionelle psychoanalytische Begrifflichkeit, die allzu sehr dem neurosenpsychologischen

Konzept verpflichtet ist, führt oft zu Missverständnissen. Dennoch gilt: Einschränkungen der Ich-Struktur als (frühe oder primitive) Abwehr zu verstehen, bedeutet, wenigstens ansatzweise eine Ich-Aktivität zu sehen, wo ansonsten nur Pathologie zu herrschen scheint – und diese Suche nach dem Ort des Ichs, auch wenn es sich weit zurückgezogen zu haben scheint, ist die beste Ich-Stützung für die Patienten.

Anwendungen in der strukturbezogenen Kurz- und Fokaltherapie

Für die Anwendung des Konzeptes der strukturbezogenen Psychotherapie in der PAKT gilt, dass mögliche Nachteile der strukturbezogenen Psychotherapie für Theorie und Haltung – wie in den vorigen Abschnitten erläutert – zu vermeiden und die technischen Vorzüge und insbesondere die gute Adaptierbarkeit zu übernehmen sind. Daraus ergeben sich folgende Grundsätze:

1. Strukturelle Pathologie wird auf ihre Genese hin untersucht und zwar auf die möglichen Wurzeln in schwer wiegenden Störungen des Bindungsangebots oder in Traumatisierungen, die die Verinnerlichung von Beziehungserfahrungen und damit die Selbstentwicklung maßgeblich geformt haben könnten.

   Ein *vollständiger Strukturfokus* kann nur dann gebildet werden, wenn es gelingt, die strukturellen Auffälligkeiten in ihrer Genese zu verstehen, meist also in Bezug auf schwer wiegende Störungen der frühen Beziehungen oder auf Traumatisierungen, die die Verinnerlichung von Beziehungserfahrungen und damit die Selbstentwicklung behindert haben. Im Gegensatz dazu dient ein *deskriptiver oder beschreibender Strukturfokus* der (detaillierten) Diagnostik der strukturellen Schwäche.

Beispiel für einen vollständigen Strukturfokus
Frau H. kommt mit der Diagnose einer schweren, rezidivierenden depressiven Störung in teilstationäre Therapie. Schon bald wird ein ausgeprägtes Antriebsdefizit deutlich, das sich bisweilen in substuporös anmutende Übersteuerungen steigert. Sie ist im Kontakt kaum resonant und kann nicht entschlüsseln, was andere von ihr wollen. Außerdem leidet sie unter Pseudohalluzinationen: Sie sieht dunkle Gestalten an sich vorbeihuschen, von denen eine bedrohliche Ausstrahlung ausgeht, und meint, Stimmen zu hören, die sie aber auf Nachfrage doch in ihrem eigenen Phantasieleben lokalisiert. Bemerkenswert ist, dass Frau H. gelegentlich ganz unauffällig wirkt, dass sie mit Mitpatientinnen ein paar Mal in eine Diskothek geht et cetera. Immerhin musste sie wegen der Einbußen an

Ich-Funktionen ihre Lehre aufgeben und verbrachte die letzten zwei Jahre nur noch zu Hause.
Die Eltern haben sich scheiden lassen, als die Patientin in die Pubertät eintrat. In ihr brach eine Welt zusammen. Kompliziert wird die Situation durch eine starke Fixierung an den Vater, der auch sechs Jahre nach der Scheidung keine Partnerschaft eingegangen ist, sich von der Tochter kaum abgrenzt und ihr Mitleid ständig anstachelt. Die Mutter lebt in einer zufrieden stellenden Beziehung, wird aber durch das Elend der Tochter, die bei ihr lebt, ständig zurückgeworfen. Anders als die zwei Jahre jüngere Schwester ist die Patientin schon von Kindesbeinen an wenig belastbar gewesen; sie litt unter einigen frühkindlichen Primordialsymptomen wie Bettnässen und *Pavor nocturnus*, deren frühkindliche Genese nicht genauer erhellt werden konnte.
Deskriptiv besteht die Struktureinschränkung in einem schweren Antriebsdefizit, das nicht durch eine andere – zum Beispiel depressive – Dynamik erklärbar ist, und einer unsicheren Abgrenzung zwischen Selbst und Objekten (Pseudohalluzinationen) mit massiven Kommunikationsabrissen. Eine vollständige Beschreibung dieser Einschränkungen ist möglich, wenn die Entstehungsbedingungen berücksichtigt werden: Die Ich-Regression der Patientin ist Ausdruck des Wunsches, es möge alles so sein wie im Alter von zehn oder elf Jahren, jedenfalls zu einer Zeit, wo die Eltern noch zusammengelebt haben.
Warum die Patientin, anders als ihre Schwester, mit der Trennung der Eltern nicht zurechtkommt, konnte nicht gut genug geklärt werden. Offenbar bestand eine Disposition, die mit genetischen Faktoren, aber auch mit frühen Belastungen zu tun haben kann.

2. Strukturelle Pathologie wird durch ihren Einfluss auf die Gestaltung der aktuellen Übertragungsbeziehung analysiert, indem gleichzeitig alle Formen der Beziehungsgestaltung, wie sie von strukturell gestörten Patienten bekannt sind, untersucht werden. Dazu gehören vor allem interpersonale Abwehrvorgänge, allen voran projektive Identifizierungen sowie Vorgänge, die zu einem *containing* oder einer umweltlichen Schutzfunktion durch den Therapeuten, das heißt zu interpersonalen strukturellen Abhängigkeiten führen.

   Unter *strukturellen Abhängigkeiten* sind solche zu verstehen, bei denen strukturelle Fähigkeiten oder Eigenschaften nicht im eigenen Selbst verankert, sondern auf eine andere Person gleichsam „ausgelagert" sind, mit der Folge, dass das Gleichgewicht nur mithilfe dieses *prothetischen Anderen* aufrechterhalten werden kann.

3. Es wird überprüft, inwieweit der Patient auf situative Herausforderungen mit einer regressiven Einschränkung seiner strukturellen Möglichkeiten (Ich-Regression) reagiert. So wird die therapeutische Aufmerksamkeit darauf ge-

richtet, wann und unter welchen Umständen zum Beispiel die Selbst-Objekt-Differenzierung aufgehoben wird. Wenn strukturelle Auffälligkeiten in diesem Sinn situativ dynamisierbar sind, werden sie nicht mehr als fixierte und unveränderbare Funktionsverluste eingeschätzt; dies ist eine wichtige und wiederkehrende Erfahrung in der Arbeit mit desintegrierten (psychotischen) Strukturen.

Die Analyse von Übertragungsmustern ist nicht auf die gute oder mäßige Integration der Persönlichkeitsstruktur, entsprechend den neurotischen Strukturen im Sinne Kernbergs (1993), beschränkt. Auch für die Formulierung eines Strukturfokus gilt deshalb, dass die aktuelle Beziehung genau untersucht werden muss.

Fall Frau G.
Frau G. schildert im Erstgespräch scheinbar unbeteiligt die auslösenden Belastungen im Vorfeld ihrer *Anorexie*. Dabei spricht sie über den Tod ihrer Tante, die von einer Sterbehilfeorganisation in ihrem Sterben unterstützt worden ist – da diese nicht sterben konnte, habe der Onkel dann noch nachgeholfen. Während die Patientin unbeteiligt bleibt, ist der Untersucher irritiert und erschüttert. Alle Affekte wurden auf ihn projiziert; die Patientin bringt den Untersucher in eine emotionale Unruhe, die sie von sich abhält; der Untersucher hat die Aufgabe, diesen Affekt stellvertretend für die Patientin zu bearbeiten und dann die Betroffenheit und das Entsetzen, auch die Folgen dieser Situation für die Patientin zu formulieren und in Worte zu fassen, um aus dem namenlosen Entsetzen, *nameless dread* (Bion 1995), ein aussprechbares Leid zu machen (projektive Identifizierung).
Frau G. bindet sich in der Therapie an ihre Therapeutin; es entsteht eine die Patientin ängstigende *strukturelle Abhängigkeit*: Frau G. braucht die Sorge der Therapeutin, um sich nicht zu schädigen, um in ersten Schritten für sich sorgen zu können. Sie hat die Funktion der Selbstfürsorge noch nicht in sich verankern können. Die Therapeutin übernimmt noch den Anteil des guten Selbst-Objektes. Nur mithilfe der Therapeutin als *prothetischer Anderen* kann sie sich schützen. Als die Therapeutin in den Urlaub geht, nimmt die Patientin rasch an Gewicht ab, beginnt ein selbstverletzendes Verhalten (Schneiden) und bricht bald nach der Rückkehr der Therapeutin die Behandlung ab.

4. Die strukturellen Einschränkungen werden differenziert, das heißt nach den Dimensionen der Strukturachse der OPD, beschrieben. Es werden also keine pauschalen Aussagen über Strukturniveaus gemacht, sondern im Detail die besonders vulnerablen oder besonders modifizierten Ich-Funktionen herausgearbeitet.

Die Möglichkeit, dass der Patient auf situative Herausforderungen mit einer regressiven Einschränkung seiner strukturellen Möglichkeiten (Ich-Regression) reagiert, wird in Betracht gezogen. So werden strukturelle Auffälligkeiten in ihrer Interaktionsdynamik erhellt und verstanden; strukturelle Auffälligkeiten erhalten so eine genetisch-biografische Dimension.

Diese Differenzierung ist in zwei Hinsichten besonders interessant. Zunächst einmal stellt sich aus einer psychodynamischen Sicht die Frage, warum es bestimmte Merkmale oder Fähigkeiten sind, andere aber nicht, die regressiv verändert werden. Oft genug findet man keine Antwort auf diese Frage. Das ist vor allem dann der Fall, wenn die frühen Entwicklungsprozesse im Dunklen bleiben. Anders verhält es sich, wenn die „Wahl" der Ich-Einschränkung beziehungsdynamisch erhellt werden kann.

Fall Herr K.
Herr K. reagiert auf den Verlust einer Freundin nicht mit Trauer, sondern mit einer kognitiven Verarmung: Er bemerkt bei sich zunächst eine Ungenauigkeit der Erinnerung, dann eine Merkfähigkeitsstörung. Ferner kann er sich beim Lesen nicht mehr konzentrieren, fühlt sich in Gesprächen zunehmend unsicher und nicht in der Lage, den Gesprächsfaden aufrechtzuerhalten. Es liegen bei der Untersuchung keine organischen Ausfälle vor, insbesondere keine demenzielle Entwicklung, auch keine Hinweise auf eine Psychose aus dem schizophrenen Formenkreis. Aus der Familienanamnese ist bekannt, dass der Vater nach einem Hirninfarkt an einer Demenz erkrankt ist, unter deren Auswirkungen der Patient in der Kindheit zu leiden hatte. Die Ich-Regression verläuft auf den Bahnen dieser Symptombildung durch die *Identifikation mit dem Aggressor.*

Zum anderen ist die Differenzierung therapeutisch-praktisch von Bedeutung. Das OPD-System erlaubt es, strukturelle Merkmale nicht nur global, sondern differenziert zu betrachten. Daraus ergeben sich gleichsam strukturelle Stärken und Schwächen, die therapeutisch genutzt werden können. Dies gilt wohl gemerkt nicht nur für Kurz- und Fokaltherapien.

Fall Herr G.
Herr G. hat ausgesprochen große Angst vor dem Kontakt mit anderen; er ist nicht in der Lage, an einer Gruppentherapie teilzunehmen. Er kann beruflich nicht mit anderen in einem Raum zusammenarbeiten. Aber er kann aus der Ferne seiner schizoiden Welt sehr genau beschreiben, wie andere Menschen sind; außerdem verfügt er über eine große Phantasietätigkeit, die zu einer – nicht kommunizierbaren – inneren Reichhaltigkeit führt. Die Stärke des Patienten sind die Beobachtungsgenauigkeit und die innere Lebendigkeit, die Schwäche

die enorme Angst vor Identitätsverlust im Kontakt mit anderen. Die Therapie kann sich mit den Stärken verbünden und dafür sorgen, dass der Patient durch die unbedrohlichen Nähe zum Therapeuten lernt, diese Fähigkeiten auch für das Zusammensein mit anderen zu nutzen.

5. Die Beziehungserfahrungen bilden eine Verstehensgrundlage für die strukturellen Einschränkungen. Diese Verbindung von struktureller Pathologie und Beziehungserfahrung hat Konsequenzen: Die strukturelle Pathologie des Patienten wird als Ausdrucksmöglichkeit des Patienten anerkannt.

   Ich-Stärkung in der Arbeit mit strukturell eingeschränkten Patienten bedeutet, nicht das Defizit, sondern die verbliebene Ich-Leistung auch in der scheinbaren Struktureinbuße zu würdigen, solange diese als dynamisch aufgefasst werden kann. Wenn das nicht der Fall ist, dann ist es immerhin möglich, die Lebensformen des Patienten unter der Last der Ich-Einschränkungen zu würdigen, also die adaptiven Fähigkeiten herauszustellen.

Fall Frau Sch.
Frau Sch. wirft alle Therapievereinbarungen immer wieder über den Haufen und gefährdet sich in jeder Hinsicht massiv durch promiskuöses und inzestuöses sexuelles Agieren, durch Drogeneinnahmen und durch konkrete Selbstverletzungen. Eine Therapie erscheint aussichtslos. Das Arbeitsbündnis wird immer wieder neu geschlossen, woraufhin es jedes Mal aufs Neue zerstört wird. Schließlich bleibt dem Therapeuten nichts anderes übrig, als – vereinbarungsgemäß – die Therapie zu beenden. Er tut dies, indem er der Patientin aufzeigt, dass sie mit großer Kraft das Therapiebündnis bekämpft hat, und bringt sein Bedauern zum Ausdruck, dass sie diese große Energie, gegen die er nichts auszurichten vermochte, nur gegen sich verwenden konnte. Frau Sch. nimmt augenscheinlich nur den „Rausschmiss“ wahr und geht im Zorn. Wenige Wochen später kommt sie wieder und berichtet, dass sie bei dem Abschlussgespräch zum ersten Mal das Gefühl der „Selbstwirksamkeit“ hatte, das Gefühl, etwas bewegen und bewirken zu können, und sie hier anknüpfen wolle.

   Damit wird die Haltung der Wertschätzung der Patientin selbstverständlich, sie ist kein zusätzlicher therapeutischer Akt.

6. Der Weg der therapeutischen Arbeit ist *bidirektional*: Der Therapeut erschließt die strukturellen Defizite als (biografisch *und* situativ erhellbare) Antworten (der Weg von der Genese zur Ich-Modifizierung), bearbeitet aber die Einschränkungen erst einmal im Hier und Jetzt und interaktionszentriert (Rudolf 2002), um dadurch den Patienten überhaupt in die Lage zu versetzen, sich und andere zu verstehen.

Auf der einen Seite versteht der Therapeut in der PAKT die Struktureigentümlichkeiten von ihren Bedingungen her, auf der anderen Seite geht er mit dem Patienten von den Einschränkungen aus, um – an ihrer Erweiterung arbeitend – mehr Erkenntnisse, auch über die Genese der Störung, zuzulassen. An dieser Unterscheidung zwischen dem therapeutischen Verständnis und der therapeutischen Realisierbarkeit, also simultanen Bearbeitbarkeit, ist festzuhalten. Beide Schritte können formal sowie äußerlich auseinander gehalten werden, etwa dann, wenn in einer Intervalltherapie zunächst ein Strukturfokus und später in einem zweiten Therapieschritt ein Konfliktfokus bearbeitet wird. Die Veränderung des Behandlungsschwerpunktes kann prinzipiell auch im Rahmen der gleichen Therapie erfolgen. Allerdings ist nicht davon auszugehen, dass strukturelle Auffälligkeiten so rasch zu bearbeiten sind, dass sich ein schnelles Verständnis des Konfliktes ergibt.

7. Im zeitlich befristeten Setting einer PAKT wird nicht davon ausgegangen, dass eine grundlegende Strukturveränderung erreicht werden kann. Erwartet wird allerdings, dass der Patient durch die Therapie in die Lage versetzt wird, von den besonders wichtigen strukturellen Einschränkungen zumindest einen Teil wahrzunehmen und als Problem in dem eigenen Leben kognitiv zu realisieren. PAKT schafft also Voraussetzungen für die Arbeit am Problem, bearbeitet dieses aber nicht selbst in einem ausreichenden Maße.

   So erklärt sich, dass die Zielsetzung stationärer oder teilstationärer Psychotherapie, die häufig nichts anderes ist als eine PAKT unter besonderen Bedingungen, im Klinikalltag realistisch formuliert wird, wenn davon gesprochen wird, dass die Behandlung die Patienten fähig machen soll, eigenmotiviert eine ambulante Therapie aufzunehmen – bei näherer Betrachtung ist dies durchaus ein großes Ziel.

8. In der strukturbezogenen Kurz- und Fokaltherapie wird als Fokus ein strukturbezogenes Ziel, ein Strukturfokus, gewählt.

   Was verstehe ich unter Strukturfokus? Als Beispiel sei an alexithyme Einschränkungen der Affektwahrnehmung gedacht. Beim alexithymen Patienten kann es nicht darum gehen, in der Psychotherapie schwer wiegende Belastungen anzusprechen. Es steht kein seelischer Raum zur Verfügung, der zur Konfliktaufarbeitung in der Therapie genutzt werden könnte. Aus Abwehrgründen ist er kollabiert – genau das ist aber auch das Problem. Übende Verfahren, die auch ein kognitiv-verhaltenstherapeutisches Angebot durchführen kann, helfen vielleicht bei der Affektidentifizierung. Nehmen wir das *DBT-Training* (*dialectical behavior therapy*; DBT), das sich meines Erachtens durch eine Versachlichung der Affekte zu einer Kognitivierung des affektiven Beziehungserlebens auszeichnet. Das ist eine große Hilfe, weil es das Gefühl der Ich-Stärke erhöht, den *sense of mastering*: auch Gefühlsstürme sind zu beherrschen. Die beiden großen Nachteile im Vergleich zu psychodynamischen Therapien sind:

- Der Affekt wird aus dem Beziehungserleben isoliert, in das er eingebunden ist. Die kognitive Affektidentifizierung gleicht einer Trockenübung, durch die die Affektqualität verändert wird. Psychodynamische Therapien sprechen den beziehungsbezogenen Affekt an.
- Die Affektisolierung wird als Defizit angesehen, das es zu korrigieren gilt. Damit wird der Schutzcharakter übersehen, meistens mit der – vergleichsweise – harmlosen Folge, dass sich nichts wirklich ändert, selten aber auch mit der Folge einer Dekompensation.

Der Fokus für eine psychodynamische Kurztherapie beim alexithymen Patienten könnte also davon ausgehen, dass das schwerwiegendste Problem der Zugang zu den eigenen Emotionen ist, dass diese affektive Selbstabschaltung einen Hintergrund hat, der benannt werden kann. Der Strukturfokus ließe sich für einen schizoiden Patienten mit erheblichen, durch frühe Traumatisierungen bedingten Nähe-Distanz-Konflikten entsprechend benennen, genauso für einen Borderline-Patienten, der sich der Selbst-Objekt-Grenzen immer wieder vergewissern muss.

Rudolf gibt ein sehr schönes Beispiel für die „Änderungsrichtung“ in einer Therapie

„Der Patient sichert sich ängstlich-kontrollierend gegen die Objekte ab, indem er Beziehungen, Affekte und alles Konflikthafte ausblendet. So wirkt er wie in einem Panzer gefangen und hinter seinen Möglichkeiten zurückbleibend. Er müsste sich erlauben können, sich seinen eigenen Gefühlen auszusetzen, die damit verbundenen Bedürftigkeiten kennen zu lernen und die daran geknüpften Ängste (...) auszuhalten, um an die Möglichkeiten seines individuellen Selbst (...) heranzukommen.“ (Rudolf 2002, S. 255).

9. Deutungen unter den Voraussetzungen struktureller Pathologie.

Wird in der PAKT gedeutet? Wie immer, so auch hier, kann die Formulierung einer grundsätzlichen Regel, ohne dass ihr theoretischer Hintergrund thematisiert würde, zu Missverständnissen führen. Es kann auf diese Frage sowohl mit „Ja“ wie auch mit „Nein“ geantwortet werden; ohne Kenntnis der Gründe wäre dies verwirrend. Ja, es wird gedeutet, aber nur insofern, als die Deutung dem Verstehenshorizont des Patienten angemessen sein muss. Psychoanalytische Deutungen setzen entweder einen triangulären Verstehensraum voraus oder sie schaffen ihn. Wenn beides nicht möglich ist, überfordern Deutungen die strukturell gegebenen Möglichkeiten und führen zu der Verwirrung, vor der zum Beispiel Grande (2002) eindringlich gewarnt hat. An die Stelle der Deutung tritt vielmehr das Prinzip der *Benennung*. *„Diese verknüpft zwei Pole: das innere, noch unbenannte Phänomen und den Namen. Ein Name ist mehr als ein Wort. Es ruft ein Individuelles auf, indem es beim Namen nennt, sodass es von da an erkannt werden kann als das, wer oder was es ist. Es kann für das Subjekt eine Offenbarung sein, etwas als das zu erkennen, was es ist (...). Die Benennung ist der erste Schritt für die Bewältigung des bis dahin Unfassbaren, Ungefassten, denn von nun an ist Umgang damit möglich.“* (Klüwer 2000, S. 308). Benennungen sind unter den Bedingungen nicht-triangulierter und nicht-triangulierbarer Strukturen die einzig möglichen Deutungsformen oder besser Deutungsvorläufer.

Weitere Merkmale einer Kurz- und Fokaltherapie bei strukturell gering integrierten Patienten

In ihrem hervorragenden Buch zur psychodynamischen Kurztherapie widmen Messer und Warren (1995) der Behandlung der so genannten *schwierigen Patienten* ein eigenes und ausführliches Kapitel. Sie formulieren einige typische Behandlungsprobleme mit schwierigen Patienten: Das Knüpfen eines Therapiebündnisses ist erschwert; die Möglichkeit, Vertrauen in andere zu investieren, ist unter Umständen Teil der Störung und bezieht das Vertrauen in die Therapie und den Therapeuten mit ein. Eine Unterscheidung zwischen therapeutischer und realer Beziehung kann nicht vorausgesetzt werden. Die Impulskontrolle ist schlecht, damit ist ebenfalls die Gefahr der Zerstörung des therapeutischen Raums durch *acting out behaviour* größer. Die Trennungsängste, die in den Kurztherapien mobilisiert werden können, provozieren bei den Patienten mit geringer struktureller Integration unter Umständen traumatische Erfahrungen von Beziehungsabbrüchen, vor denen sich die Patienten wiederum schützen müssen, indem sie selbst die Behandlung beenden oder jede Intensivierung der therapeutischen Beziehung vermeiden.
Sie schlagen als Konsequenz einen Wechsel der Technik vor und halten Ich-Stützung, supportive Techniken (Ratschlag, Ermutigung etc.) für notwendig. Der Fokus solle modifiziert werden; es sei sinnvoll, ihn auf die unmittelbare, gegenwärtige Situation des Patienten zu verengen. Das kann beispielsweise heißen, dass bei der Behandlung eines Patienten nicht die gesamte Beziehungspathologie, wie die Spaltungsneigung und die Angst vor dem Bindungsverlust, formuliert wird, sondern nur die gegenwärtig bedrückende Ablösungskrise beim Auszug aus dem Elternhaus. Der Anspruch der Therapie wird also bescheidener und die Arbeit an der Übertragung steht zurück.

So richtig die konkrete Benennung im praktischen Ergebnis sein kann, so missverständlich ist diese, wenn sie als Regel und Empfehlung gegeben wird, ohne den Kontext zu berücksichtigen. Und der Kontext ist ähnlich zu bestimmen, wie dies im vorigen Abschnitt bereits für die Deutung erfolgt ist. Strukturelle Pathologie wirkt sich auf die Bindungsfähigkeit und die Einbindung in die Therapie aus. Wenn die Therapie also gar nicht zustande zu kommen droht, wird der Fokus (z. B. der Bindungsängste) sich ganz auf das Hier und Jetzt, ganz auf das Zustandekommen des Arbeitsbündnisses richten. Dabei sind alle Maßnahmen sinnvoll, die es erlauben, dass das Arbeitsbündnis zustande kommt – aber nur die Maßnahmen, die miteinander reflektierbar sind. Supportive Maßnahmen können gerade in diesem Zusammenhang gefährlich sein, indem – aus der Sicht des Patienten – das Vertrauen quasi erschlichen beziehungsweise der Argwohn des Patienten unterlaufen wird, er sich also durch *freundliche Stützung* in eine Beziehung hineingezogen fühlt. Sehr gut hingegen ist die Situierung im Behandlungsfeld, die Messer und Warren (1995) reflektieren. Die Therapie sucht Verbindungen; sie situiert sich in einem Behandlungsumfeld. Das hat zur Konsequenz, dass gleichzeitig laufende andere Therapien (z. B. körperorientierte oder sozialtherapeutische Behandlungen) unterstützt und vernetzt werden oder wichtige Bezugspersonen in die Therapie eingeschlossen werden können. Auch die Unterstützung des Durcharbeitens durch Selbsthilfegruppen und soziale Organisationen wird nicht abgewehrt, sondern gesucht.

Besonders wichtig erscheinen die Modifikationen der Beendigung; eine Zeitlimitierung kann nicht strikt durchgehalten werden. Eine Verlängerung, im Falle aktueller Krisen, kann durchaus von vornherein einkalkuliert werden. Zu überprüfen ist die Option, die Therapie auszuschleichen oder eine intermittierende Wiederaufnahme der Therapie am Ende in Aussicht zu stellen. Schließlich ist die Fortführung in einem längerfristigen Setting immer zu überdenken.

Repetitorium zur strukturbezogenen Kurz- und Fokaltherapie

- Strukturelle Pathologie wird auf ihre *Genese* hin untersucht (Störungen des Bindungsangebots, Traumatisierungen o. Ä.).
- Ein *vollständiger Strukturfokus* kann gebildet werden, wenn es gelingt, die strukturellen Auffälligkeiten in ihrer Genese zu verstehen. Ein *deskriptiver oder beschreibender Strukturfokus* dient der (detaillierten) Diagnostik der strukturellen Schwäche.
- Strukturelle Pathologie wird auf ihren Einfluss der *Gestaltung der aktuellen Übertragungsbeziehung* hin untersucht.
- Es wird berücksichtigt, dass die Einschränkung der strukturellen Möglichkeiten durch Regression (*Ich-Regression*) entstehen kann.
- Die strukturellen Einschränkungen werden *differenziert*, das heißt nach den Dimensionen der Strukturachse der OPD beschrieben.
- Die strukturelle Pathologie des Patienten wird als *Ausdrucksmöglichkeit* des Patienten anerkannt.
- Ich-Stärkung bedeutet, die verbliebene *Ich-Leistung* auch in der scheinbaren Struktureinbuße zu würdigen.
- Der Weg der therapeutischen Arbeit ist *bidirektional*: Der Therapeut erschließt die strukturellen Defizite als (biografisch *und* situativ erhellbare) Antworten, bearbeitet aber die Einschränkungen im Hier und Jetzt interaktionszentriert.
- Ziel der PAKT kann es sein, dass der Patient von den besonders wichtigen strukturellen Einschränkungen etwas wahrnimmt.
- An die Stelle der Deutung tritt das Prinzip der Benennung.

Kurz- und Fokaltherapie als Intervalltherapie

Die folgenden Überlegungen sind durch klinische Erfahrungen in stationären und teilstationären Settings motiviert (Küchenhoff 1998). Immer wieder haben wir die Erfahrung gemacht, dass Patienten die Therapie regulär beendeten, sich aber noch nach einigen Jahren wieder mit dem dringenden Wunsch meldeten, die Behandlung bei uns weiterzuführen. Die Ergebnisse dieser Zweitbehandlungen waren erstaunlich positiv und das Konzept der Intervalltherapie ist uns dadurch wichtig geworden.

Intervallbehandlungen wurden in der psychotherapeutischen Literatur bislang selten konzeptualisiert. Früh haben sich Heigl-Evers und Heigl (1972) mit dieser Thematik befasst; zuletzt hat sie, verbunden mit der Diskussion weiterer Literatur, Lachauer (2002) aufgegriffen, allerdings vor allem auf Erfahrungen mit ambulanten Therapien bezogen. Lachauer (2002) hat fünfzehn Patienten über Behandlungszeiträume zwischen sechs und zwölf Jahren behandelt. Dabei war die Behandlungszeit in drei bis sieben unterschiedlich lange Perioden von einigen Wochen bis Monaten aufgeteilt. Die Frequenz variierte, die Sitzungsanzahl reichte von ein- bis dreihundert Sitzungen in der ganzen Zeit. Dabei waren die Intervalltherapien nicht geplant, sondern hatten sich aus inneren oder äußeren Beweggründen ergeben. Als Voraussetzungen für das Gelingen der Intervallbehandlungen hält Lachauer (2002) fest, dass die Patienten nur dann profitierten, wenn sie über ein hohes Maß selbstanalytischer Fähigkeiten verfügten. Interessant ist auch die Beschreibung, dass die Patienten nach Ende der ersten Phase den Kontakt innerlich, manchmal auch äußerlich, durch Briefe etwa, aufrechterhielten, dass aber niemals ein alltäglicher Normalkontakt entstand, der die therapeutische Arbeitsbeziehung infrage gestellt hätte.

Die Intervalltherapie als Therapieform wirft einige wichtige grundsätzliche Fragen auf, die bislang noch nicht oder nicht vertiefend behandelt worden sind:

1. Auflösung starrer zugunsten flexibler Settings – primär festlegende oder adaptive, prozessorientierte Therapieplanung

   Die Frage nach dem Ende von Kurztherapien ist zugleich die Frage, wie es nach dem Ende der Therapien weiter gehen wird. Muss, wenn keine äußeren Gründe es erzwingen, eine Therapie wirklich nach etwa dreißig oder vierzig Stunden beendet sein? Was hindert daran, die Therapie noch weiterzuführen, wenn beide Seiten – Patient wie Therapeut – wollen und können? Die Versuchung ist groß, das einmal vereinbarte Setting aufzuweichen und doch zu verlängern. Die Frage wirkt auf die Ausgangsfrage zur Vereinbarung von Kurztherapien zurück:

Ist die Vereinbarung eine Notlösung gewesen? Gab es Gründe der Reduktion, äußere wie innere, die nicht mit der Wertschätzung des Settings verbunden sind, sondern mit anderen Faktoren (z. B. die Ambivalenz des Patienten einer Therapie oder dem Therapeuten gegenüber, die Ambivalenz des Therapeuten dem Patienten gegenüber)? Wenn das Setting bewusst und frei gewählt worden ist, dann wird die Frage nach der Beendigung leichter zu stellen sein. Das Ende ist wesentlicher Teil des Settings und die Vorbereitung des Endes macht eine zentrale Arbeitsanforderung in der Therapie aus; das bedeutet gleichzeitig, dass auf dieses so bearbeitete Ende nicht „leichtfertig" verzichtet werden wird. Was aber, wenn eine Weiterführung dennoch sinnvoll erscheint und durchführbar ist? Hier bietet sich die Intervalltherapie an: Angekommen an einem *Etappenziel*, kann es sinnvoll sein, das Erreichte erst einmal im Leben umzusetzen, um zu einem späteren Zeitpunkt weiterzumachen und neue Fragen zu erkunden. Die Wiederaufnahme der Therapie hat zwei Vorteile gegenüber der direkten Weiterführung. Sie erlaubt zum einen, die lebenspraktische Umsetzung zu erproben, ohne die Rückendeckung der Therapie; zum anderen erlaubt sie, das Setting durchzuhalten, also sich nicht vor der Beendigung zu drücken.
Adaptiv ist die in der Prozessplanung aufgeworfene und dann getroffene Entscheidung für eine Weiterführung nur dann sinnvoll, wenn im Fortgang der Kurztherapie klar wird, dass eine Langzeittherapie indiziert ist. Mit anderen Worten: Eine Verlängerung der Kurztherapie ist nur in seltenen Fällen anzustreben; allzu oft ist sie aus Verlegenheit oder aus Versäumnis (der Trennungsarbeit) geboren. Die Umstellung auf eine Langzeittherapie ist das Ergebnis einer neuen Indikationsstellung, einer veränderten Therapieindikation, und kann als Settingänderung bearbeitet werden.

2. Problem der Auflösung der Übertragung

Gründe, mit der Zeit der Kurztherapie nicht zurechtzukommen und eine Verlängerung zu erwägen, können in der schlechten Auflösung der Übertragung liegen. Der Grat ist schmal, der den Befund einer unsorgfältigen Analyse des Widerstands gegen die Auflösung der Übertragung von der bewussten Aufrechterhaltung der Beziehung über das Ende der Therapie hinaus trennt. Der Therapeut steht als Halt gebendes Objekt auch dann noch in der inneren Welt des Patienten zur Verfügung, wenn die Therapie bereits beendet ist, der Patient hingegen noch keine Objektkonstanz und somit keine stabilen inneren Objekte erreicht hat. Die *umwandelnde Verinnerlichung* (Kohut 1981) der therapeutischen Erfahrung hat in diesem Fall nicht stattgefunden, und der Therapeut wird als weiterhin real erreichbares Objekt benötigt. Es muss also sorgfältig unterschieden werden, ob die Auflösung der Übertragung realistischerweise erreicht werden kann oder ob sie für den begrenzten Zeitrahmen überhaupt ein sinnvolles Ziel ist.

Mit der am Ende der ersten Therapie vereinbarten oder zumindest als Möglichkeit akzeptierten Wiederaufnahme der Therapie nach einiger Zeit bleibt der Therapeut als „Weggefährte" präsent. Das kann außerordentlich hilfreich für Patienten sein, die diese imaginäre Beziehung zum Therapeuten als Übergangsobjekt brauchen.

3. Nähe-Distanz-Regulation – das Atemholen in der Therapie

Für Menschen, die – im Sinne der OPD – an Abhängigkeits-Autonomie-Konflikten leiden, kann die Aussicht, die Therapie nach einer Weile beenden zu können, ohne den Therapeuten unbedingt für immer zu verlieren, eine Voraussetzung dafür sein, sich überhaupt auf diese einlassen zu können. Andernfalls fühlt sich der Patient zwischen der Scylla einer zu nahen, in Abhängigkeit pressenden Beziehung und der Charybdis des Fallengelassen-Werdens, nachdem er sich endlich eingelassen hatte, zerrieben. Durch die Vereinbarung eines Intervallsettings könnte sich ein Ausweg ergeben, der die Autonomie in jeder zwischenmenschlichen Intervention zu bewahren hilft, da Menschen mit schweren Autonomie-Abhängigkeits-Konflikten den Vereinbarungen mehr als der empathischen Zusammenarbeit vertrauen, ohne dabei die Abhängigkeit völlig zu ignorieren.
Wenn Neidgefühle zu negativen therapeutischen Reaktionen führen könnten, ist das Intervallsetting ebenfalls hilfreich, da es der Abwehr von Dankbarkeitsgefühlen entgegenkommt. Die Leistung des Therapeuten wird relativiert, während die Selbstständigkeit des Patienten gefordert ist. Er selbst kann das Gefühl haben, allein im Leben weiterzukommen und nicht der Hilfe des Therapeuten ausgeliefert zu sein.
Die genannten Gesichtspunkte führen zu einer von Lachauer (2002) abweichenden Indikationsstellung. Dieser hatte vorausgesetzt, dass die Patienten in der Lage sein müssen, die analytische Reflexion selbständig fortzuführen. Ich meine, dass auch auf der anderen Seite des Spektrums – bei Menschen mit schweren Beziehungsstörungen – Intervalltherapien sinnvoll sind.

Repetitorium zur Kurz- und Fokaltherapie als Intervalltherapie

- Die Vorbereitung des Endes ist eine zentrale Arbeitsanforderung in der Kurztherapie.
- Wenn eine Weiterführung der Therapie sinnvoll ist, kann sich die Intervalltherapie anbieten.
- Durch die Intervallplanung wird die Beendigungsphase der ersten Therapie nicht gestört, das Erreichte wird erst einmal lebenspraktisch umzusetzen sein, um zu einem späteren Zeitpunkt neue Fragen zu bearbeiten.
- Eine Intervalltherapie sollte nicht erwogen werden als Ersatz für eine mangelhafte Auflösung der Übertragung oder als Ausgleich für eine mangelhafte Bearbeitung der Trauer über den Abschied.
- Intervalltherapien sind indiziert für: bindungsfähige Patienten, die längere Therapiepausen überbrücken und nutzen können, aber auch für Patienten mit Abhängigkeits-Autonomie-Konflikten, deren prekäre Bindungsfähigkeit durch die Aussicht auf eine langfristige Therapie überfordert wäre.

Störungsspezifische psychodynamische Kurzzeitpsychotherapien

Störungsspezifisch zu behandeln ist eine Forderung der letzten Jahre, der sich auch die psychoanalytischen Verfahren nicht entziehen können, obgleich sie in ihrem Vorgehen nicht störungsspezifisch konzipiert sind (zur Problematik des Ansatzes Küchenhoff 2001). Die Forderung macht auch vor den Kurz- und Fokaltherapien nicht Halt; richtiger wäre es zu sagen, dass psychodynamische Ansätze gerade in den Kurz- und Fokaltherapien eine Möglichkeit sehen, spezifische Vorgehensweisen mit psychoanalytischen Grundgedanken zu verknüpfen.
Geben wir ein Beispiel: Scheidt (2002) hat in jüngster Zeit das Programm einer störungsspezifischen psychodynamischen Kurzzeitpsychotherapie somatoformer Schmerzstörungen vorgelegt. Die Therapie, die fünfundzwanzig Stunden umfasst, ist, wie aus Tabelle 3.2 ersichtlich, in vier Phasen eingeteilt, die spezifischen Aufgaben gewidmet sind.
Nun fällt auf, dass in diesem Schema keine spezifischen Maßnahmen, sondern nur die inhaltlichen Ausformungen des Schemas aufgeführt sind. Das Schema ist im Wesentlichen der von Luborsky manualisiert ausgearbeiteten *supportive-expres-*

Tab. 3.2 Phasen in der Kurztherapie von Schmerzstörungen.

Phasen (Therapiestunden)	Aufgaben
Vorbereitung	• Motivierung • Diagnostik • Indikation • Aufklärung • Therapievertrag
Eröffnungsphase (1–6)	• Entwicklung der Arbeitsbeziehung • Aufbau aktiver Bewältigungsstrategien • erste Verknüpfungen Körpersymptom – affektiver Kontext
Hauptphase (7–22)	• Verbesserung der Wahrnehmung von Emotionen und ihre Verknüpfung mit interpersonellen Erfahrungen • Unterstützung und *containing* • Deutung • Bearbeitung des zentralen Beziehungskonfliktes, auch innerhalb der Übertragung
Beendigung (23–25)	• Trennung, Loslösung und Vorbereitung des weiteren Vorgehens

sive therapy entlehnt (Luborsky et al. 1995). Luborsky und Mitarbeiter haben eine störungsspezifische Anwendung in der Therapie von Kokainsüchtigen vorgestellt. Zentrale Elemente des Ansatzes sind (Levenson et al. 2002, S. 121ff):

- stützende, die Arbeitsbeziehung fördernde Interventionen: Dies gilt vor allem in der Anfangsphase, die dazu dient, den Patienten zu involvieren, ein Interesse an den Zusammenhängen zu vermitteln, ihn ernst zu nehmen und ihm dadurch die Möglichkeit zu geben, sich selbst ernst zu nehmen. Dazu gehört ebenfalls das Vermeiden von Abwertungen des Patienten oder seiner Verhaltensstörung;
- die Arbeit mit der Beziehung, auch der Übertragungsbeziehung, anhand eines klar umschriebenen Beziehungskonzeptes: Luborsky hat das *core conflictual relationship theme* (CCRT), das Thema des *zentralen Beziehungskonfliktes* (ZBKT) beschrieben, das es erlaubt, Beziehungsformen zu erfassen. Dabei werden unterschieden:
  - der (zentrale) Wunsch des Patienten;
  - die Antwort der anderen, die der Patient erwartet oder zu erwarten gelernt hat;
  - die eigene Antwort, die eine Reaktion darauf ist, dass die eigenen Wünsche nicht von anderen erfüllt werden; dazu gehört auch die Beschreibung dessen, was der Patient selbst dazu beiträgt, dass er nicht das erhält, was er ersehnt, beziehungsweise die Art, wie er dafür sorgt, dass andere weiterhin so negativ auf ihn reagieren, wie er das befürchtet oder erwartet.

Die Anliegen des Patienten sind oft außerhalb der Reichweite einer Psychotherapie angesiedelt, wenn der Patient zum Beispiel nach langer Arbeitslosigkeit eine Stelle sucht. Dieses Anliegen muss dann erst mit einem zentralen Beziehungskonflikt-Thema verbunden werden, um bearbeitbar zu sein.

In der mittleren Phase der Behandlung sollte es möglich sein, die Drogenrückfälle mit Beziehungserfahrungen zu verbinden. Dies gilt auch und besonders für die therapeutische Beziehung. Der Patient sollte sich schließlich selbst die Frage stellen können, was sein Rückfall mit der Entwicklung der therapeutischen Beziehung, also mit Ereignissen und Gesprächsthemen innerhalb der Therapie zu tun hat. Außerdem sollte das ZBKT benutzt werden, um herauszufinden, warum der Patient trotz Motivation und Einsicht am Abusus festhält, zum Beispiel indem er an einer negativen Sicht der Reaktion anderer festhält und sich bei jeder Gelegenheit entwertet und schlecht behandelt fühlt etc. Schließlich kann das ZBKT benutzt werden, um zu beschreiben, warum es so schwer gelingt, ein drogenfreies Leben aufzubauen, denn die Vorstellung eines Lebens ohne Drogen sind unmittelbar mit der (erwarteten, erhofften oder befürchteten) Veränderung der Beziehungen verbunden.

Spezifisch sind jeweils die Elemente, die sich auf die Behandlung der Symptomatik selbst beziehen oder mit charakteristischen Verhaltens- und Beziehungsauffälligkeiten befassen:

- Für somatoforme Störungen spielen die Widerstände oder Motivationsprobleme eine besondere Rolle. Jeder, der Patienten mit somatoformen Störungen behandelt, weiß, dass es aus diesem Grund schwierig ist, somatoforme Patienten zu einer Therapie zu motivieren. Die mangelnde Einsicht in psychosomatische Zusammenhänge gehört in der ICD-10 nicht von ungefähr zur Definition des Krankheitsbildes.

- Für drogenabhängige Patienten bedarf es während der Therapie eines aktiveren Vorgehens, zum Beispiel wenn die Patienten es versäumen, in die Sitzungen zu kommen. Die Bearbeitung der Verletzung des therapeutischen Rahmens ist dabei ebenso wichtig wie die Wahrung des Rahmens.
- Die supportiven Elemente des Therapieprogramms müssen störungsspezifisch adaptiert werden. Psychoedukative Maßnahmen können wichtig werden. So ist es in der Therapie von somatoformen, autonomen Schmerzstörungen bedeutsam, über die Pathophysiologie des Schmerzes aufzuklären und darauf hinzuweisen, dass Schmerz immer eine genuine psychosomatische Erfahrungsdimension ist.
- Manchmal sind Maßnahmen während und nach der Therapie zu empfehlen, die das Kurzzeit-Therapieangebot ergänzen, also nicht selbst Teil der Therapie sind, aber als flankierende Maßnahme wichtig, so zum Beispiel das Empfehlen von Selbsthilfegruppen bei Alkoholikern.
- Bei Suchterkrankungen oder bei selbstverletzenden Verhaltensweisen muss der Bearbeitung von Rückfällen und der Verbindung zwischen Beziehungsproblemen, wie sie durch das zentrale Beziehungskonflikt-Thema dargestellt werden, sowie den Rückfällen besondere Aufmerksamkeit gewidmet werden.

Die Aufzählung ließe sich beliebig fortsetzen, da das Spektrum der spezifischen Störungen sehr weit ist.
Als Bausteine eines allgemeinen Konzepts störungsspezifischer Kurzzeittherapien können festgehalten werden:

- Indikationsstellung und klare Therapievereinbarungen;
- phasenspezifisches Vorgehen in der Therapie;
- Anfangs- oder Motivationsphase;
- Bearbeitungsphase;
- Beendigungsphase mit Planung der weiterführenden Maßnahmen;
- Wechsel von supportiven Maßnahmen, die vor allem die Qualität der therapeutischen Arbeitsbeziehung unterstützen, mit deutenden Maßnahmen;
- Erfassen der Beziehungsmuster nach einem klaren Konzept (z. B. ZBKT);
- Verbinden der Symptomgenese, des Aufrechterhaltens der Symptomatik und der Angst vor Veränderung mit den zentralen Beziehungskonflikten;
- Einbeziehen der Übertragung in die Beziehungsarbeit;
- störungsspezifische kognitive und handlungsorientierte Therapiebausteine;
- psychoedukative Techniken;
- strukturierende und aktive Vorgehensweisen;
- Reflexion der störungsspezifischen kognitiven und handlungsorientierten Therapiebausteine in Bezug auf die aktuelle therapeutische Beziehung;

- Kooperation mit anderen Therapeuten oder therapeutischen Institutionen (vernetztes Vorgehen in der Therapie).

Störungsspezifische psychodynamische Kurz- und Fokaltherapien tendieren zu einer Verfahrensintegration. Sie nutzen psychoedukative und kognitiv-behaviorale Elemente, beziehen diese aber auf Beziehungserfahrungen als das zentrale Element der therapeutischen Arbeit. Wenn die Wortbedeutung von „integer" ernst genommen wird, nämlich dass etwas Neues durch Zusammenfügen der Elemente entsteht, so ist dies nur bedingt richtig und zwar aus mehreren Gründen: Zum einen sind die Elemente nicht gleichberechtigt; die zusätzlichen Maßnahmen werden dort, wo man sie braucht, zur psychodynamischen Therapie hinzugezogen. Deshalb können sie zu den psychodynamischen Therapien gezählt werden. Zum anderen ist der Anspruch, eine integrative Therapie zu entwickeln, zu hoch; die wirkliche Integration von Verfahren verlangt ein neues theoretisches Konzept, dass aus der Zusammenstellung verschiedener Bausteine entsteht. Das ist hier – und auch an den meisten anderen Orten, wo eine integrative Therapie behauptet wird – noch nicht geleistet.
Mit diesen kritischen Anmerkungen ist nichts gegen die Qualität der störungsspezifischen Ansätze gesagt, nur gegen eine falsche Begrifflichkeit oder eine (theoretische) Überschätzung der Verfahren. In der Praxis sind sie hilfreich und für den praktischen Umgang mit zahlreichen Störungen nützlich. Sie erlauben einen guten und ausbaufähigen Kompromiss; es wurde angedeutet (und ließe sich in einer eigenen Monografie ausbauen), dass der Rahmen einer psychodynamischen, beziehungsorientierten Verfahrens, der störungsübergreifend gültig ist, sich mit der spezifischen, durch die jeweilige Störung gegebenen Therapieanforderung verbinden lässt. Es wäre dann ein allgemeines Muster für die jeweilige konkrete Störung auszuarbeiten, wie dies weiter oben für somatoforme Schmerzstörungen und für Abhängigkeitserkrankungen ansatzweise erfolgt ist.

Repetitorium zu störungsspezifischen psychodynamischen Kurzzeitpsychotherapien

Bausteine eines allgemeinen Konzepts störungsspezifischer Kurzzeittherapien

- Indikationsstellung und klare Therapievereinbarungen;
- phasenspezifisches Vorgehen in der Therapie;
- Anfangs- oder Motivationsphase;
- Bearbeitungsphase;
- Beendigungsphase mit Planung der weiterführenden Maßnahmen.

Allgemeine Techniken bei störungsspezifischen Kurzzeittherapien

- Wechsel von supportiven Maßnahmen, die vor allem die Qualität der therapeutischen Arbeitsbeziehung unterstützen, und deutenden Maßnahmen;
- Erfassen der Beziehungsmuster nach einem klaren Konzept (z. B. OPD);
- Verbinden der Symptomgenese, des Aufrechterhaltens der Symptomatik und der Angst vor Veränderung mit den zentralen Beziehungskonflikten;
- Einbeziehen der Übertragung in die Beziehungsarbeit;
- störungsspezifische kognitive und handlungsorientierte Therapiebausteine;
- psychoedukative Techniken;
- strukturierende und aktive Vorgehensweisen;
- Reflexion der störungsspezifischen kognitiven und handlungsorientierten Therapiebausteine in Bezug auf die aktuelle therapeutische Beziehung;
- Kooperation mit anderen Therapeuten oder therapeutischen Institutionen (vernetztes Vorgehen in der Therapie).

Teil IV Praktisches Vorgehen in der PAKT

Therapieregeln der PAKT

Die wichtigsten in den Teilen II und III vorgestellten Anleitungen für die Durchführung einer Kurz- und Fokaltherapie, die struktur- und konfliktbezogen vorgeht, sich einer psychoanalytischen Denkweise verpflichtet fühlt und dabei das große Wissen der Psychoanalyse adaptiv den Umständen sowie Zielen angemessen entfaltet, soll nun in einfachen Merk- und Regelsätzen zusammengefasst werden. Diese Anweisungen können als Orientierungshilfen vor und während einer Kurz- und Fokaltherapie benutzt werden.

Diagnostik

1. Die deskriptive und psychodynamische Diagnostik stellen keine Gegensätze dar, sondern ergänzen einander. Voraussetzung für die Möglichkeit, eine psychodynamische Diagnostik zu erstellen, ist eine deskriptive Diagnostik.
2. Die klassifizierende psychiatrische Diagnostik nach ICD-10 oder DSM-IV ist die gegenwärtig gültige Konvention zur Beschreibung seelischer Störungen. Auch wenn diese aus psychodynamischer Sicht viele Defizite aufweist, ist sie unumgänglich. Wichtig ist es, diese Diagnostik nicht nur als lästige Pflicht einzusetzen, sondern ihre positiven Möglichkeiten zu nutzen. Hierzu gehören die genaue Erfassung von Beschwerden und Symptomen sowie eine einheitliche Sprachregelung im Umgang mit Leiden und Krankheit, die allgemein verstanden wird.
3. Die psychiatrische Diagnostik ist allerdings keineswegs ausreichend. Sie muss durch eine genaue und angemessene psychodynamische Diagnostik ergänzt werden. Beide verlangen eine unterschiedliche Haltung: Die psychiatrische Diagnostik erfordert eine explorative Haltung, die psychodynamische Diagnostik eine erlebens- und subjektzentrierte Ausrichtung. Der Therapeut muss zwischen beiden Haltungen wechseln können.
4. Was sind die Bestimmungsstücke der offenen, subjekt- und erlebenszentrierten Haltung psychodynamischer Diagnostik? Dazu gehören:
   - Der Patient soll selbst zu Wort kommen, seine spontanen Äußerungen und eigenen Formulierungen sind relevant!
   - Der Therapeut formuliert zunächst einmal keine gezielten, sondern offene Fragen, damit der Patient eigene Schwerpunkte frei darstellen kann!

   - Er beachtet nicht nur die Gesprächsinhalte, sondern auch die Art und Weise, wie der Patient im Gespräch auftritt, mit dem Therapeuten umgeht und sich auf ihn einstellt!
5. Die psychodynamische Diagnostik sollte es erlauben, genaue Auskünfte über folgende fünf Bereiche zu geben:
   - Symptomatik und Beschwerden, zugleich Umgang mit Krankheit und Therapie;
   - das Bild des eigenen Selbst;
   - die Vorstellung von wichtigen Bezugspersonen;
   - wesentliche Momente und Ereignisse der Lebensgeschichte;
   - die Art der Beziehungsmuster in Vergangenheit und Gegenwart.
6. Am Ende der psychodynamischen Diagnostik steht die psychodynamische Hypothese, die einen Zusammenhang zwischen den unter Punkt 5 genannten Elementen herstellt. Die so genannte Probedeutung dient dazu, die eigene Einschätzung mit dem Patienten zu teilen. Dabei gilt der Grundsatz für den Therapeuten: „Was Du dem Patienten nicht mitteilen konntest oder was den Patienten emotional nicht erreicht, ist unvollständig, vielleicht sogar falsch!"
7. Nach dem Ende des Gesprächs wird der psychodynamische Befund festgehalten. Dies kann auf unterschiedliche Weise geschehen, empfohlen wird hier, sich auf die Operationalisierung psychodynamischer Diagnostik im OPD-System zu stützen und die vier Achsen Krankheitserleben, Beziehungen, Konflikte und Integration der Persönlichkeitsstruktur abzubilden.

Fokusformulierung

1. Anschließend an die psychodynamische Diagnostik kann der Fokus als der voraussichtliche Brennpunkt, also das affektive Zentrum der Beschwerden des Patienten und der Arbeit in der Therapie, bestimmt werden. Der Fokus stellt einen Entwurf über die voraussichtlichen psychodynamischen Schwerpunkte der Behandlung dar.
2. Der Fokus ist ein Kreuzungspunkt verschiedener Stränge, die in der Diagnostik bereits erfasst worden sind. Er bündelt die Symptomatik, die vor dem Hintergrund der Lebensgeschichte und der Persönlichkeit verstanden wird. Die situativen Belastungen im Vorfeld der Erkrankung verbinden Lebensgeschichte und Beziehungserfahrung mit dem Auftreten der Beschwerden. Die Beziehungsqualität wird im Hier und Jetzt der therapeutischen Begegnung erfasst.
3. Der klassische psychodynamische Fokus wird für einen seelischen Konflikt auf dem Hintergrund einer Neurosenpsychologie formuliert. Menschen, deren psychische Struktur nur gering integriert ist, können ebenfalls an einer Fokaltherapie teilnehmen, es wird dann ein Strukturfokus gebildet.

4. Der Strukturfokus ist ein psychodynamischer Fokus. Im Strukturfokus werden nicht die Defizite versammelt, sondern die beziehungsorientierten Ursachen und Folgen temporärer oder permanenter Überforderung der Ich-Struktur.
5. In jedem Fall wird der Fokus doppelt formuliert: zum einen mit den psychodynamisch-wissenschaftlichen Kriterien, zum Beispiel anhand des OPD-Systems, zum anderen als therapeutischer Fokus, der dann in den tatsächlichen oder vermeintlichen Worten des Patienten, also aus dem Erleben des Patienten heraus, formuliert wird.
6. Jeder Fokus wird schriftlich formuliert. Nur so lässt sich später kontrollieren, ob er richtig oder falsch gewesen ist, ob er während der Therapie beibehalten wurde oder ob er sich unbemerkt verändert hat.
7. Der Fokus ist eine Strukturierungshilfe für die Tätigkeit des Therapeuten, aber kein starres Schema für den Patienten. Der Fokus sollte daher dem Patienten nicht als eine Vorschrift mitgeteilt werden, an die er sich im Verlauf der Therapie zu halten hat. Dabei ist die Diskussion um die Fokusmitteilung müßig, da im Prinzip jede Deutung in der Kurztherapie eine Mitteilung über den Therapiefokus darstellt.
8. Der Fokus kann korrigiert werden, da die Diagnostik am Anfang fehlgeleitet erfolgen kann beziehungsweise andere diagnostische Bereiche für die Therapie in den Vordergrund treten. Der Fokus kann, wenn dies notwendig ist, entsprechend modifiziert werden. Immer aber muss er explizit und mit Begründung verändert werden, also nicht schleichend und unmerklich.
9. Die Fokusformulierung ist sehr wichtig, wenn der Fokus eine brauchbare Anleitung für die Therapie sein soll. Der Fokus sollte immer Konditional-, Final- oder Kausalverbindungen enthalten. Es ist wichtig, dass der Fokus nicht nur Themenschwerpunkte erfasst, sondern darüber hinaus Gründe und Ziele angibt, warum Ängste oder Verhaltensweisen gewählt werden und wozu sie führen.

Therapeutischer Umgang mit dem Fokus

1. Der Fokus kann überall gesehen und aufgespürt werden. Die Übertragung ist allerdings der zentrale Ort für die Fokusarbeit in der psychodynamischen Kurz- und Fokaltherapie.
2. Der Fokus sollte immer präsent und klar sein und gleichzeitig nicht zu einer Einengung der gleich schwebenden Aufmerksamkeit des Therapeuten führen. Von den möglichen Themen haben die Themen, die auf den Fokus bezogen sind, immer Vorrang in der therapeutischen Arbeit.
3. Zwischen der Wahrnehmung psychodynamisch relevanten Materials und dem Aussprechen einer Deutung liegt oftmals ein langer Weg. Die Deutungstätigkeit

baut in der Regel auf den Fokusthemen auf, die Wahrnehmung hingegen sollte unbeschränkt aufrechterhalten bleiben.
4. Alles Stundenmaterial kann dahingehend befragt werden, ob es den Fokus widerspiegelt und wie nah oder fern es dem Fokusthema steht. Dabei ist besonders darauf zu achten, dass verschiedene Themen auf Teilaspekte des Fokus hinweisen, auch wenn sie nicht den gesamten Fokus repräsentieren.
5. Fokaltherapeutische Arbeit ist schwierig, weil sie eine paradoxe Einstellung erfordert: einerseits eine erhöhte Konzentration in der Suche nach fokalbezogenem Material, andererseits das Aufrechterhalten einer analytische Haltung, die mit der frei schwebenden Aufmerksamkeit verbunden ist.
6. Zur Überprüfung der eigenen Tätigkeit ist es immer wichtig, Intervisionsmöglichkeiten zu suchen, vielleicht sogar an Fokalkonferenzen teilzunehmen.

Arbeit an und mit der Zeit

1. Der Therapeut sollte die Zeit und den Therapieprozess niemals aus den Augen verlieren.
2. Die Therapiezeit sollte nicht einfach organisiert, verwaltet oder äußerlich geregelt werden. Sie ist vielmehr eine potenzielle therapeutische Kraft, die für den Therapieprozess genutzt werden sollte. Kurztherapien sollten niemals leichtfertig und ohne große Überlegung verlängert werden: Verlängerungen müssen vor allen Dingen zuvor explizit mit dem Patienten besprochen und begründet werden. Eine Verlängerung wird vom Patienten oft als Geschenk erlebt, ebenso wie das Kurzzeitsetting als Strafe empfunden wird. Solche unbewussten Besetzungen der Zeitregelungen sind in der therapeutischen Arbeit zu bearbeiten. Im Verlauf der Therapie sollte immer darauf geachtet werden, inwieweit sich die Einfälle des Patienten auch auf das Ende der Therapie und auf die bevorstehende Trennung vom Therapeuten beziehen.
3. Sollte der Patient das Ende der Therapie nicht bereits erwähnt haben, so ist dies spätestens nach Halbzeit der Therapie die Aufgabe des Therapeuten.
4. Das zeitlich limitierte Setting löst Übertragungen und Gegenübertragungen aus. Die Kürze der Zeit kann zum Widerstand werden, der den Patienten davor schützt, sich auf den Therapeuten wirklich einlassen zu müssen. Häufige Übertragungsmuster, die durch das Setting stimuliert werden, sind die Enttäuschung von – auf den Therapeuten gerichteten – Omnipotenzerwartungen oder von Versorgungswünschen.

Therapeutischer Umgang mit Übertragung und Gegenübertragung

1. In der Kurz- und Fokaltherapie sind die Übertragungs- und Gegenübertragungsanalyse sowohl wesentliche Erkenntnismittel als auch Gegenstände der Deutungsarbeit.
2. Dieser Grundsatz gilt auch dann, wenn ein strukturbezogener Fokus entwickelt wurde. Dabei ist auf die andersartigen Realisierungen der Übertragung zu achten, die zum Beispiel durch die so genannte projektive Identifizierung oder durch Projektion von Selbst-Anteilen zustande kommt.
3. Übertragungsarbeit ist weder unnötig noch kontraindiziert, wenn für die Kurztherapie nur sehr wenig Zeit zur Verfügung steht. Im Gegenteil ist die Arbeit in der therapeutischen Beziehung gerade bei kurzen Therapien besonders wichtig, weil sie die größte emotionale Unmittelbarkeit garantiert und damit die größten Chancen auf Veränderungen in kurzer Zeit mit sich bringt.
4. Allerdings sollte nichts in die Übertragung gezwungen werden! Entscheidend für jede therapeutische Arbeit ist, dass Patient und Therapeut am emotional wichtigsten Brennpunkt des Erlebens zusammenarbeiten. Dieser findet sich in der Regel in der Übertragung, das muss aber nicht der Fall sein.
5. Das Kurztherapiesetting mobilisiert charakteristische Übertragungsmuster. Es reaktualisiert vor allem Trennungserfahrungen und schlechte kindliche Versorgungsbedingungen.
6. Die Enttäuschungen, die im Setting selbst enthalten sind und die nicht nur bewusste, sondern auch unbewusste Erwartungen betreffen können, müssen vom Patienten durchgearbeitet werden. Diese dürfen weder ein gegenübertragungsbestimmtes Vermeiden noch den Ärger des Therapeuten auf den Patienten hervorrufen.

Therapeutischer Prozess

1. Jede Psychotherapie entwickelt sich in einem therapeutischen Prozess, der eine prägnante Gestalt hat, die dem Schema der Entwicklung eines klassischen Dramas gleicht.
2. Eine kurze Therapie entwickelt, wenn sie nicht gestört wird, einen Spannungsbogen, der mit dem einer langen Therapie durchaus vergleichbar sein kann. Entscheidend ist jeweils, ob der therapeutische Prozess sich ungestört entwickeln kann.

3. Kurztherapien sind weder halbierte noch an dem einen Ende abgeschnittene lange Therapien, sondern Psychotherapien unter der Vorgabe einer bestimmten Zeit, die ihre therapeutische Gestalt innerhalb des vorgefundenen Rahmens aktualisieren.
4. Damit der therapeutische Prozess sich auf diese Art entwickeln kann, ist es von großem Vorteil, wenn am Beginn der Therapie deren Ende bereits feststeht.
5. In der Abschlussphase der Therapie sollten keine neuen Themen, schon gar keine neuen Foki eingeführt werden. Wenn der Patient versucht, solche neuen grundlegenden Themen einzubringen, sollten diese Versuche als Widerstand interpretiert werden, den der Patient gegen das Ende der Therapie aufbringt.
6. Ebenso kann am Anfang die Zurückhaltung mancher Patienten, sich auf die Therapie einzulassen, als Widerstand gedeutet werden, der vordergründig in der Kürze der Zeit liegt. Meistens begründet sich dieser Widerstand aber in Beziehungsängsten, der Angst vor dem Erkannt-Werden und Sich-Einlassen et cetera.
7. Die Arbeit an der Übertragung garantiert am besten, dass der Prozessverlauf erkannt und verstanden werden kann.

Vorbereitung auf das Ende

1. Das Ende der Kurztherapie ist von der ersten Sitzung an gegenwärtig und muss immer berücksichtigt werden.
2. Hat der Patient nicht von sich aus das Ende thematisiert, muss der Therapeut spätestens zur Halbzeit der Therapie auf deren Ende aufmerksam machen. Dabei ist es wichtig zu klären, warum der Patient bisher das Ende nicht angesprochen hat.
3. Durch die Beendigung der Therapie werden negative Übertragungen aktiviert, die bearbeitet werden müssen.
4. Es kann durchaus sein, dass der Patient nach dem Ende der kurzen Fokaltherapie eine weiterführende Therapie braucht. Auch wenn dies der Fall sein kann, ist es wichtig, nicht von vornherein davon auszugehen, dass sich an die Kurztherapie sowieso noch eine weitere Therapie anschließt.
5. Für die Beurteilung, ob die Therapie erfolgreich verlaufen ist, ist es wichtig, sich die Zielsetzungen bewusst vor Augen zu führen. Wenn die Zielsetzung der Kurzintervention darin besteht, überhaupt eine Therapiemotivation zu schaffen, ist dies anders zu bewerten, als wenn der Anspruch besteht, dass bestimmte Themen erschöpfend bearbeitet werden.
6. Das Aussprechen vager Perspektiven auf eine Wiederaufnahme der Therapie beim gleichen Therapeuten sind in der Regel Widerstände, die oft von beiden

Therapieteilnehmern aktualisiert werden, um die Trennung nicht zu bearbeiten.

7. Eine Weiterführung der Behandlung bei einem anderen Therapeuten, einer anderen Therapeutin oder in einem anderen Setting verlangt die gemeinsame Bearbeitung des Übergangs.
8. Intervalltherapien sollten klar vereinbart werden, wenn möglich schon während des noch laufenden therapeutischen Prozesses. Die Unterscheidung, was bearbeitet werden konnte und was zu einem späteren Zeitpunkt noch Thema sein könnte, sollte deutlich getroffen werden.

Umgang mit supportiven Maßnahmen

1. Es ist wichtig zu klären, was supportive Maßnahmen sind. Wenn stützende Maßnahmen so verstanden werden, dass die Patienten eine zusätzliche Ermutigung und Zuspruch brauchen oder Ratschläge erhalten müssen, sind solche stützenden Interventionen prinzipiell zu vermeiden.
2. Bestehen die stützenden Maßnahmen in einem notwendigen Schutz des Therapieraums oder der sozialen Lebensrealität des Patienten, ist eine Hilfestellung unvermeidbar und notwendig. Dabei ist zu berücksichtigen, dass der Patient, gerade wenn er eine geringe Ich-Struktur hat, zwar Hilfe braucht, um seine Lebensrealität wieder in den Griff zu bekommen, es aber durchaus problematisch ist, wenn der Therapeut ihm die Arbeit aus der Hand nimmt.
3. Die beste supportive Maßnahme ist die Empathie und Haltefunktion des Therapeuten, verbunden mit dem persönlichen Engagement in der Therapie und der bedingungslosen Offenheit für die Anliegen des Patienten. Nicht zuletzt die Deutungstätigkeit stützt den Patienten besser als jede scheinbar schützende, letztendlich nur unselbständig machende Intervention.
4. Der Impuls, schützen, beruhigen und beraten zu wollen, muss analysiert werden. Er entspringt oft einer unbewussten Gegenübertragung des Therapeuten, die sich gegen die bewusste Planung der Kurztherapie richtet. Er kann aber auch einer Selbstunsicherheit des Therapeuten in Bezug auf das Verfahren entspringen.
5. Stützende Maßnahmen sollten niemals unreflektiert eingesetzt werden, da sie die Qualität der therapeutischen Beziehung verändern und aus einer unbewussten Dynamik heraus entstanden sind. Beide dynamischen Voraussetzungen stützender Interventionen sind zu reflektieren.

Teil V Fallbeispiele aus der klinischen Praxis

Der Teil V dieses Buchs dient der Einführung in die kurz- und fokaltherapeutische Praxis. Er enthält klinische Beispiele für verschieden lange und in verschiedenen Settings durchgeführte Therapien. Die Protokolle sind unterschiedlich ausführlich. Hierbei werden wohl gemerkt keine Mustertherapien angeboten, die modellhaft die richtigen Techniken vorführen. Vielmehr sind die Beispiele aus der Praxis erfahrener Therapeuten gewählt und deshalb nicht perfekt, aber „gut genug". Der Leser und die Leserin sollen in jedem Fall die Möglichkeit haben, sich in die Behandlungen zu vertiefen, und angeregt werden, sich mit den therapeutischen Lösungen, die hier angeboten werden, kritisch und konstruktiv auseinander zu setzen. Deshalb werden einerseits die Behandlungen breit dargestellt, allerdings in unterschiedlicher Genauigkeit, andererseits werden sie auf verschiedene Weise diskutiert. Abschließend erfolgen die Auswertungen, für die die in den Teilen II und III erarbeiteten Kriterien als Maßstab dienen. In einem Fall wird die Auswertung durch in den Behandlungsverlauf einfließende Kommentare ergänzt.

Fokaltherapeutisches Beratungsgespräch – Single-Session-Psychotherapie

Vorspann

Die folgende Beratung wurde von der Therapeutin C. Olshausen Küchenhoff durchgeführt und dann nach gemeinsamen Diskussionen mit mir ausgewertet. Die Ichform der Protokollnotizen wurde beibehalten, wobei diejenigen Informationen, die der Identifizierung der Patientin dienen könnten, gezielt verfremdet wurden.

Beratungsprotokoll

Telefonische Anmeldung

Frau B. meldet sich telefonisch bei mir. Sie habe meine Adresse von einer meiner früheren Patientinnen. Diese habe ihr sehr empfohlen, sich an mich zu wenden. Sie denke, sie brauche nur ein Gespräch oder wenige Termine, sie müsse einen Konflikt für sich klären. Ihre ehemalige Therapeutin, bei der sie für einige Zeit in Psychotherapie war, ist für längere Zeit verreist und nicht erreichbar. Frau B. drängt auf den Termin, ich frage kurz nach, ob sie nicht warten könne, bis ihre Therapeutin zurück sei. Sie besteht darauf, ihr Problem jetzt zu besprechen. Wir vereinbaren daraufhin einen Termin.

Gesprächsprotokoll

Frau B. überrascht mich von ihrem Aussehen her. Ich hatte eher eine etwas kräftigere Frau erwartet. Mir tritt eine sehr dünne, große, etwas fade und brav wirkende Frau entgegen, die aber rasch und klar Kontakt aufnimmt. Ich denke sogleich an eine Magersucht.
Sie beginnt das Gespräch so: „Vor eineinhalb Jahren habe ich die Beziehung zu meinem damaligen Freund Z. beendet. Er hatte psychische Probleme, war dreiunddreißig Jahre alt, hatte keinen Beruf, arbeitete sporadisch als ungelernter

Krankenpfleger und versuchte sich mit einem Studium als Sozialpädagoge. Ich habe ihn damals sehr unterstützt. Kurz vor den Aufnahmeprüfungen zur Fachhochschule erlitt er einen psychischen Zusammenbruch. Er bezog schließlich eine Invalidenrente und hatte vollends den Boden verloren. Ich sah damals meine Zukunft bröckeln, für mich hatte es nicht mehr gestimmt, ich konnte nicht mehr so weiter machen, ich habe mich von ihm in meinen Sorgen nicht verstanden gefühlt. Ich habe schließlich im Frühjahr des letzten Jahres, also vor etwa einem Jahr, die Beziehung beendet. Ich habe danach selber eine Psychotherapie gemacht und die Trennung bearbeitet. Ich denke, ich habe das auch gut geschafft, mir geht es im Moment ganz gut. Ich selber brauche Ziele, im Gegensatz zu Z., ich habe es nur schwer verstehen können, dass er sich so gehen lässt. Ich hatte nach der Trennung sehr wenig Kontakt zu ihm. Die Telefonate kamen meist von ihm, aber ich hatte keinen Gesprächsstoff mehr, der Kontakt ‚lief aus'. Vor einer Woche habe ich einen sehr emotionalen Brief von ihm erhalten. Ich habe ihm vor einigen Monaten meine Adressänderung geschickt. Ich bin nämlich mit meinem neuen Freund zusammen in eine Wohnung gezogen. In seinem Brief hat Z. geschrieben, dass er nicht wisse, warum ‚Gott ihm das Liebste genommen habe' (damit bin ich gemeint). Er habe einen Selbstmordversuch unternommen und sei jetzt in eine Klinik eingewiesen. Er wolle eine Antwort von mir. Will wissen, warum ich mich von ihm getrennt habe. Seit diesem Brief bin ich durcheinander und in Bedrängnis. Ich habe davon auch meinem neuen Freund offen erzählt. Er unterstützt mich, hier bei Ihnen ein Gespräch zu suchen; zugleich aber fühlt er sich belastet. Ich habe in der Klinik angerufen und dort mit Z.s Bezugsperson, einem Pflegemitarbeiter, telefoniert. Er hat mir geraten, ich solle Kontakt mit der Therapeutin meines Ex-Freundes aufnehmen und ein Gespräch zu dritt führen. Ich selber bin ganz unschlüssig und habe bisher gar nichts weiter unternommen. Ich muss und will ihn loslassen, aber er ist emotional so geladen. Ich habe Angst, wenn ich ganz klar ‚Stopp' sage, dass ich dann seinen vollen Hass auf mich ziehe. Ich wollte diese Beziehung ganz abschließen, ich will eigentlich keinen Kontakt mehr zu ihm, aber das Ganze hat mich doch sehr aufgewühlt. Ich habe das Gefühl, ich bin draußen, für mich ist es abgeschlossen, und er macht sich noch Hoffnungen. Ich spüre, da rutsche ich wieder rein, und doch will ich es gar nicht. Er schließt mit mir nicht ab."

Zu Beginn hat die Patientin viel geredet. Ich verstehe ganz gut, worum es ihr geht. Ich sehe eine Aggressions- und Trennungsthematik:

1. „Die Trennung verletzt den anderen" versus „Ich muss mich trennen, um ich selber sein zu können".
2. „Wenn ich mich entwickle und den schwachen, kranken Teil (in mir, der mit Z. verbunden ist) hinter mir lasse, muss ich Schuldgefühle haben" (Ödipalität).

Ich denke an meinen ersten Eindruck zurück und überlege, ob Frau B. wirklich eine Essstörung entwickelt hat. Ich habe kein rechtes Bild davon, was sie in der früheren Therapie über sich erfahren hat. Ich frage nach, und Frau B. beschreibt mir eine vor allem stützend vorgehende Gesprächspsychotherapie. Ob sie unter einer Essstörung leidet oder gelitten hat, erfahre ich nicht.

„In der früheren Therapie habe ich herausgefunden, dass ich Ziele brauche, Ziele im Beruf und auch in der Partnerschaft. Ich will mit meinem Partner etwas aufbauen, zu ihm stehen, mit ihm eine Familie gründen. Meine eigene Gesundheit ist mir wichtig geworden. Ich darf mir heute erlauben, mehr bei mir zu sein, ich habe das Recht, für mich einzustehen. Ich brauche klare Strukturen. All dies war mit Z. nicht möglich. Ich habe es jetzt sehr gut mit meinem neuen Partner. Wir sind uns in diesem Punkt sehr ähnlich, wir verstehen uns deshalb gut. Der Entschluss zusammenzuziehen ist uns leicht gefallen, er war irgendwie folgerichtig. Die Therapie hat mich darin sehr bestärkt, aus der Routine auszusteigen und die Beziehung zu beenden. Und nun empfinde ich große Angst davor, doch wieder in die Beziehung ‚rein zu rutschen'. Ich habe in den letzten Tagen viel gegrübelt, was ich denn machen soll, ich habe auch oft weinen müssen." Nachdem sie nochmals ihr Dilemma formuliert hat, kommt auch etwas Ärger auf: „Er macht mich zum Sündenbock, so als sei ich an seiner gegenwärtigen Lebenslage schuld, was so einfach nicht stimmt."

Die erste Deutung die ich gebe, lautet: „Eigentlich wissen Sie recht genau, was Sie möchten, Sie wollen das Ende, Sie wollen keinen Kontakt, Sie wollen sich auch nicht schuldig und sich ‚rein gezogen' fühlen, aber Sie haben Angst, wenn Sie das dem Ex-Freund so klar sagen, dass er Sie hasst und Sie Ärger und Wut auf sich ziehen." Frau B. bestätigt dies. Zunächst klären wir, was der Vorschlag der pflegerischen Bezugsperson von Z., sie solle Kontakt mit Z.s Therapeutin aufnehmen, für sie bedeutet. Würde sie dementsprechend handeln, käme das der Reinszenierung einer ödipalen Situation gleich. Frau B. ist recht schnell klar, dass sie in Z.s Therapie nichts verloren hat, dass er selber und allein mit seiner Therapeutin reden muss.

Im weiteren Verlauf des Gesprächs überlegt Frau B. sich eigenständig Möglichkeiten, wie sie sich abgrenzen und wie sie auf den Brief von Z. antworten kann. Sie prüft verschiedene Alternativen, zum Beispiel auf den Brief gar nicht zu reagieren oder sich nochmals ausführlich für ihre damalige Entscheidung zu rechtfertigen. Sie verwirft beide. Sie überlegt, ob Z.s Suizidversuch durch die Nachricht von ihrer neuen Adresse, durch die Erkenntnis also, dass es ihr mit ihrem jetzigen Freund ernst ist (er wusste von ihrer neuen Beziehung), ausgelöst worden ist. Sie bestätigt sich selber, dass sie ihr Leben leben dürfe, dass sie nicht verantwortlich sei für diesen Selbstmordversuch.

Am Ende des Gespräches hat sie für sich einen Kompromiss gefunden: Sie möchte auf jeden Fall auf den Brief antworten und zwar in einem freundlichen Ton, andererseits aber will sie die Antwort knapp und kurz halten; dabei will sie sich auf keinen Fall rechtfertigen, aber auch ihr Mitgefühl dafür zeigen, dass es Z. so schlecht geht.

Procedere

Frau B. fühlt sich sehr erleichtert nach dem Gespräch. Wir vereinbaren keinen weiteren Termin, aber lassen die Möglichkeit offen, dass sie sich wieder an mich oder ihre frühere Therapeutin wenden kann, wenn etwas unerledigt geblieben ist.

Kommentar der Therapeutin

Was ich in diesem Gespräch nicht erfahren habe, sind die Biografie und Krankheitsentwicklung. Es war ein Gespräch, das ganz im Hier und Jetzt blieb. Was psychodynamisch latent blieb, war ihre Angst „in etwas rein zu rutschen". Das habe ich nicht gedeutet, aber es scheint in ihr einen Wunsch nach Abhängigkeit, Schwäche, „Sich-Gehen-Lassen" und Versorgung (Invalidenrente des Ex-Freundes) zu geben. Sie löst im Moment die anstehenden Konflikte in einem aktiven Modus. Sie spürt den Sog der Regression und hat Angst davor. Ich hatte aber auch den Eindruck, dass dieses fokaltherapeutische Beratungsgespräch gut gelungen ist.

Auswertung

Warum gelingt diese Beratung?

Motivation der Patientin

Die Patientin sucht ein Beratungsgespräch, nicht mehr und nicht weniger. Sie ist also genau für diese Form der Behandlung motiviert und auf sie eingestellt.

Beziehungsmuster im Konflikt und in der therapeutischen Begegnung

Die Patientin kann sich in einer adäquaten Weise an die Therapeutin wenden und sich Hilfe holen, ohne sich zu verstricken. Sie kann sich annähern, ohne sich gebunden zu fühlen. Das heißt, sie inszeniert die Lösung, nicht den Konflikt. Sie sucht bewusst Hilfe bei der aktiven Bewältigung des Verselbstständigungswunsches.

Haltung der Therapeutin

Die Therapeutin stellt sich auf das Anliegen der Patientin ein. Dadurch gibt es kein Durcheinander: Sie bindet die Patientin nicht stärker, als diese es will. Sie geht aber dennoch auf sie ein, mit den Informationen, die ihr zur Verfügung stehen, sie dringt nicht in die Patientin ein, lässt sie aber auch nicht allein. Sie gibt der Patientin am Ende des Gesprächs die Möglichkeit, ohne eine Rückversicherung zu gehen, ohne sich dabei selbst „im Stich gelassen" zu fühlen.

Technik der Therapeutin

Einerseits gelingt die adaptive Aktualisierung von psychoanalytischen Themen in dem Gespräch gut. Insbesondere wird dies an den Stellen deutlich, wo die Therapeutin sich des Impulses enthält, Fragen zu stellen, die die eigene Neugierde, den eigenen Wissenstrieb befriedigt hätten, aber nicht an der „psychischen Oberfläche" der Patientin lagen (Magersucht, Biografie). Andererseits werden die Konflikte, um die es geht, im Hier und Jetzt deutlich gesehen und benannt. Die Therapeutin reduziert die frei schwebende Aufmerksamkeit in ihrer Empathie nicht; so nimmt sie neben dem Autonomieproblem der Patientin ebenso das (versteckte) ödipale Thema wahr und bindet es in die Beratung ein. Aber sie begnügt sich damit, den prägnanten dynamischen Konflikt in Bezug auf die aktuelle Belastungssituation und die Fragestellung der Patientin zu bearbeiten.

Fallen und mögliche Fehler

- Vereinbaren eines Zusatztermins (wahrscheinlich aus konventionellen Gründen – oder aus pekuniärem Interesse): Diese Maßnahme wäre am Bedürfnis der Patientin vorbeigegangen.
- Beratung im Sinne einer Entscheidung für die Patientin: Die Therapeutin nutzt die Szene, um der Patientin zu zeigen, was sie von ihr will, die Bestätigung für einen – mit Bedenken begleiteten – Entschluss. Hätte sie das Gleiche der Patientin (noch einmal) geraten, hätte sie die Patientin entmündigt (wie der Ex-Freund, der ihre Stärke ignoriert bzw. nicht wahrhaben will).
- Starre Haltung: Hätte die Therapeutin – aus scheinbar guten Gründen – auf der therapeutischen Kontinuität beharrt und die Patientin gar nicht angenommen, hätte sie die Autonomie der Patientin beziehungsweise ihre aktive Konfliktlösung untergraben („Du musst noch mal zurück zu deiner Therapeutin").

Psychodynamische Beratung in vier Stunden – ein Hindernis beseitigen

Vorspann

Die folgende Beratung wurde von mir im Rahmen einer psychotherapeutischen Sprechstunde durchgeführt und dann nach gemeinsamen Diskussionen mit C. Olshausen Küchenhoff ausgewertet. Das Therapieprotokoll wurde unmittelbar nach den Gesprächen angefertigt und in seinen wesentlichen Zügen unverändert in das Buch übernommen; lediglich diejenigen Daten, die zur Identifizierung des Patienten dienen könnten, wurden gezielt verfremdet.

Beratungsverlauf

1. Stunde

Äußere Erscheinung und Auftreten

Herr X. ist sicherlich ein guter Verkäufer, er redet flüssig, ist in seiner Auffassungsgabe rasch und behände, aber zumindest zu Beginn läuft das Gespräch allzu glatt, ich spüre anfangs den Leidensdruck nicht. Das ändert sich allerdings mit der Zeit. Ich fühle mich zunächst sehr kontrolliert; wenn ich Fragen stelle, beantwortet Herr X. sie nicht, er will sich nicht unterbrechen lassen, kommt gleichwohl später auf die Fragen zurück. Ich bekomme rasch den Eindruck, dass alles genauso laufen muss, wie er es sich vorstellt. Gegen Ende des Gesprächs betont er, wie sehr er Vertrauen zu mir habe, dass er manche Dinge noch niemandem erzählt habe et cetera.

Beschwerden und emotionale Einstellung dazu

Er komme wegen unterschiedlicher Dinge. Sein ältester Sohn sei seit einiger Zeit in stationärer psychotherapeutischer Behandlung. In einer Familie, die zumindest nach außen intakt sei, sei dies schwierig und ein Problem. Er rechtfertigt sich dann, er habe den Sohn zwar nicht vernachlässigt, dieser habe aber eine Sündenbockfunktion in der Familie übernommen. Was genau der Grund für die Psychotherapie des Sohnes ist, wird nicht klar; er sei gemessen an seinen schulischen Leistungen zehn Jahre zurück, in Bezug auf seine Verantwortung und Durchsetzungsfähigkeit aber zehn Jahre voraus. Diese Spanne halte er nicht aus. Jedenfalls belaste die Krankheit des Kindes die ganze Familie. Außerdem habe er selbst schon jahrelang mit den Nerven zu tun, habe einen übersäuerten Magen, das stehe mittlerweile fest. Er habe zudem häufig Angst, herzkrank zu sein, obwohl er wisse, dass dies nicht der Fall sei. Er habe jahrelang in ganz niedrigen Dosierungen Tranxilium® genommen, aus Angst vor Abhängigkeit habe er vor einem halben Jahr auf Deroxat® gewechselt, das ihm eine wesentliche Verbesserung gebracht habe, aber jetzt habe er Angst vor den Nebenwirkungen. Er erlebe eine Midlifecrisis (dabei lacht er). Außerdem habe er einen „Frauenkomplex“, er habe ein sehr gespaltenes Verhältnis zu den Frauen seiner Umgebung.

Was führt den Patienten gerade jetzt zu uns?

Das berufliche Leben strenge ihn sehr an. Er habe in seine Firma einen Mitarbeiter einstellen wollen, der ihn entlasten sollte, er habe aber gemerkt, dass er mit der Entlastung gar nicht zurechtgekommen sei, er habe noch keine Entscheidung getroffen, er wolle doch lieber seinen Kram allein machen. Außerdem sei er wegen des Kindes unter erheblichem Druck. Schließlich habe er auch Angst, seine reichlich anstrengenden Lebensweisen irgendwann nicht mehr aufrechterhalten zu können.

Wichtige Lebensdaten

Im Folgenden wird die Entwicklung der jetzigen Beschwerden skizziert.
Herr X meint, eigentlich müsse seine Frau bei mir sitzen. Er sei seit zwanzig Jahren mit ihr zusammen – man verstehe sich blendend, an Scheidung denke er nicht, obwohl es immer wieder Konflikte gebe. Die Frau sei wenig belastbar und mache oft nicht mit. Er beschreibt dann seinen „Frauenkomplex“: Die Frauen seien der bessere Teil der Menschheit, wenn Frauen herrschen würden, wäre die Welt viel friedfertiger; auf der anderen Seite bemerke er in sich eine Haltung, die er eigentlich nicht respektiere, eine geradezu islamische Vorstellung, dass die Frauen sich im Hintergrund zu halten hätten. Er erzählt dann von einem kleinen Streit mit seiner Frau: Er war – wie so oft – in der halben Welt mit dem Flugzeug unterwegs, kommt nach Hause und die Frau möchte ihn dann dazu bringen, nach dem Abendessen das Geschirr zu spülen. Er hat das Gefühl, er müsse sich endlich dagegen wehren. Mittlerweile habe man eine zweite Hausangestellte eingestellt.
Das Problem mit der Frau ist gleichzeitig ein Problem mit den Schwiegereltern, der Schwiegervater sei hoch angesehener Akademiker, der ihr von vornherein gesagt

habe, dass Herr X. nicht der richtige Partner für sie sei, denn sie sei ihm überlegen. Er habe sich dann immer angestrengt, es dem Schwiegervater beweisen zu können, der ihn missachtet habe, da er aus einer sozial niedrig stehenden Schicht komme. Seit der Geburt des ersten Sohnes habe sich alles geändert, der sei nun der Sündenbock. Der Schwiegervater habe gegen Herrn X. nichts mehr zu sagen gewagt, da er eben doch erfolgreich gewesen sei.

Gegen Ende des Gespräches kommen „die anderen Frauen" an die Reihe: Seit zweieinhalb Jahren habe er eine Mätresse, die ihn auf den Dienstreisen um die Welt begleite. Er habe den Fehler gemacht, ihr einen Job zu vermitteln. Jetzt sei auch sie berufstätig. Dabei sei es früher so gut gewesen, als sie nicht gearbeitet und sich nur auf ihn eingestellt habe. Es gibt noch andere Frauen neben den beiden, er wisse, dass er nicht in *einer* Beziehung leben könne, und müsse die Möglichkeit haben, mal auszubrechen; er finde es zwar selbst absurd und leide darunter, aber er könne nicht anders. Sein Geschäftspartner sei mittlerweile geschieden, der genieße das ungebundene Leben – seine Frau vermute, er wolle ebenfalls so ein freies Leben führen, aber das stimme gar nicht.

Er habe sich hochgearbeitet, es sei ihm wichtig gewesen, die eingeschränkten materiellen Verhältnisse des Elternhauses hinter sich zu lassen. So sei er zum Workaholic geworden, die Arbeit sei ihm tatsächlich das Allerwichtigste im Leben. Er habe zunächst eine Fachschule besucht, dann eine Firma aufgemacht, sei vor einigen Jahren in internationale Handelsgeschäfte eingestiegen und habe noch eine zweite Firma aufgekauft. Er beschäftige viele Leute, sei dabei verantwortungsvoll, denke viel an die Mitarbeiter. Er sei überhaupt großzügig.

Entwicklung der Therapeut-Patient-Beziehung

Das großspurige Auftreten, die klischeeartige Schilderung des beruflichen Erfolges, das durchaus Prahlerische und Selbstverliebte machen es mir anfänglich nicht leicht, einen Zugang zu Herrn X. zu finden – allerdings gibt es eine andere Seite, durch die er merken lässt, dass er in einem Gefängnis lebt, aus dem er nicht herausfindet. Es ist die Verzweiflung spürbar, dass ein Leben, das nicht extrem überdreht ist, sofort in Depression umschlägt.

Vermutliche Bedeutung der Störung

Noch kenne ich die Lebensgeschichte nicht ausführlich, aber Herr X. deutete bereits an, dass es eine Aufsteigerproblematik gibt; daher kommt wohl der gleichsam unbeugsame Wunsch, sich durchzusetzen. Im Rahmen dieses Strebens nach Erfolg um jeden Preis ist vieles andere auf der Strecke geblieben. Erstaunlicherweise kann Herr X. selber gut reflektieren, dass ihm jede innere Bindung oder sogar jede Bindungsfähigkeit fehlt. Die Frauen in seiner Umgebung werden funktionalisiert: Das Frauenbild zerfällt in zwei Imagines, auf der einen Seite die versorgende Frau, die geliebt, aber auch gefürchtet wird, auf der anderen Seite die Maitresse, die zu Diensten sein muss und zugleich entwertet ist. Darüber hinaus ist es erstaunlich, dass er es als bedrohlich erlebt, dass die Welt für ihn käuflich wird und er sich dadurch immer weiter von Beziehungen entfernt. Offenbar scheint er mit zwei unbewussten Themen zu kämpfen, mit einem Minderwertigkeitsgefühl, das er durch die Grandiosität seiner beruflichen Laufbahn übertönt, und mit der Angst vor Bindungen an Frauen, die er durch Abwesenheit und Fremdgehen kompensiert.

Wie äußert sich die Störung im Leben des Patienten?

Deskriptive Diagnosen: herzphobische Ängste, funktionelle Oberbauchbeschwerden, Familienkonflikte, narzisstische Persönlichkeitsstörung.
Operationalisierte psychodynamische Diagnostik: Die zentralen psychischen Konflikte sind um die Bereiche Versorgung/Autarkie, Unterwerfung/Dominanz und um das Selbstwerterleben zentriert (vgl. Arbeitskreis OPD 2000). Zentral scheint der Versorgungs-Autarkie-Konflikt zu sein, der mit dem beeinträchtigten Selbstwerterleben einhergeht. Die Dominanz-Unterwerfungs-Konflikte scheinen sekundär zu sein und im Dienst der aktiven Kompensation der Abhängigkeitsängste, die mit dem Versorgungsthema verbunden sind, mobilisiert zu werden. Die Persönlichkeit ist auf einem mäßigen Niveau strukturiert. Eine Differenzierung von Selbst- und Objektanteilen ist möglich, konfliktbedingt ist die Objektwahrnehmung allerdings sehr auf die eigene (selbstbezogene) Perspektive eingeschränkt. Herr X. verfügt über eine gute Selbstreflexion. Eine Kommunikation ist möglich, aber auf die eigenen Themen eingeschränkt. Die Abwehr bedient sich im Wesentlichen intrapsychischer Mechanismen. Die Bindungsfähigkeit, das heißt die Fähigkeit, sich loszulösen und neue Bindungen einzugehen, ist relativ am stärksten eingeschränkt und liegt an der Grenze von „mäßig“ und „gering“.

Fokusformulierung

Wir vereinbaren eine Beratung über vier Stunden in wöchentlichem Abstand. Der Fokus, den ich für mich formuliere, aber nicht explizit, sondern im Rahmen meiner Deutungen mitteile, lautet: „Ich habe Angst davor, mich von anderen Menschen abhängig zu machen und mich ohne sie nicht mehr selbst versorgen und mich selbst kompetent erleben zu können. Deshalb mache ich mich von niemandem abhängig, ich habe immer noch eine andere Option (andere Frau, andere berufliche Möglichkeit etc.) und bin betont autark.“

2. Stunde

Herr X. habe heute Morgen, bevor er zum Gespräch kam, einen Tranquilizer genommen, er bringe dies irgendwie mit dem Gespräch zusammen, ohne recht zu wissen warum. Dem ältesten Sohn gehe es schlechter. Er spüre Angst, Ruhelosigkeit, könne aber damit nicht umgehen. Atmosphärisch ist das Gespräch heute gespannter, immer wenn ich frage, wird Herr X. ungeduldig, vor allem wenn ich thematisiere, dass ich etwas nicht verstanden habe, fühlt er sich sofort kritisiert. Er betont mehrfach, dass er das Gefühl gehabt habe, beim ersten Gespräch alles gesagt zu haben, und wisse gar nicht, worum es noch gehen könne.
Ich mache ihn auf den Kontrast aufmerksam: Am Ende des ersten Gesprächs habe er betont, wie erleichtert er sei, dass er den Weg zu mir gefunden habe, mit mir sprechen und sich mir anvertraut habe. Nun sei ihm dies wohl zu viel geworden und er ziehe sich zurück oder schotte sich durch Medikamente ab.
Darauf antwortet Herr X nicht, sondern erzählt ausführlich von seiner Lebensgeschichte.

Ergänzungen zur Lebensgeschichte

Er schildert seine Biografie sehr positiv. Er hat sich dem Vater unterlegen gefühlt, der ein einfacher Arbeiter gewesen sei und sich schließlich bis zum leitenden Angestellten der Firma hochgearbeitet habe. Er habe immer gedacht, er müsse auch einmal so erfolgreich sein. Die Familie habe in einer großen Wohnsiedlung gelebt, das Schöne an seiner Kindheit seien die gemeinsamen Fußballspiele gewesen. Die Mutter habe, als er noch ganz klein war, ebenfalls gearbeitet und zu Hause genäht. Er habe sich dadurch oft vernachlässigt gefühlt: Die Mutter erzähle noch heute, dass er häufig die Nähmaschine umgeworfen habe.
Eine ins Übermenschliche vergrößerte Dimension erhält die Schilderung der drei Jahre älteren Schwester, die er vergöttert habe und die für ihn ein Mutterersatz gewesen sei. Vor einigen Jahren sei die Beziehung zu ihr allerdings zerstört worden. Er sei mit Schwester und Schwager geschäftlich verbunden gewesen. Alle hätten viel Geld verdient. Er aber sei immer der Angestellte gewesen, der nur die Brosamen vom Tisch des Schwagers gesammelt habe. Der Bruch sei dadurch gekommen, dass die Schwester und der Schwager seine Fähigkeiten ausgenutzt und ihn finanziell geschädigt hätten. Es sei um große Summen gegangen. Danach sei er aus dem gemeinsamen Geschäft ausgestiegen, habe auf alle finanziellen Abfindungen verzichtet, die eigenen Geschäfte aufgebaut und die beiden weit hinter sich gelassen. Der Kontakt zur Schwester sei aber zerstört. Diese sei ich-bezogen und müsse immer im Zentrum oder Rampenlicht stehen, wobei alle Blicke auf ihr ruhen müssten, ansonsten verliere sie sofort und völlig das Interesse.
Ich mache ihn darauf aufmerksam, dass er mir auf meine Intervention hin eine

Geschichte erzählt habe, die davon handele, dass selbst die vergötterte Schwester in dem Moment, in dem er von ihr abhängig geworden sei, sich in eine Egoistin, der er nicht vertrauen könne, verwandle, und das sei wohl tatsächlich die Hauptsorge, die er in Beziehungen habe.
Wieder antwortet Herr X nicht direkt, sondern indem er mir von seinem Lebensverhältnissen erzählt.

Heutige Lebenssituation

Er habe eine Wohnung im Ausland, zwei Häuser im Inland, er wisse nicht, wo er sich am wohlsten fühle. Er erzählt von seiner Frau, aber es gelingt ihm nicht, mir ein deutliches Bild von dieser zu zeichnen. Während er sie zunächst als eine Person schildert, die duldsam, unterwürfig, manchmal zu passiv sei, beschreibt er sie später als selbstbewusst, berechnend und ihr eigenes Süppchen kochend. Allerdings wird ihm die Widersprüchlichkeit seiner Schilderungen nicht deutlich.
Ich kommentiere, dass seine Frau wie die Schwester zwei Seiten habe und er zwischen den Wohnsitzen wechseln könne, um nirgendwo verwurzelt sein zu müssen.
Wieder ist die Antwort indirekt. Herr X schildert sich einmal als den Sohn einer Arbeiterfamilie, der die Wurzeln zur Arbeiterschaft nicht vergessen und verlieren wolle, der sich um ein schlichtes, wenig protziges Leben bemüht, und dem die Werte des Arbeitermilieus, in dem er aufgewachsen ist, wichtig sind, nämlich Verlässlichkeit, Aufrichtigkeit, Direktheit. Dann wieder schildert er sich als dem Schwager überlegenen Geschäftsmann, der zwar mit fairen Methoden arbeitet, aber sich in der Businesswelt noch viel besser behaupten kann.
Ich komme nur noch dazu, ihn auf die indirekte Art der Antwort, die er auf meine Interventionen gibt, aufmerksam zu machen.

3. Stunde

Herr X. greift heute meinen abschließenden Kommentar der letzten Stunde auf. Die Gespräche seien wichtig, er merke, dass er durch die beiden Gespräche schon viel ruhiger geworden sei. Er spüre keinen unmittelbaren Leidensdruck mehr. Es gebe in Sachen Psychotherapie zwei Alternativen, das „Pannenmodell“ oder das „Revisionsmodell“. Das Pannenmodell bestehe in einer Krisenintervention, so wie wir sie jetzt durchführten. Das Revisionsmodell besage, dass er die Grundlagen seiner persönlichen Schwierigkeiten bei sich selbst auslote. Er wisse, dass er viele Beschwerden habe. Einige neue Symptome und Beschwerden werden geschildert: ein Hypertonus, mit Betablockern gut eingestellt. Neben der herzphobischen Symptomatik gibt es weitere Ängste: Er müsse beruflich viel fliegen, leide aber auch heute noch unter der Angst vorm Fliegen.

Herr X. hat ein sehr rasches Auffassungsvermögen und kann Situationen schnell einschätzen. Diese Schnelligkeit hat allerdings einen kontrollierenden Beigeschmack. Besonders schwer fällt es ihm, belastende Gefühle darzustellen. Umso mehr berührt es mich, als er von den Kindern mit Anteilnahme spricht – speziell davon, dass er am Sonntagabend, wenn er den ältesten Sohn auf die Psychotherapiestation bringt, immer weinen muss, weil ihm der Abschied so schwer fällt. Diese Situation erzählt er unter starker emotionaler Beteiligung.
Ich mache Herrn X. darauf aufmerksam, dass er mit Wärme von den Kindern, auch vom Sohn spricht. Ich verbinde diese Bemerkung mit den beiden Modellen und meine, dass er vielleicht nur die Pannenhilfe zulassen könne, dass er sich aber nach der Revision sehne, die er sich nicht zugestehen könne, da sie mit zu viel Angst verbunden sei.

4. Stunde

Herr X. erscheint heute in legerer Kleidung, er ist weniger unter Anspannung und offensichtlich ausgeglichener. Er betont einleitend, wie gut es ihm ginge, die letzten Wochen hätten enorm viel verändert. Der Geschäftsbereich laufe deutlich besser und er werde in der Arbeit entlastet sein, weil er sich auf eine der Firmen konzentriere und die andere zwar nicht verkaufe, aber einem Geschäftsführer übergebe. Mit seiner Frau verstehe er sich ordentlich, auch mit den Kindern gehe es gut. Ich spreche das prekäre Gleichgewicht an, das er sich geschaffen habe: In der Arbeit könne er sich konzentrieren, während ihn das in der Partnerschaft zu sehr ängstige. Er entwickelt daraufhin zunächst eine klischeehaft männliche Ideologie über die natürliche Polygamie des Mannes. Aber dann unterbricht er sich selbst und gesteht sich ein, dass er tatsächlich Angst davor habe, von seiner Frau gebunden zu werden. Dieser Abhängigkeitsangst weiche er aus, indem er andere Beziehungen eingehe, die ihn gleichsam vor seiner Frau schützen. Er stellt von sich aus die Überlegung an, dass dies vielleicht eine verspätete Rache an seiner Schwester sei, von der er sich über so lange Zeit in seiner Lebensgeschichte enorm abhängig gefühlt habe.
Im weiteren Verlauf des Gesprächs wird deutlich, welche Angst er davor hat, dieses Gleichgewicht im Rahmen einer Therapie aufgeben zu müssen, obwohl er erkenne, dass es so nicht weitergehe. Bei seinem jetzt herrschenden Lebenswandel würden Ehe und Familie rasch auseinander fallen können. Er merke zwar, wie er die Sicherheit, die er habe, aufs Spiel setze, aber er setze sie nur aufs Spiel, weil er fürchte, sie verlieren zu können – eine paradoxe Situation.
Gleich anschließend betont er, dass es nur das Medikament gewesen sei, das ihm in den letzten Monaten geholfen habe, deshalb gehe es besser. An dieser Stelle unterbreche ich ihn und betone, dass er offenbar durch die Gespräche einige für ihn wesentliche Gedanken – vielleicht auch eigene Gefühle – entdeckt habe, es aber

nicht ertrage, diese positive Erfahrung anzuerkennen. Nein, so ganz stimme das nicht, er merke schon, dass er besser auf sich Acht geben könne, mehr Selbstbewusstsein habe und gelegentlich stolz sein könne auf das, was er geschaffen habe. Diese größere Selbstsicherheit verschaffe ihm auch eine größere Ruhe.
Die Angst vor Abhängigkeit, darauf weise ich ihn nochmals hin, führe dazu, dass er im Augenblick keine regelmäßige Therapie suche, und dass unsere Vereinbarung ganz im Sinne seines „Pannenmodells" gewesen sei. Er bestätigt dies und fragt mich zum Schluss, ob er – weiter im Sinne des „Pannenmodells" – zu mir zurückkehren könne, wenn er es für nötig halte. Ich mache ihm das Angebot, und Herr X. verabschiedet sich.

Auswertung

In Teil III dieses Buchs wurde aufgezeigt, dass psychoanalytische Beratung darauf abzielt, in einer schwierigen aktuellen Lebenssituation Entscheidungshilfen zu erarbeiten. Dies ist in diesem Fall zum Teil gelungen; immerhin ist es möglich gewesen, mit dem Patienten die eigenen Probleme zu definieren und eine Entscheidungshilfe für sein weiteres Vorgehen zu erarbeiten.
Der Therapeut wendet (implizit) das *Prinzip der adaptiven Aktualisierung* psychodynamischer Dimensionen (vgl. Teil III, Abschnitt „Adaptive Aktualisierung psychoanalytischer Möglichkeiten") an, indem je nach Bedarf Dimensionen aus den drei potenziellen Erkenntnisquellen (intersubjektive) Beziehung, (subjektives) Erleben und (transsubjektives) Wissen mobilisiert werden. Was heißt das im Einzelnen?
Die erste Ebene, die *Ebene der Beziehung*, wird breit genutzt. Die Grundhaltung in der Interaktion ist erlebnis- und beziehungsorientiert, offen und wenig strukturiert. Die Klarheit über den Rahmen, nämlich dass nur vier Gespräche geführt werden können, ermöglicht eine rasche Entfaltung der Gesprächsdynamik. Der Therapeut lässt es zu, dass er in eine Inszenierung verwickelt wird, die er für die eigene Einschätzung, aber auch für eine gemeinsame Auswertung des Geschehens (des Übertragungsgeschehens) nützt.
Die zweite Ebene, die *Erkundung fokussierter Erlebensebenen*, ist durch die Grundhaltung bestimmt, die überwiegend vom Selbst-Erleben und der Subjektivität ausgeht und dabei hilft, die Emotionalität der Innenwelt breit darzustellen. Gleichwohl wird die Vergangenheit, von der erzählt wird, nicht in die Therapie einbezogen. Der Therapeut macht keine genetische Deutung, sondern arbeitet nur mit dem Hier und Jetzt, allerdings in verschiedenen Bereichen.
Die dritte Ebene, die *Ebene des Wissens*, kommt wenig ins Gespräch. Der Therapeut nutzt psychodynamische Kategorien zur Fokusbildung, nicht aber dazu, den Patienten durch medizinisches oder anderes Wissen über sich aufzuklären.

Was gelingt in dieser Beratung?

In der Beratung wird es möglich, einen zentralen Konflikt des Patienten herauszuarbeiten. Die vielfältigen Belastungen, die Beziehungsprobleme und die Symptome werden vom Patienten nach der Beratung nicht mehr auf äußere Umstände bezogen, sondern er kann sehen, was er selbst zu diesen Konflikten beiträgt. Außerdem kann punktuell eine vertrauensvolle Beziehung entstehen, die der Patient spüren kann – und in der er spüren kann, wie er vor diesem entstehenden Vertrauen ausweichen muss. Das Ergebnis der Beratung liegt somit nicht in dem Durcharbeiten des zentralen Konfliktes, sondern in dessen Aufdeckung. Nichtsdestotrotz nimmt der Patient diese Erkenntnis zum Anlass, in Teilbereichen seines bedrängten Lebens Änderungen vorzubereiten.

Warum gelingt diese Beratung?

Motivation des Patienten

Trotz aller Anpassungsbereitschaft ist der Patient für ein psychotherapeutisches Gespräch anfänglich nicht sehr motiviert. Er selber versteht seine Sorgen als Ausdruck verschiedenster „Stressfaktoren", sucht dabei allerdings kaum eine Entlastung. Die emotionale Anteilnahme und die Aufmerksamkeit für die eigenen Schwierigkeiten stehen somit nicht an erster Stelle, sind letztendlich aber das Ergebnis des Gesprächs.

Beziehungsmuster in der Biografie und in der therapeutischen Begegnung

Der Therapeut erkennt, dass es ein unbewältigtes Beziehungsproblem gibt, das nicht mit Nähe und Distanz, wohl aber mit Ängsten vor allzu großer (oraler) Abhängigkeit und Bedürftigkeit zu tun hat. Er spürt in den ersten beiden Sitzungen respektive durch den Kontrast zwischen ihnen etwas von der Brisanz dieses Problems, weil der Patient sich überraschend intensiv in das Gespräch einbringt und dies darüber hinaus noch betont, um sich dann aber wieder zu entziehen. Die Schilderung der Lebensgeschichte bleibt – abgesehen von der Aufsteigerthematik in der Familie – blass und die Beziehungskonflikte lassen sich aus der Biografie nicht schlüssig nachvollziehen, zeigen sich dafür aber umso deutlicher in den verschiedenen Lebensbereichen des Patienten, vor allem im Eheleben und im Umgang mit Beruf und Geld.

Haltung des Therapeuten

Der Therapeut reagiert auf das Beziehungsangebot des Patienten: Er geht darauf ein und deutet es. Er bleibt bei dieser Haltung, obgleich er davon beeindruckt ist, dass der Patient belasteter ist, als er dies am Anfang gesehen hat.

Technik des Therapeuten

Der Fokus, den der Therapeut formuliert, ist unvollständig. Er setzt an den aktuellen Beziehungsmustern und an der Übertragung an, berücksichtigt aber nicht die „Auslösesituation" und die biografische Genese. Zur biografischen Genese wurde bereits Stellung bezogen, zur auslösenden Situation kann nachträglich ergänzt werden, dass es durchaus möglich gewesen wäre, diese einzubeziehen. Der Patient kommt, nachdem der Sohn in eine Psychotherapie gegangen ist. Offenbar hat dieser Schritt, dem Kind eine bessere Versorgung zu gewährleisten, die eigenen Wünsche nach Versorgung beim Patienten mobilisiert. Außerdem wird durch die (stationäre) Therapie des Sohns die Familiendynamik verändert, auch das mag den Patienten zu seiner Entscheidung bewogen haben.
Die Technik ist klar: Der Versorgungs-Autarkie-Konflikt wird in der Einstellung des Patienten zur Ehefrau, zu den von ihm geleiteten Firmen und in der Übertragung angesprochen. An der zeitlichen Beschränkung wird festgehalten, obgleich dies nicht so einfach ist. Es ist offensichtlich, dass die Probleme des Patienten in der Beratungssituation nicht gelöst werden, was der Patient mit der Beschreibung der Beratung als „Pannenmodell" vortrefflich ausdrückt. Dennoch greift sie zu kurz, denn es wird nicht eine Panne repariert, sondern es werden gemeinsam die Gründe für die Pannen im Leben des Patienten aufgezeigt, ohne dass sie dabei repariert werden könnten.

Fallen und mögliche Fehler

Beschränkung auf Konfliktdeutung ohne konkrete Analyse der aktuellen Belastungsfaktoren

In den Beratungsgesprächen blieb es dem Patienten selbst überlassen, Konsequenzen für die aktuellen und anstehenden Probleme aus der Bearbeitung des Konfliktmaterials zu ziehen. Dieser Transfer wird nicht vom Therapeuten geleistet. Der Patient ist differenziert und eigenständig genug, dies selbst zu übernehmen. Da diese Voraussetzung ist nicht immer erfüllt ist, kann es notwendig sein, die Übersetzungsarbeit gemeinsam zu leisten. Es wird deutlich, dass der Patient nur für den Arbeits-, nicht für den Privatbereich Konsequenzen aus der Therapie zieht; das hätte – mit einem Gewinn für den Patienten – klarer angesprochen werden können.

Aussparen von genetischem Material

Das Beratungsbeispiel kann zeigen, dass der Verzicht auf die genaue Erfassung genetischen Materials risikoreich ist. Zwar hat der Therapeut durchaus gute Gründe für den gewählten Beratungsfokus, aber es bleibt in der Beratung ein deutlich sichtbarer Konfliktbereich unterbelichtet, nämlich der narzisstische Konflikt. Er wird nur insofern einbezogen, als die Furcht, von anderen – zum Beispiel der Ehefrau – abhängig zu werden, zu starken Selbstwertzweifeln führt und umgekehrt eine überhebliche, die Objektinteressen ignorierende Haltung im Dienste der forcierten Autarkiebemühungen steht. Ein besseres Verständnis der Genese hätte möglicherweise das Gewicht zwischen den Konflikten verschoben.

Bestätigung der eingespielten neurotischen Muster durch das Setting

Zweifelsohne kommt das Beratungssetting, vor allem die Beschränkung auf vier Sitzungen, dem Patienten entgegen: Er muss sich nicht auf eine längerfristige und dadurch intensivierte Auseinandersetzung einlassen. Die Muster werden dadurch allerdings nicht bestätigt, denn es wird thematisiert, wie sehr das „Pannenmodell" der Lebenshaltung des Patienten entspricht – gerade daraus schöpft die Beratung ihr Material.

Fazit

Beratungen können in sich abgeschlossen sein, obwohl erkennbar wird, dass nicht alle therapeutisch notwendige und wünschenswerte Arbeit geleistet ist. Sie können auch das Ziel haben, ein Konfliktbewusstsein und ein affektives Konfliktempfinden zu schaffen, dessen Bearbeitung andernorts oder durch den Patienten selbst geleistet werden muss.

Sechsstündige Kurztherapie – rote Rose

Vorspann

Die hier beschriebene Kurzpsychotherapie fand im Rahmen eines Kurses zur psychoanalytischen Psychotherapie statt, der in der VR China durchgeführt wurde. Die Teilnehmer(innen) des Kurses, die aus ganz China kamen, hatten die Möglichkeit an insgesamt sechs Selbsterfahrungssitzungen teilzunehmen. Es handelte sich um Psychiater(innen), die bescheidene theoretischen Vorkenntnisse über psychodynamische Therapien hatten, die sie selbst aber (noch) nicht anwenden konnten; das Feld war für sie Neuland. Neben meiner Funktion als Therapeut stand ich während des Kurses in einem geringen Ausmaß ebenfalls als Dozent zur Verfügung. Von vornherein stand fest, dass ich nach dem Ende des Kurses wieder nach Europa zurückkehren würde.
Die Gespräche fanden in den Ambulanzräumen eines großen psychiatrischen Klinikums in einer chinesischen Metropole statt, und zwar an sechs aufeinander folgenden Tagen, jeweils immer zur gleichen Uhrzeit und im gleichen Raum. Parallel zu der beschriebenen Therapie wurden von mir weitere Behandlungen durchgeführt. Das folgende Therapiegespräch wurde in Englisch geführt und dann nach gemeinsamen Diskussionen mit C. Olshausen Küchenhoff ausgewertet.

Therapieverlauf

1. Stunde

Person

Die Patientin ist sechsunddreißig Jahre alt, sehr zierlich und attraktiv, hat ein leichtes Lächeln auf den Lippen. Sie ist Oberärztin in einer psychiatrischen Klinik, was mich überrascht, da sie sehr viel jünger aussieht. Zu jeder Sitzung bringt sie ein Wörterbuch mit, das sie aber nie benutzt. Sie sucht nach Worten und drückt sich oft sehr malerisch aus.

Beschwerden

Sie hat ein Problem; sie leide unter einer sozialen Furcht, die sie im Kontakt mit anderen sehr hemme. Ihre Stimme könne so sehr zittern, dass sie Angst habe, sie könne endgültig versagen und andere könnten es merken. Dass sie viel allein sei, hänge aber wohl nicht nur damit zusammen. Sie sei auch jetzt gehemmt, einem fremden Psychoanalytiker, dem großen Doktor von weit her, gegenüber zu sitzen.

Einige Aspekte aus ihrem Leben

Sie sei in der Kindheit bei der Großmutter aufgewachsen. Diese habe sieben Kinder gehabt, ihre Mutter sei das jüngste gewesen. Die Mutter habe in einer anderen Stadt, weit entfernt, gearbeitet. Der Vater sei wie viele in der Kulturrevolution verfolgt worden, eine beschämende Situation: Er sei als Gefangener öffentlich ausgestellt und durch die Straßen geführt worden, dann sei er zwei Jahre im Gefängnis gewesen. Später sei er Lehrer geworden. Die beiden Eltern hätten sie nicht gewollt, sie sei als Mädchen nicht willkommen gewesen, außerdem hätten sich die Eltern nie verstanden. Sie habe das erst nach der Geburt der Schwester gemerkt, als sie mit sechs Jahren nach Hause zurückgekehrt sei. Die Schwester sei immer bevorzugt worden. Die Familie habe bei den Eltern väterlicherseits gelebt; Vater und Mutter haben in jeweils anderen Orten gearbeitet und sich wenig gesehen. Die Eltern haben, wenn sie überhaupt zusammen waren, viel gestritten, sie habe versucht, sich um die Schwester zu kümmern, und darüber hinaus, den Streit der Eltern zu schlichten. In ihrem dreizehnten Lebensjahr sei die Großmutter mütterlicherseits gestorben.
Sie sei nach der Schule weggegangen, habe Medizin studiert und ihren Mann kennen gelernt, einen Architekten, der bei einer internationalen Firma angestellt sei. Ein gemeinsames Kind sei sieben Jahre alt. Der Ehemann arbeite über 1 000 km entfernt, er komme maximal einmal in der Woche für einen Tag nach Hause, oft seltener, da er Geld verdienen wolle. Er liebe sie sehr, kritisiere aber, wenn er heimkomme, dass sie so unordentlich sei. Sie arbeite als Oberärztin und habe vier Assistenten unter sich. Sie mache den Job gern, aber nicht immer falle es ihr leicht, denn die Konkurrenz sei groß. Vor allem wenn sie ein Referat halte, wäre die Furcht, die Stimme könnte versagen, ein Hindernis. Abends kümmere sie sich um den Sohn, lese ihm vor, und wenn er eingeschlafen ist, bilde sie sich fort.

Kontakt in der 1. Stunde

Ich erlebe sie als eine sehr kompetente Frau, die die Situation gut in die Hand nimmt (Wörterbuch!), sich auch darauf einstellt, dass ich keine weit reichenden Kenntnisse über das Land habe, und die besondere Situation anspricht. Allerdings

bin ich über das, was sie mir erzählt, sehr bestürzt. Überrascht bin ich darüber, dass sie bei den Erzählungen über die Entehrung des Vaters, aber vor allem über die Trennung von der Großmutter, kurz, aber heftig weint. Sie ist sehr kompetent, sehr bezogen, zugleich sehr fragil. Ich vermute einen Versorgungs-Autarkie-Konflikt, meine eine frühe Traumatisierung durch die erlebte Ablehnung durch die Eltern und durch die Trennungserfahrungen (erst von den Eltern, dann von der Großmutter) zu sehen, und fokussiere diese Thematik in der Folge.
Ich deute ihre Phobie als Ausdruck dieses Konfliktes. Diese entspreche dem Wunsch, auch einmal schwach sein zu dürfen, nicht alles in der Hand haben zu müssen, versorgt zu werden – so wie sie mir zwei Seiten zeige, eine sehr überlegte, sorgende, aber auch eine schwache, schutzsuchende.

2. Stunde

Was ich am Ende gesagt habe, hätte sie sehr aufgewühlt. Sie berichtet mir von vielen Situationen, in denen sie sich vernachlässigt fühlte. Ihren Sohn liebe sie sehr und wolle gern für ihn da sein. Nach seiner Geburt habe sie zwei Monate lang eine schwere Schlafstörung gehabt; ihre Eltern hätten damals nicht kommen können, was sie sehr enttäuscht habe. Ihr Mann habe ihr eine Haushälterin empfohlen und seine jüngere Schwester gebeten zu kommen, die aber gar nichts von Haushalt und Säuglingspflege verstanden habe.
Sie habe einen Wiederholungstraum: Sie sehe ein Flugzeug beim Start, sie renne dem Flugzeug hinterher, könne es aber nicht erreichen. Und: Sie arbeite auf einem Weg, der ziemlich eng sei, sie suche nach jemandem, aber könne ihn nicht erreichen. Ich beziehe die Inhalte dieser Situationen auf die Erfahrung, dass die Menschen, auf die sie sich gern stützen würde, nicht wirklich zur Verfügung stünden, wenn sie in Not sei.
Sie erzählt von einem ersten Freund während der Zeit im College. Sie sei sehr verliebt gewesen, sie habe ihm viel geschrieben, aber seine Briefe seien ausgeblieben oder ihre nicht sofort beantwortet worden – auch als sie dann welche erhalten habe, habe sie nie mehr geantwortet, zu groß war ihre Enttäuschung. Aber sie habe ihn nie vergessen; mit ihm vergleiche sie alle anderen Männer. Ihr Mann sei wie ihr Vater, gebe ihr Anweisungen, wolle, dass sie zuhöre – und das täte sie ja auch. Überraschend für mich sagt sie dann etwas, das sie noch öfter wiederholen wird: „I want to fly free." Das hat durchaus etwas Verführerisches, Verträumtes. Sie erzählt von dem Spitaldirektor, der offenbar in sie verliebt sei, eine Liebe, die sie bei aller Wertschätzung nicht erwidere, denn sie liebe ihren Mann.
(Ich notiere mir: hysterische Ausarbeitung des Versorgungskonfliktes; Hinwendung zu den Vätern – das Flugzeug, diese Kontakte aber werden sexualisiert, sie bleiben unbefriedigend. Antwort: eine aggressive Ungeduld, etwas abschneidend Kaltes, mit dem sie auf die kleine Enttäuschung durch die erste Liebe reagiert.)

3. Stunde

Sie kommt, spricht wenig, die Stimmung ist verändert, ich habe Mühe, sie zu klären. Schließlich spricht sie verbittert, aber auch sehr traurig, davon, dass sie enttäuscht von mir sei. Ich hätte in der letzten Sitzung kaum reagiert, so wenig gesagt. Außerdem habe sie mich vermisst bei der Kursbesprechung, ich sei zudem „a little cool". Sie sei sensibel. Wenn ihr Mann nicht am Samstag, sondern am Mittwoch komme, sei sie sehr enttäuscht. Was sei die *self experience* denn wert: Sechs Tage, jetzt schon die dritte Stunde, das bringe nichts. Sie habe Hilfe gesucht, aber es sei nicht möglich, auf diese Weise eine Hilfe zu erhalten.
(Ich habe wenig mitgeschrieben in dieser Sitzung, sie hat viel geweint.)
Das, was ich gesagt habe, bezog sich ganz auf das Hier und Jetzt: Sie habe große Hoffnungen in die Selbsterfahrung und in mich gesetzt, und wenn ich nicht ganz dem Ideal entspreche, der große Doktor sei, der ganz für sie da sei oder ihr helfe wegzufliegen, dann breche in ihr eine Welt zusammen und sie mache das Gleiche wie mit den unbeantworteten Briefen. Sie versteht, was ich sage, aber schlägt einen ganz anderen Ton an: Wenn das stimme, dann sei sie ja gar nicht besser als ihre Patienten, dann sei sie selbst narzisstisch gestört, dann sei sie weder das eine noch das andere, dann wisse sie gar nicht weiter.
Ich nehme daraufhin einige Erfahrungen aus der ersten Sitzung auf, und sage ihr, dass sie sich nun selbst entwerte, um mich zu schonen – dabei gebe es offenbar eine Seite in ihr, die sich unversorgt fühle, die einen Anspruch habe, gut betreut zu werden, die sie nun deutlicher sehen könne, aber die sie nicht gut akzeptieren, nicht gut beschützen könne.
Viele Tränen.

4. Stunde

Am Abend vorher war das Kursfest. Sie habe Kopfweh nach der letzten Stunde gehabt. Am Abend hätte sie gern mit mir angestoßen, aber ich hätte bei meiner Frau gesessen, da habe sie nicht kommen wollen und sei dann so enttäuscht gewesen. Ich knüpfe an die gestrige Stunde an: Sie gehe davon aus, dass ich mich gar nicht freuen würde, gar keine Aufmerksamkeit für sie hätte, wenn ich mit meiner Frau da säße. „It is either … or." Sie könne das nicht gut miteinander verbinden.
Sie schaffe es nie, sich zu widersetzen, einmal anderer Meinung zu sein, etwas zu fordern. Nun kommen Schilderungen von Situationen mit Frauen: Sie habe eine Pflegedienstleiterin, die sie nicht für sehr kompetent halte. Sie traue sich nicht einfach zu korrigieren oder zu widersprechen, sie habe das Gefühl, es gehe sonst leicht etwas kaputt.

Sie weint sehr viel. Sie sei deprimiert, wolle nicht leben, so schon gar nicht. Nur für den Sohn sei sie da, das sei ihr auch wichtig, sonst habe sie kein Leben. Ich bin beunruhigt, überlege, ob ich irgendwelche Vorkehrungen treffen, jemand benachrichtigen muss. Dann versuche ich, mit ihr zu bearbeiten, wie sie sich Enttäuschungen schafft: Sie liebe einen Mann, als der nicht sofort auf ihre Briefe antwortet, lasse sie ihn fallen, um ihn aber später dazu zu benutzen, den Ehemann zu entwerten und ihn als Ideal allen wirklichen Erfahrungen entgegenzustellen. Ebenso mache sie es hier: Sie habe mir viel erzählt, sich anvertraut, und nun dürfe das keine gute Erfahrung sein, sondern eine weitere Enttäuschung, weil ich nicht zur Kursbesprechung gegangen sei und auf dem Fest meine Frau dabei gewesen sei.
Am Aufzug nach der Stunde begegnet sie meiner Frau, und sie grüßt sie sehr freundlich, sagt aber – etwas rätselhaft für meine Frau: „I am sorry."

5. Stunde

Nun redet sie sehr viel. Sie greift das Thema, wie sie sich Enttäuschung schafft, auf. Nun arbeitet sie sehr engagiert, unter Tränen, aber doch recht selbstständig. Sie könne an der Trennungssituation, die sie sich mit dem Ehemann geschaffen hat, momentan nichts ändern. Er wolle noch Geld verdienen, ihm mache der Job Spaß. Er könne sich nicht vorstellen, dass sie die Nähe der Eltern und Schwiegereltern aufgibt und auch ihren Job. Er sei ein Kind des neu entflammten chinesischen Kapitalismus. Aber was sie tun kann, ist von sich zu sprechen. Sie höre ihm zu, nie umgekehrt, sie verlangt nie, dass er ein Ohr für sie hat. Sie lebe nach seinen Weisungen, obgleich sie das empöre. Er habe nun mal ein anderes Ordnungssystem als sie selbst; aber sie lebe auch in seiner Abwesenheit seine Ordnung, nicht ihre eigene. Sie lebe allein, zwischen Arbeit, Sohn und Büchern. Sie suche Freunde nicht aktiv auf, sie wolle niemand fordern – sie wolle nicht, dass sich andere ihrer annehmen (aus Mitgefühl vielleicht, das sie doch nicht nötig habe).
In dieser Stunde beschränke ich mich im Wesentlichen darauf, den Verlauf zu beschreiben, also daran zu erinnern, dass dies die vorletzte Stunde ist, dass es ihr wohl auch hier darum gehe, einen Weg zu finden zwischen „sich abfinden mit dem nicht zu Verändernden" und der Enttäuschungswut.

6. Stunde

Sie kommt besonders schön gekleidet und sehr gefasst. Die letzten beiden Stunden seien nicht enttäuschend gewesen, sie habe kein Kopfweh mehr. Sie wendet sich dem Thema Freunde zu. Wie könne sie sich unterstützt fühlen durch sie: „They

cannot be with me all the time." Ich sage ihr, dass sie sich nicht auf eine Beziehung einlasse, aus Angst, sich dann wieder trennen zu müssen. Sie habe das hier in der Therapie offenbar gewagt und gespürt, mit wie viel Schmerzen/Tränen das verbunden sei, und es nun offen sei, ob das eine gute Erfahrung gewesen sein wird. „In fact no one can be with me all day including my son." Sie erzählt davon, dass sie es so sehr genieße, abends mit dem Sohn zu sein, ihm nahe zu sein, zu sehen, wie er einschlafe, das seien die ruhigsten Stunden ihres Tages.
Dann versucht sie, die bevorstehende Trennung technisch zu lösen: „My self experience is not to find a friend but to experience myself – it is all transference." Die Art, wie sie das sagt, kommt mir urplötzlich hart und übermäßig abgegrenzt vor. Ich sage ihr: „Das macht es Ihnen leichter, sich zu trennen." Sie spricht nun davon, dass sie einiges von dem, was wir besprochen haben, tief berührt habe – wieder wechselt sie: Am Arbeitsplatz sei sie als sehr humorvoll bekannt, die Tränen sehe sonst niemand von ihr. Ich mache einen Fehler, beschwichtige: Es gebe ja auch diese starken Seiten. Sie korrigiert sofort: Nein, wenn sie humorvoll sei, geschehe das nur aus Angst, sonst uninteressant zu sein, sie wolle andere binden. Hier sei sie traurig gewesen: „I like the feeling of being sad. It is connected to my inner self." Vielleicht gehörten die Stimmschwankungen ja auch zu ihr, vielleicht sei es angeboren, der Vater habe eine so zitternde Stimme gehabt. Ich sage ihr, dass es doch offenbar eine Fähigkeit sei, sich auszudrücken, etwas von den Gefühlen zu zeigen, so wie sie mir hier von ihrer Ausdrucksfähigkeit etwas gezeigt habe – die sie als Schwäche erlebe. Sie weint heute gar nicht, nimmt aber das Ende der Sitzung in die Hand. Sie lässt sich meine Adresse und E-Mail-Adresse geben, und sie sagt mir abschließend, dass sie nun wisse, was die Übertragung gewesen sei (sehr feierlich, aber eben ohne Tränen): Die Großmutter sei zurückgekehrt, sie habe wieder jemanden gehabt, der ihr zugehört habe.

Auswertung

Die Kurztherapie wird anhand der Kriterien für eine psychodynamische Therapie (vgl. Teil II, Abschnitt „Herausforderungen psychodynamischer Prinzipien durch Kurz- und Fokaltherapie") ausgewertet.

Grundregel

Die frei schwebende Aufmerksamkeit des Therapeuten wird in dieser Therapie besonders herausgefordert. Er muss auf alle Signale achten, da er nicht weiß, welche als kulturtypisch gelten können und welche höchst individuell sind. Die

Fremdartigkeit der Gesamtsituation führt zu einer besonderen Wachsamkeit. Dadurch ist andererseits ein gelassenes Registrieren der eigenen mitschwingenden Phantasien nur eingeschränkt möglich.
Die Patientin bemüht sich sehr – sicher auch aus dem Wunsch heraus, ein ungewohntes Verfahren richtig anzuwenden –, alle ihre Einfälle zu benennen.

Supportive Technik

Supportive Techniken werden vom Therapeuten fast nirgendwo eingesetzt, außer in der letzten Sitzung, wo die Patientin ihm rasch deutlich macht, dass sie diese Stütze nicht eigentlich braucht.
Das kurztherapeutische Setting ist im vorliegenden Fall dadurch akzentuiert, dass es eine Fortsetzung der Gespräche sicher nicht geben wird. Die Hoffnung auf eine Intervalltherapie oder auf irgendeine andere Art der Fortsetzung wird von vornherein unterbunden. Dies könnte das Bedürfnis aufseiten des Therapeuten vergrößern, der Patientin „wenigstens" Trost und Mitgefühl mitzugeben, vor allem dann, wenn er skeptisch über die Effizienz analytischer Deutungsarbeit denkt. Die Patientin hätte dort, wo sie sehr unglücklich wurde, auch zu einem stärkeren Eingreifen motivieren können. Dieses hätte den Therapeuten in dem Moment wahrscheinlich mehr beruhigt, hätte aber verhindert, dass die Beendigung der Therapie durchgearbeitet worden wäre. Eine subtile Spielart des supportiven Agierens hätte darin bestehen können, die Patientin pädagogisch zu behandeln, um ihr möglichst viel theoretisches Wissen mitzugeben. In allen möglichen Formen des supportiven Agierens wird das Begehren des Therapeuten deutlich, der – im letzten Fall – als der große Lehrer auftreten und erlebt werden möchte, der aus der Fremde kommt und über Wissen verfügt. Oder er hätte sich – wie im vorletzten Fall –selbst beruhigen und Schuldgefühle abbauen wollen.

Arbeitsbündnis

Die Patientin ist hoch motiviert. Die Bereitschaft sich mitzuteilen ist sehr hoch und durch die besonderen Umstände gebahnt. Die Möglichkeit zu solchen therapeutischen Gesprächen besteht für die Patientin nur einmal, sie weiß, dass sie nicht noch einmal die Chance erhalten wird. Sie nutzt sie aber nicht einfach für die berufliche Qualifizierung, sondern für ihre persönliche Entwicklung.
Der Therapeut ist sehr auf die Patientin eingestellt. Zugleich muss er in besonderer Weise die situativen Umstände berücksichtigen, so die sprachlichen Hürden, die kulturelle Kluft: Die Patientin versorgt ihn gut mit Informationen über China, sobald sie merkt, dass er das Land nicht gut kennt. Sie versorgt ihn – und er muss

reflektieren, dass sie damit bereits ihren zentralen Konflikt inszeniert. Er ist überrascht über die intensive emotionale Beteiligung, sie bewegt ihn, und er muss die Erschütterung der Patientin gut auffangen, ohne sie in irgendeiner Weise zu infantilisieren.

Settingbedingte Übertragungen und Gegenübertragungen

Die Therapie findet in einem sehr ungewöhnlichen Setting statt. Die Versuchung ist besonders stark, die eigene analytische Arbeit den Zweifeln zu opfern, ob es angesichts der Kulturdifferenzen überhaupt möglich sein kann, die Patientin zu verstehen und emotional zu erreichen. Dieser Gefahr sind Therapeuten, die Menschen aus anderen Kulturen behandeln, immer ausgesetzt. So wichtig wie die selbstreflexive Infragestellung der eigenen Haltung ist es, Deutungen nicht aus einer Haltung kulturgebundener oder kulturüberheblicher Verfügungsmacht über Wissen und Erkenntnis zu geben, ebenso fatal ist es, sich selbst zu entwerten, den eigenen Möglichkeiten nichts zuzutrauen und die kulturgebundenen Verständnisprobleme überzubewerten.

Aktivität des Therapeuten

Die Technik nähert sich der klassischen analytischen Technik sehr stark an. In der Therapie werden keine Parameter eingesetzt. Der Therapeut ist nicht in besonderer Weise aktiv, er beschränkt sich auf die Deutungsarbeit, aber versucht, die Deutungen stark auf die Übertragung zu zentrieren. Dies ist umso wichtiger, als die Trennung rasch bearbeitet werden muss.

Durcharbeiten

Das Prinzip des limitierten Durcharbeitens (vgl. Teil II, Abschnitt „Herausforderungen psychodynamischer Prinzipien durch Kurz- und Fokaltherapie") passt recht gut zur Beschreibung des Therapieverlaufs. Die rasche Aktualisierung des Versorgungs-Autarkie-Konfliktes in der Übertragung wird durchgearbeitet, nichts anderes. Dabei wird darauf geachtet, wo sich der Konflikt zeigt: Die ödipale Kränkung, das Gefühl, gegenüber anderen Frauen zu kurz zu kommen, wird im Sinn des Versorgungs-Autarkie-Konfliktes verarbeitet („um mich kümmert sich niemand"). Die Kürze des Settings selbst stimuliert den Versorgungs-Autarkie-Konflikt.

Die lebensgeschichtlichen Bedingungen des Konfliktes werden nur benannt (Prinzip des Rückgriffs auf Einsicht), sie werden gebraucht, um der Selbstentwertung der Patientin vorzubeugen und ein Verständnis der eigenen Konflikte zu ermöglichen.

Fokus

Der Fokus wird am Ende der ersten Sitzung formuliert und an ihm wird festgehalten. Dieser wird für die Deutungsarbeit genutzt, und zwar wird der zentrale (Versorgungs-Autarkie-)Konflikt am Beispiel der familiären Beziehungen, aber auch und vornehmlich in der Übertragung thematisiert. Er ist in diesem Fall besonders hilfreich, weil er dem Therapeut erlaubt, in einer Fülle neuer Informationen und Eindrücke einen Faden zu bewahren: Hier sind die Aufgaben der Organisation und Reduktion des Wahrnehmungs- und Beziehungsfelds, die der Fokus übernimmt, besonders wichtig.

Umgang mit der Zeit

Der fokaltherapeutische Aspekt wird vor allem daran sichtbar, dass die begrenzte Zeit bald thematisiert wird. Dabei wird die Zeitnot in der Deutung mit dem zentralen Konflikt verbunden (Mangel an Zeit = Vernachlässigung und Nicht-Beachtung). Diese Verbindung ermöglicht eine große emotionale Dichte. Der Therapeut spricht die kluge Patientin vor allem auf ihre Emotionen an, unterstützt die affektive Reaktion, hat dabei allerdings auch einmal das Gefühl, dass die Traurigkeit der Patientin unkontrollierbar werden und er die Patientin somit nicht halten könnte.

Ergebnis

Die Patientin hat dem Therapeuten einige Monate später einen Gruß geschrieben, in dem sie betont, dass ihr die Kurztherapie im Umgang mit der Angst, aber vor allem im Umgang mit Ehemann und Sohn sehr geholfen habe.

Zusammenfassung

Die ungewöhnliche Kasuistik zeigt, dass in Kurztherapien durchaus ein psychoanalytischer Prozess entstehen und auch abgeschlossen werden kann. Entscheidend ist dabei neben einer hohen Motivation und guten Arbeitsbeziehung die übertragungszentrierte Bearbeitung des therapeutischen Fokus.

Niederfrequente Fokaltherapie mit somatisch kranken Menschen

Vorspann

Die Therapie fand im Rahmen des Liaisondienstes einer psychosomatischen Abteilung eines Großkrankenhauses statt. Zunächst wurden die Gespräche während der stationären medizinischen Behandlung geführt, später dann ambulant. Das Setting richtete sich ganz nach den Bedürfnissen des Patienten, besonders aber auch nach seinem Gesundheitszustand. In unregelmäßigen Abständen wurden in den letzten zwei Jahren insgesamt zwanzig Gespräche geführt. Von der Therapie wurde auf einer Fokuskonferenz berichtet. Die Zusammenfassung und die Auswertung wurden mit der behandelnden Kollegin diskutiert.

Protokoll der Fokuskonferenz

Beschwerden im Verlauf der Behandlung

Herr Z. entwickelt eine akute Niereninsuffizienz im Alter von achtunddreißig Jahren. Als er zum ersten Mal in die Beratung kommt, macht er sich große Vorwürfe wegen seiner Erkrankung und hält sich selbst dafür verantwortlich. In seinem Bekanntenkreis ist ihm immer wieder entgegengehalten worden, dass nierenkranke Menschen unter Beziehungsstörungen leiden respektive schwere Beziehungsstörungen zu Nierenschäden führen. Er hat daher das Gefühl, die Krankheit selbst – wenn auch unwissentlich – herbeigeführt zu haben. Neben der ausgesprochen schwer wiegenden somatischen Bedrohung und Belastung leidet er zusätzlich unter diesem Selbstvorwurf.
Die Niereninsuffizienz führt zu einem Nierenversagen. Rasch wird Herr Z. dialysepflichtig. Die Dialyse wird durch den schlechten venösen Zugang und den daraus entstehenden Beschwerden sehr schwierig. Zugleich ist der Befund so schwer wiegend, dass innerhalb relativ kurzer Zeit eine Transplantation erwogen werden muss. Der Patient lehnt zunächst ab, da er andere Menschen weder beanspruchen noch von anderen in seiner Existenz abhängen wolle. Später kommt er – notgedrungen – darauf zurück und akzeptiert die Transplantation. Aber auch die Trans-

plantation, die schließlich durchgeführt werden kann, schafft keine durchgreifende Entlastung. Das Transplantat ist lange Zeit gefährdet, und er muss sich hoch dosierten Zytostatika- und Kortikoid-Therapien unterziehen. Der posttransplantäre Verlauf ist so komplikationsreich, dass Herr Z. nicht mehr arbeiten kann. Diese Tatsache belastet ihn sehr. Er wird depressiv und muss entsprechend medikamentös behandelt werden.

Biografische Informationen

Die Therapeutin erfährt wenig von Herrn Z. und seiner Lebensgeschichte. Die frühe Lebensgeschichte wird nur selten thematisiert: Das Verhältnis zum Vater bleibt unklar, die Mutter habe sich immer wenig um ihn gekümmert und die ältere Schwester habe oft als Muttersatz handeln müssen. Der Beruf sei für Herrn Z. sehr wichtig, er habe bis zur Erkrankung ein beruflich engagiertes, kreatives Leben geführt. Er war verheiratet, aus dieser Ehe stammen zwei heute erwachsene Kinder Er habe sich allerdings rasch wieder von seiner Frau getrennt. Die neue Lebenspartnerin habe er kennen gelernt, als er schon nierenkrank war.

Umgang mit der Krankheit

Im Behandlungsverlauf wird das große Leiden des Patienten an der Erkrankung immer wieder deutlich. Dabei spielen die sozialen Einschränkungen und Angewiesenheiten die größte Rolle, so auch die Tatsache, nicht mehr autonom der Arbeit nachgehen zu können. Herr Z. leidet sehr unter den Folgen der Erkrankung, aber mindestens genauso belastend sind für ihn die Auswirkungen der Erkrankung auf die Partnerschaft, über die er nachgrübelt. Er befürchtet, die Freundin könne sich ihm entfremden, weil er nicht genügend für sie da sei und gelegentlich wenig Freude an der intimen Beziehung habe.

Therapeutische Beziehung

Die therapeutische Beziehung ist geprägt davon, dass Herr Z. kein besonderes Anliegen an die Therapeutin zu haben scheint. Er berichtet der Therapeutin trotz allen – objektiv so schwer wiegenden – Leiden sehr gefasst über seinen Zustand. Dabei richtet er sehr viel Aufmerksamkeit auf das Bemühen, möglichst selbstständig weiterzuleben, als ob die ganze Erkrankung nicht vorhanden wäre. In Kontrast zu dieser abgegrenzten, affektkontrollierten und wenig anspruchsvollen

Haltung steht die Gegenübertragung der Therapeutin. Sie ist immer sehr alarmiert und vom Gesundheitszustand des Patienten betroffen und berührt. Obgleich Herr Z. sein Anliegen an die Therapiegespräche wenig mitteilen kann, hält er den Kontakt zur Therapeutin aufrecht. In der ambulanten Zeit komme er nicht gern, weil die Gespräche in der Klinik stattfinden. Diese erinnere ihn an die durchgemachten Leiden, daher würde er sie lieber meiden. Die Partnerin begleitet ihn häufig zu den Gesprächen. Die Therapeutin stellt sich darauf ein, dass Herr Z. den Kontakt selbst gestaltet, dass er sich wieder meldet – was auch immer wieder geschieht. Nach einiger Zeit ist es schließlich möglich, eine Therapieabsprache zu treffen. Herr Z. kann nun dazu stehen, sich in den Gesprächen Hilfe holen zu können.

Fokus

Die Therapeutin bildet einen Fokus, den sie in der nachfolgenden Form dem Patienten mitteilt und auf den sie ihre Interventionen konzentriert. Der Fokus lautet: „Ich will nicht ausgeliefert sein, ich muss selbständig sein, da sich ohnehin niemand um mich gekümmert hat. Nun hat mich die Krankheit in meiner Selbstständigkeit bedroht. Ich versuche trotzdem, alles in meiner eigenen Hand zu haben, wenn ich endgültige merke, dass dies nicht gelingt, bricht alles in mir zusammen.“ Herr Z. stimmt dem Fokus zu, er fühlt sich durch diese Beschreibung seiner inneren Konflikte gut verstanden.

Auswertung

Die geschilderte Therapie hat Besonderheiten, sie stellt auch besondere Anforderungen an die Therapeutin.
Die Therapeutin hält auf der *Ebene der Beziehung*, an einer dynamischen Grundhaltung fest, obgleich diese durch einige andere Beziehungsfaktoren behindert wird. So kann der Rahmen nicht deutlich abgesteckt und strukturiert werden, nur insofern, als dass die Therapeutin das Behandlungsangebot stetig aufrechterhält, das im Detail aber nicht planbar ist. Sie spürt, dass sie Teil einer spezifischen Inszenierung ist. Diese ist dadurch bedingt, dass der Patient das erfahrene Leid und die multiplen Bedrohungen zwar wahrzunehmen bereit ist, aber – außer in den depressiven Reaktionen – emotional nicht an sich herankommen lassen kann. Stattdessen werden die Emotionen durch projektive Identifizierung auf die Therapeutin (und wohl nicht nur auf sie) übertragen. Sie muss diese Teilhabe an der

Inszenierung reflektierend zurücknehmen. Allerdings kann sie die Gefühlsabwehr des Patienten nur mit Vorsicht ansprechen.
Das Erkunden der *Erlebensebenen* ist ebenfalls komplex im Vergleich zu Psychotherapien mit nicht somatisch kranken Menschen. Sie ist als Polarität beschrieben worden (vgl. Teil III, Abschnitt „Erstgespräch, Beratung und Krisenintervention" u. „Adaptive Aktualisierung psychoanalytischer Möglichkeiten"). Hier wechselt die Aufmerksamkeitsfokussierung zwischen den Polen: Das Selbsterleben kann nur durch die Analyse des Fremd-Erlebens aufgeklärt werden (Bedeutung der Gegenübertragung). Neben Subjektivität und Emotion spielen der objektive Befund und die ärztliche Information eine wichtige Rolle, denn die Abwehr der Patientin zentriert sich gerade auf die Verleugnung der Kognition und der Realität. Die Innenwelt wird aus Abwehrgründen überbetont (Zuschreibung von Schuldgefühlen aufgrund der „psycho-somatischen" Ursachentheorie).
Dementsprechend muss die Therapeutin verschiedene *Ebenen des Wissens* nebeneinander beachten. Sie muss an dem psychodynamischen Fokus arbeiten, den sie als Autonomie-Abhängigkeits-Konflikt beschreibt. Dieser Konflikt ist – wie in den meisten Fällen – mit einer Durchlässigkeit der Persönlichkeitsstruktur, vor allem einer geringen Affekttoleranz und instabilen Ich-Grenzen, verbunden. Darüber hinaus muss sie ihr ärztliches Fachwissen in die Therapie einbringen, da sie die schwer wiegenden somatischen Leiden und deren Folgen sonst nicht erfassen, vielleicht sogar ebenso wie der Patient verleugnen würde. Um die komplexe Versorgungssituation eines chronisch nierenkranken (erst dialysierten, dann transplantierten) Patienten angemessen zu berücksichtigen, ist eine genaue Kenntnis des Gesundheitssystems erforderlich.

Wobei ist diese Fokaltherapie erfolgreich?

Motivation des Patienten

Der Patient ist für eine psychotherapeutische Behandlung im engeren Sinne zunächst nicht motiviert. Eine Therapie einzugehen, bei der er sich auf andere verlassen müsste, ist für ihn gleichbedeutend mit dem Eingeständnis der eigenen Hilflosigkeit. Dass über einen Zeitraum von zwei Jahren etwa zwanzig Gespräche erfolgen, also sehr weitmaschig gearbeitet werden muss, ist nicht beabsichtigt, sondern zum einen die Folge des schlechten somatischen Zustandes des Patienten und zum anderen die der Beziehungsdynamik. Als der Patient schließlich einer regelmäßigen Therapie zustimmt, ist das Ergebnis der Behandlung erreicht: Er kann sich nun in die Therapie einlassen, ohne allzu sehr in seiner Selbstständigkeit bedroht zu werden.

Beziehungsmuster in der Lebensgeschichte und in der therapeutischen Begegnung

Wie im Fokus beschrieben, leidet der Patient unter einem Abhängigkeits-Autonomie-Konflikt. Dieser wird in der therapeutischen Beziehung erneut inszeniert. Die schwere und bedrohliche, außerordentlich behindernde körperliche Erkrankung akzentuiert die Problematik, erzeugt sie aber nicht.

Haltung der Therapeutin

Die Therapeutin wahrt den Kontakt mit dem Patienten und steht für ihn zur Verfügung, sodass der Patient immer wieder auf die Therapeutin zurückgreifen kann.

Technik der Therapeutin

Zunächst beschränkt sich die Therapeutin auf eine *holding function*, außerdem versucht sie, die subjektiven Krankheitstheorien des Patienten zu korrigieren, die um das Thema der Schuld kreisen; sie arbeitet hier im Sinne einer kognitiven Therapie. Es gelingt ihr, nicht-supportiv tätig zu werden, dabei aber ausgesprochen empathisch zu bleiben. Eine supportive Haltung hätte den Patienten in eine für ihn unerträgliche Abhängigkeit gebracht. Schließlich arbeitet sie fokaltherapeutisch und formuliert mit dem Patienten einen Fokus, der sowohl die lebensgeschichtlichen Hintergründe und aktuellen Konflikte des Patienten als auch die schwere somatische Erkrankung beinhaltet.

Fallen und mögliche Fehler

Selbstbeschränkung auf bloße Begleitung

Der Fall macht sehr deutlich, dass es in der psychosomatischen Therapie körperlich schwer kranker Menschen oft zu kurz greift, wenn nur Stützung und Begleitung als Zielgrößen therapeutischer Maßnahmen anvisiert werden. Selbst mit diesen Patienten ist eine konstruktive, die Patienten entlastende dynamische Arbeit möglich. Allerdings nur unter der Voraussetzung, dass das Krankheitsgeschehen und die Krankheitsverarbeitung nicht ausgeklammert, sondern in die fokaltherapeutische Arbeit integriert werden.

Fazit

Im vorliegenden Fall kann nicht mehr von einer Kurztherapie gesprochen werden, eher von einer niederfrequenten Fokaltherapie mit einer beschränkten Anzahl von Therapiesitzungen. Auf diese Weise kann das Konzept der adaptiven Kurz- und Fokaltherapie auch für die langfristige Begleitung chronisch kranker Menschen von großem Nutzen sein.

Fünfzigstündige Fokaltherapie – Stiefel ohne Sohlen

Vorspann

Die folgenden Aufzeichnungen einer Kurz- und Fokaltherapie mit einem von vornherein auf fünfzig Stunden begrenzten Setting erlauben einen gründlichen Einblick in die praktische therapeutische Arbeit. Sie stützen sich auf die nach jeder Therapiestunde verfassten Stundenprotokolle der Therapeutin C. Olshausen Küchenhoff. Um die Authentizität der Aufzeichnungen nicht im nachhinein zu gefährden, wurden die Texte nur grammatikalisch und syntaktisch überarbeitet und aus Datenschutzgründen verfremdet, nicht aber inhaltlich verändert. Sie wurden also nicht „geschönt" und geben gerade deshalb ein realistisches Bild der therapeutischen Prozesse. Die Kehrseite allzu ausführlicher Präsentation klinischen Materials ist es, dass der Leser sich in den Details verirren kann und das Interesse verliert. Dieser Gefahr wurde begegnet, indem in unsystematischer Weise die Stunden durch mich kommentiert wurden, um einige „rote Fäden" bei der Lektüre aufzugreifen. Die Kommentare wurden mit der Therapeutin diskutiert und danach als Einschübe in den Fließtext übernommen. Der Therapiebericht wird abschließend zusammenfassend ausgewertet. Dabei werden die in Teil II (Abschnitt „Herausforderungen psychodynamischer Prinzipien durch Kurz- und Fokaltherapien") erarbeiteten Kriterien für psychodynamische Therapie und die Besonderheiten der psychodynamischen Kurz- und Fokaltherapie zur Grundlage der Beschreibung gemacht.

Rahmen

Jede Therapie hat einen Rahmen (ein Vorfeld), in dem sie entsteht, und einen Kontext, auf den sie verweist. Dass sich die Therapeutin die Mühe gemacht hat, diese Kurztherapie zu protokollieren, steht in einem unmittelbaren Zusammenhang zu der Absicht, das vorliegende Buch zu schreiben. Zu diesem Zweck hat sie sich bereit erklärt, diese Behandlung sehr ausführlich zu dokumentieren – die Protokolle wurden allerdings erst lange nach dem Ende der Therapie besprochen. Die Therapeutin verfügt über weit reichende Erfahrungen in der Behandlung durch Kurz- und Fokaltherapien, vor allem in stationären und teilstationären Settings, aber auch in ambulanten Kriseninterventionen und Beratungen. Eine Besonderheit für die eigene Praxisstruktur war die gleich zu Beginn beschlossene Zeitlimitierung. Für eine Therapie in der Schweiz ist sie nicht zuletzt deshalb ungewöhnlich, weil die schweizerischen gesetzlichen Versicherungen keine vorab festgelegten Therapiegrenzen kennen, jedenfalls bislang nicht. Die Therapie wurde in den Praxisräumen der Psychotherapeutin durchgeführt und von der Krankenkasse finanziert.

Bericht

1. Stunde

Überweisung und Vorinformation

Die Patientin erhielt meinen Namen von ihrem Hausarzt. Sie sagt am Telefon, sie leide unter einer Phobie und wolle eine Therapie machen.

Äußere Erscheinung und Auftreten

Frau G. ist eine hübsche, junge Frau, modisch gekleidet, die recht forsch ins Zimmer tritt und einen leichten schweizerdeutschen Akzent hat. Mit einem ironischen Unterton und einem Lächeln im Gesicht erzählt sie kurz und knapp, will nicht zu viel Platz einnehmen. Sie ist sehr freundlich und mir sympathisch.

> An dieser Stelle, also gleich zu Beginn, inszenieren sich zwei zentrale Beziehungsmuster. Einerseits ist die Patientin fähig, rasch einen Kontakt einzugehen und die Zuneigung anderer zu gewinnen. Andererseits kann die Therapeutin sogleich wahrnehmen, dass die Patientin sich gleichzeitig selbst zurücknimmt und klein macht.

Beschwerden und emotionale Einstellung dazu

Frau G. eröffnet das Gespräch so: Sie habe vor drei Jahren unter einer Phobie gelitten, damals habe sie drei bis vier Monate lang eine Psychotherapie gemacht, dann sei es wieder gut gewesen. Sie sei damals ein Jahr in einer kaufmännischen Schule gewesen und habe in dieser Zeit stark unter Ängsten gelitten. Vor allem habe sie Angst gehabt, beim Betreten eines geschlossenen Raums erbrechen zu müssen. Diese Angst habe sich gebessert, aber vorwiegend deshalb, weil sie viele auslösende Situationen umgangen habe. Sie gehe zum Beispiel nicht mehr in Diskos;

öffentliche Restaurants müsse sie ganz meiden. Supermärkte könne sie in der Zwischenzeit wieder aufsuchen, auch mit der Straßenbahn, dem Zug und dem Bus habe sie wieder fahren können.
Aktuell seien alle Ängste zurückgekehrt und sogar noch schlimmer geworden. Das liege daran, dass sie vom Geschäft aufgefordert worden sei, an einem Seminar teilzunehmen. Seit sie das wisse, seien ihre Ängste enorm gestiegen, sie schlafe nicht mehr gut, es gehe ihr wie damals vor drei Jahren. Sie verzichte auf vieles, vermeide Situationen, *das wolle sie eigentlich nicht mehr.* Sie stelle sich schon jetzt die vielen fremden Leute im Seminar vor, es werde ihr ganz schlecht dabei, sie schwitze, wenn sie nur daran denke. Sie habe schon als kleines Kind auf Aufregungen mit einem nervösen Magen reagiert, viel erbrochen, *wie ihr Vater, der reagiere auch so.*

> Die Therapeutin markiert diese Aussage bereits im Protokoll der ersten Stunde. Sie wird also schon hier, in den ersten Minuten des Erstgesprächs, auf die Identifikation mit dem Vater aufmerksam, die vor allem in der Wahl des Symptoms eine Rolle spielt. Freud hat die Identifikation als die erste Stufe der Objektbeziehung beschrieben; sie wird hier eingesetzt, um die Objektbeziehung zum Vater zu verdrängen, ihm aber doch nahe zu sein. Aufgrund dessen ist die Identifikation selbst eine Kompromissbildung: Nähe zum Vater und Ausweichen vor der (libidinösen, ödipalen) Nähe durch Identifizierung.

Sie sei jetzt schon sehr in Sorge, grüble vermehrt. Der *erste Angstanfall* sei in einer Disko aufgetreten, kurz nachdem sie in die kaufmännische Schule eingetreten sei.

> Um einen vollständigen Fokus formulieren zu können, ist es wichtig, die Auslösesituation zu verstehen, also Leiden und Konflikt aufeinander beziehen zu können. Die aktuelle Auslösesituation ist zu diesem Zeitpunkt, am Anfang des Erstgesprächs, noch nicht verstehbar; sie klärt sich aber bereits in der zweiten Sitzung auf. Hilfreich ist die Schilderung der Umstände des ersten Angstanfalls: Die Schule bedeutet einen Schritt zur Selbständigkeit, den die Patientin augenscheinlich nicht einfach genießen kann. Zudem konfrontiert der Diskothekbesuch die Patientin offensichtlich mit einer Verführungssituation.

Die Eltern hätten ihr diese weiterbildende kaufmännische Schule gezahlt, sie aber auch unter Druck gesetzt, dort gute Leistungen zu zeigen.
Im bevorstehenden *Seminar* sei es ihre Aufgabe, die Kunden persönlich kennen zu lernen, die sie sonst nur am Telefon spricht. Außerdem müsse sie mithelfen, Informationsmaterial zu verteilen. *Sie wolle ja auch gerne zum Seminar.* Sie nehme im Geschäft sonst auch zweimal pro Woche an Sitzungen teil. Das gehe jetzt ganz gut, sie kenne die Leute und wisse, wie es ablaufe.
Vorerfahrungen in Psychotherapie: Damals, vor drei Jahren, habe sie neben den Ängsten vor allem Schlafstörungen gehabt. Ihr Hausarzt habe ihr aber keine Medi-

kamente verschrieben. Sie sei einige Monate zu einer Therapeutin gegangen, wisse nicht mehr, wie sie heiße, habe sie nicht mehr im Telefonbuch gefunden.

> Offenbar wird die frühere Therapeutin auf diese Weise entwertet: Sie ist vergessen, anonym geworden. Das Aggressionspotenzial der Patientin blitzt an dieser frühen Stelle auf, gut verpackt in eine Nebenbemerkung.

Damals sei es ihr wichtig gewesen, für ihre Beschwerden Erklärungen zu erhalten; außerdem habe sie Entspannungsübungen erlernt. Es habe ihr geholfen zu wissen, dass sie eine Phobie habe und dass man dagegen etwas unternehmen könne, sie habe sich dadurch ein wenig beruhigt. Sie habe sich auch Informationen über das Internet geholt.

Biografische Anamnese

Ihre Eltern seien Italiener – Menschen, die Freude am Ausgehen hätten. *„Die gehen mehr aus als ich. Treffen italienische Gruppen, feiern Feste."* Frau G. berichtet, dass sie daheim wohne, und das gut finde. Sie habe eine fünf Jahre ältere Schwester, die nicht mehr zu Hause wohne. Die Schwester übe einen Hilfsberuf aus, lebe allein.
Sie arbeite als Sachbearbeiterin bei einer Firma. Sie habe einen Abschluss als Direktionssekretärin. Sie arbeite dort seit knapp drei Jahren, es gefalle ihr eigentlich sehr gut.
Sie sei als kleines Kind eher still gewesen, habe sich sehr gut mit dem Vater verstanden, sei verwöhnt worden, habe immer alles bekommen. *Mit dreizehn Jahren habe es zwischen ihr und dem Vater viel gekracht,* sie habe sich dann eher der Mutter zugewandt. Zur gleichen Zeit sei die Familie in eine größere Wohnung umgezogen, aber im gleichen Quartier geblieben. Sie glaube, irgendetwas sei in der Zeit des Umzugs nicht gut gewesen. Sie denke immer, es habe mit dem Umzug zu tun, aber dass sei wohl eher zufällig zur gleichen Zeit gewesen, wie die Streitereien mit dem Vater. Vorher sei *ihr Vater einfach perfekt gewesen, nachher defekt.* Heute sei das Verhältnis zum Vater wieder besser.

> Die Schilderung der Biografie ist karg und wenig anschaulich. Dennoch weist sie auf die zentralen Probleme hin: die Kulturkluft – der Bruch in der Vaterbeziehung mit der Pubertät – die lebensfrohe Seite der Eltern. Blass und widersprüchlich bleibt die Schilderung der Mutter.

Der Vater sei selber in Therapie. Er habe eigene Probleme, habe angefangen zu trinken, jetzt komme er wieder besser zurecht. Er sei Handwerker in einer großen Firma, sei heute neunundfünfzig Jahre alt. Er arbeite immer nur monatsweise, lasse sich dann wieder krankschreiben. Eine Frühberentung stehe aus.

Beide Kinder seien in der Schweiz geboren. Der Vater sei in die Schweiz ausgewandert, er habe in Italien wohl Konflikte mit seinem Bruder gehabt. Die Mutter stamme aus einem Dorf, sie habe unbedingt aus Italien weg gewollt, *wollte etwas Neues erleben*. Sie sei unabhängig vom Vater in die Schweiz gekommen, die Eltern hätten sich erst hier kennen gelernt. Beide könnten nur sehr schlecht Deutsch. *„Ich finde das ganz schlimm."* Sie gebe der Mutter deshalb Deutschunterricht. Der Vater wolle wieder nach Italien zurück, die Mutter aber lieber hier bleiben.
Identität und Sprache: „Wenn ich in Italien bin, fühle ich mich als Schweizerin, wenn ich in der Schweiz bin als Italienerin, ich bin ‚halb-halb'." Sprache: „Ich schäme mich für mein Deutsch, es ist nicht ganz akzentfrei."

Wichtige Augenblicke im Interview

Frau G. bringt ihren Vater ins Spiel. Da klingt vieles an, sein Alkoholkonsum, seine Therapie, der „Krach", der Wechsel von „perfekt" zu „defekt". Vieles ist bisher unklar, allerdings affektiv bedeutsam. Frau G. reagiert auf Deutungen positiv und kann sie aufnehmen. Ich spreche sie darauf an, dass sie bisher alles mit einer gewissen distanzierten Ironie berichtet habe, was ja im Gegensatz zu ihrer inneren Not stehe. Sie reagiert prompt: „Ja, das kenne ich von mir, ich bin dann so ironisch. Das geht mir auch mit Männern so. Meistens finden mich solche Männer toll, die ich langweilig finde. Wenn ich aber einen Mann sympathisch finde, verhalte ich mich so ganz gegensätzlich zu meinen Gefühlen. Ich werde kalt und arrogant und damit vertreibe ich den Mann sicherlich."

Entwicklung der Beziehung zwischen Interviewerin und Patientin

Ich hebe in Bezug auf die Therapiemotivation nochmals hervor, dass sie spüre, nicht mehr auf alles verzichten zu wollen, deswegen in einen zunehmend leidvolleren Konflikt geraten sei, den sie nun bearbeiten wolle. Darin gibt Frau G. mir Recht. Wir klären, ob eine Krisenintervention bis zum Seminartermin sinnvoll sei oder eher ein gründlicheres Verstehen ihrer Ängste. Sie entgegnet: „Nein, auf keinen Fall nur bis zum Seminar, ich merke, dass ich noch viele Probleme habe."
Am Schluss deute ich ihr noch, in welcher Form sie mit mir Kontakt aufnimmt. Sie habe große Erwartungsängste gehabt, die sie hinderten, sich um einen Therapieplatz zu kümmern. Als sie es endlich gewagt habe, wolle sie nicht mehr weg und habe für sich eigentlich schon beschlossen, bei mir zu bleiben, ohne sich Zeit zum Nachdenken zu geben. Sie solle sich das aber nochmals genau überlegen.

Vereinbarungen und Procedere

Frau G. fragt abschließend nach den Kosten der Therapie. Wir vereinbaren ein weiteres Gespräch.

2. Stunde

Äußere Erscheinung und Auftreten

Frau G. kommt pünktlich und motiviert in die Sitzung.

Beschwerden und emotionale Einstellung dazu

Sie berichtet, dass es ihr nach der Entscheidung, eine Therapie zu machen, sehr gut gegangen sei, aber wenn sie an den Termin des Seminars denke, dann verschlechtere sich ihr Befinden gleich wieder. Sie leide zunehmend unter Schlafstörungen. Sie habe den Impuls wegzurennen und nicht hinzugehen, aber sie müsse – vom Geschäft aus – und schließlich wolle sie es ja auch selber. Sie wolle sich nicht immer alles *versauen* und auch ihren Chef nicht enttäuschen. Sie habe Angst, sich während des Seminars übergeben zu müssen; dann würden die Leute sie so hilflos erleben, wie sie sie noch nie gesehen hätten. Sie habe sich schon überlegt, gar nichts zu essen. Das Essen sei überhaupt ein Problem. Sie esse in der Öffentlichkeit nie, dann dächten die anderen immer, sie mache eine Diät. *„Da entsteht ein falsches Bild."* Oft habe sie vor einem ängstigenden Ereignis erbrochen, damit sie einen leeren Magen habe, dann habe sie alles ruhiger überstanden. Die anderen merkten schon, dass sie scheu sei, aber dass sie so kompliziert sei, das wisse niemand. Der Chef habe sie bereits letztes Jahr gefragt, ob sie mit ihm nach Italien reise, um ein ähnliches Seminar zu besuchen. Sie liebe Italien, sie wäre gerne mitgefahren, aber ihre Ängste hätten das nicht zugelassen. Sie habe rasch ihre Ferientage genau zu diesem Termin festgelegt, auf diese Weise habe sie sich gedrückt. Die Seminarteilnahme sei eigentlich *eine Auszeichnung*, ihre Kollegin, mit der sie das Büro teile, sei nicht gefragt worden. Sie habe Angst, den Chef zu enttäuschen, er sei doch sehr nett, man könne gut mit ihm reden, er schreie nicht herum. Sie könne, wenn sie Fragen habe, zu ihm gehen. Er sei circa fünfunddreißig Jahre alt. *Ihr gefalle aber nicht,* dass er sie verändern möchte, er möchte, dass sie sich mehr zutraue. Sie habe keine Angst vor ihm, das sei schon sehr viel. Sie fühle sich insgesamt sehr wohl im Geschäft.

Nun wird deutlich, was sich schon angedeutet hat: die ödipale Verführung, die in der Anerkennung des Chefs und seiner Einladung zur Seminarteilnahme liegt. Sie erlebt diese Auszeichnung als Verführung, zugleich als ein Ausstechen der Kollegin und mobilisiert dagegen Schuldgefühle.

Sie sei ein sehr perfektionistischer Mensch, wenn sie einmal einen Fehler mache, nehme sie das sehr persönlich. „Ich nehme alles sehr ernst, ich will niemanden enttäuschen."
Außerdem falle ihr auf, dass man ihr schon gesagt habe, dass sie sich *unterschätze* und sich kleiner mache, als sie in Wahrheit sei. Sie habe aber immer die gegenteilige Angst, dass man sie *überschätze,* und dass sie den auf sie gerichteten Erwartungen nicht standhalten könne.
Sie erzählt dazu eine Beziehungsepisode, die der *Auslöser für die Angstsymptomatik* gewesen ist. Mit neunzehn Jahren sei sie für drei Monate nach England in ein College gegangen, um ihr Englisch aufzubessern. Dass sei ihre *tollste Zeit* gewesen, sie sei offen und wenig schüchtern gewesen, habe eine Mitschülerin aus der Schweiz kennen gelernt und sich gut mit ihr verstanden. Ihr Lehrer habe sie unbedingt in das *advanced level* bringen wollen. Sie aber habe in der mittleren Stufe bleiben wollen und sie sei auch dort geblieben.

Mit der soeben geschilderten Episode verfestigt sich der Eindruck des ödipalen Konfliktes. Wieder will sie ein Vorgesetzter – eine väterliche Figur – fördern, sie fühlt sich unvollständig und nimmt sich zurück. Die mit der Förderung verbundene Angst ist am besten mit der ödipalen Konfliktthematik deutbar: Für die Förderung müsste sie ja gar keine Versagensgefühle haben. Das Gefühl, nicht zu genügen, ist nur verständlich, wenn man annimmt, dass sie den Anspruch an sich stellt, wirklich „erwachsen", gleichsam mit einem Schlag „die Frau an der Seite des Vaters/des Chefs/des Lehrers" zu sein.

Nach der Rückkehr in die Schweiz hat sie die kaufmännische Schule begonnen und drei Wochen später in einer Disko den ersten Angstanfall gehabt.
Frau G. kommt von sich aus darauf zu sprechen, dass sie einmal aus einem nicht mehr klaren Grund im Geschäft einen ganzen Tag lang „hässig" (übellaunig) war, an diesem Tag hatte sie keine Angst. Sie hatte damals irgendwie „die Nase voll von den Herren". Das Blöde war, dass einer dieser „Herren" zu ihr gesagt habe, er fände das gut, wenn sie mal die eigene Meinung sagen würde. Sie merke schon, dass sie immer schnell zu allem „Ja" sage und zu viel schlucke. Sie habe Angst, die Leute könnten ihr wehtun, wenn sie ihnen etwas entgegen setze. Deswegen halte sie sich oft mit ihrer Meinung zurück. Manche Menschen dächten sicherlich, sie hätte keine eigene Meinung, das stimme aber nicht: „Ich habe sehr wohl eine Meinung und mache mir meine Gedanken."

Entwicklung der Beziehung zwischen Interviewerin und Patientin

Ich helfe Frau G. zu sehr, die Angstsymptomatik setzt auch mich unter Druck. Ich gebe ihr Hinweise, die sie dankbar aufnimmt, zum Beispiel indem ich ihr empfehle, während des Seminars den Raum zu verlassen und Luft zu schnappen, mit dem Hausarzt über Notfallmedikamente zu sprechen und so weiter.

> Die Therapeutin nimmt wahr, wie sie durch die Angstsymptomatik zu einer supportiven Haltung „genötigt" wird. Gerade akute Angstsymptome verführen, ja zwingen zu einer beruhigenden, stützenden Haltung. Schon in der zweiten Sitzung vermeidet die Therapeutin diese Art von Supportivität, die ein Mitagieren mit der Abwehrseite darstellen würde. Dabei ist zu beachten, dass die beste Unterstützung, die die Patientin zu diesem Zeitpunkt erhalten kann und auch erhält, die gute, rasch etablierte therapeutische Beziehung ist und nicht die Bestärkung in einem scheinbar hilflosen Zustand.

Diagnose – Angstneurose bei ambivalentem Trennungskonflikt

Psychodynamische Beurteilung

Die Patientin leidet unter einem ambivalenten Trennungskonflikt: Progressive, sexuelle, rivalisierende Beziehungen verlocken sie, machen ihr aber auch Angst. Außerdem verbirgt sich hinter der angepassten Seite eine aggressive Seite, die ebenfalls als bedrohlich erlebt wird. Primär geht es um die Verdrängung der ödipalen Wunschwelt. Als Kompromissbildung ist das Symptom des Angstanfalls dynamisch zu verstehen. Es gibt wohl eine enge Bindung an den Vater und einen bisher nicht erhellten Auftrag an die Tochter, die Eltern zusammenzuhalten. Außerdem liegen eine „Nesthäkchen-" und eine Aufsteigerproblematik vor.

Festlegung des psychodynamischen Fokus nach OPD

Beziehungsebene

Individuelle Formulierung eines habituell-dysfunktionalen Beziehungsmusters:

- Ich will nicht mehr auf so vieles verzichten, aber die Verlockungen machen mir Angst, deswegen schränke ich mich wieder ein.

- Die Beziehungen, die ich toll finde und die mich interessieren, halte ich von mir fern; den anderen, uninteressanten Beziehungen unterwerfe ich mich.

Lebensbestimmende Konflikte

Die beiden wichtigsten Konflikte sind der *ödipal-sexuelle Konflikt*, der von einem *Versorgungs-Autarkie-Konflikt* überlagert wird. Im Hintergrund steht auch eine Selbstwertproblematik, die mit der Identitätsproblematik („Konflikt der zweiten Generation") verbunden ist.

Strukturelle Fähigkeiten und Vulnerabilitäten

- Die Fähigkeit zur *Selbstwahrnehmung* und Selbstreflexion ist gut ausgebildet. Das Selbstbild ist klar, allerdings durch Konflikte eingeschränkt, die Identität mäßig (durch Migrationsthematik) ausgeprägt. Die Affektdifferenzierung ist gut, aber durch Konflikte eingeschränkt.
- Die Fähigkeit zur *Selbststeuerung* ist gut integriert, eher etwas übersteuert. Es gibt keine Impulsdurchbrüche.
- Die Fähigkeit zur *Abwehr* ist auf neurotischem, intrapsychischem Niveau gut integriert.
- Die Fähigkeit zur *Objektwahrnehmung* ist gut bis mäßig. Objekte werden konfliktbedingt bedrohlich und aggressiv erlebt. Die Selbst-Objekt-Differenzierung ist gut, Empathie vorhanden, ganzheitliche Objektwahrnehmungen und objektbezogene Affekte sind etwas schwächer ausgebildet.
- Die Fähigkeit zur *Kommunikation* ist gut bis mäßig, mit Einschränkungen in der Mitteilung eigener Gefühle.
- Die Fähigkeit zur *Bindung* ist bisher am wenigsten klar, aber sicherlich gut bis mäßig. Trennung, Bindung und Loslösung sind konflikthaft. Die Patientin hat aber gute Objekte internalisiert.

Die Arbeit der Therapeutin mit dem Fokus wird dadurch wesentlich erleichtert, dass sie ein klares und konsistentes Beurteilungssystem heranzieht, das Fokusformulierungen auf der Ebene des Konfliktes, der Struktur und der Beziehung erlaubt. Die Sicherheit der diagnostischen Beurteilung erleichtert den Umgang mit dem Fokus. Fokusarbeit sollte nur dann unternommen werden, wenn der Therapeut ein theoretisches Bezugssystem sicher beherrscht. „Handgestrickte" Fokusformulierungen haben unter Umständen den Charme der individuellen Angemessenheit und Lebendigkeit, ermöglichen dem Therapeuten allerdings keinen direkten Vergleich zwischen den eigenen Therapien. Die individuelle Fokusformulierung muss auf dem Boden einer klaren, psychodynamischen Systematik aufbauen (Dialektik von Theorie und Praxis). Dabei muss nicht das OPD-System verwendet werden; wie man sieht, eignet es sich aber gut für diesen Zweck.

3. Stunde

Wegen der Fokalisierbarkeit des Konfliktes (ambivalenter Trennungskonflikt) und in Anbetracht des jugendlichen Alters der Patientin vereinbaren wir eine zeitlich befristete Psychotherapie mit einer Wochenstunde und insgesamt fünfzig Stunden.
Frau G.s Gedanken kreisen um das bevorstehende Seminar: Die letzte Woche verlief gut, sie habe mit dem Chef gesprochen, sie könne sich besser vorstellen, was sie auf dem Seminar erwarte. Ein Kunde – ein Mann – habe ihr am Telefon gesagt, er freue sich, sie dort kennen zu lernen. Sie selber freue sich auch, merke dann eine Seite in sich, die kritisch frage: „Oh je, darf ich mich denn freuen?" Es sei auch um ihren Einsatz während des Seminars gegangen, sie solle nicht einfach die Namenschildchen verteilen, sondern von dieser Aufgabe entlastet sein und stattdessen nur mit den Kunden reden. Sie sei damit nicht einverstanden gewesen und habe durchgesetzt, dass sie auch die Schildchen verteilen dürfe. (So trägt sie die Konkurrenz mit der Kollegin im Büro aus, die allerdings letztendlich gar nicht mitkommt.) Sie habe einfach Sorge, dass man ihr etwas ansehe von ihren Ängsten, obwohl das wohl nicht stimme. Sie wirke stattdessen kalt und arrogant, sie merke auch, dass sie komisch werde, ganz schnell zu reden anfange. Sie möchte „es" einfach ganz schnell hinter sich bringen.
Ihre größte Sorge sei, dass sie sich vor allen übergeben müsse. Sie sei schon öfters bei anderen Gelegenheiten hinausgerannt, in der Schule, in einem Restaurant. Sie ertrage die vielen Menschen nicht, die sie anschauten, da müsse sie fliehen.
Folgendes Erlebnis hätte sie sehr erstaunt: Sie sei am Donnerstag mit ihrer Freundin in das Musical „Rocky Horror Picture Show" gegangen. Dort sei es wie in einer Disko zugegangen, ein ganz wildes Publikum, das Reis und WC-Papier geschmissen habe. Auch da habe sie zuerst gedacht, sie müsse wegrennen, sie habe sich dann aber doch immer wohler gefühlt. Sie sei zwar am Rand sitzen geblieben, aber sie habe das Musical unbedingt sehen wollen. Am Schluss seien alle tot, es träten Transvestiten auf, ein lustiger und lockerer Abend. Sie habe die Leute im Publikum bewundert, die mit Straps und BH verkleidet gekommen seien, die hätten sich um nichts gekümmert, denen sei es ganz egal gewesen, wie sie wirkten. „So etwas wäre für mich der Alptraum. Ich habe dann gemerkt, dass es ja dunkel im Saal ist und dass man mich kaum bemerken würde, man sieht mich ja nicht. Dann war alles viel besser. Ich bin überrascht, die Angst war weg."

Das ödipale Thema wird sogleich weiterbearbeitet. Dabei benötigt die Patientin die Unterstützung und Beratung vor dem Seminar gar nicht; stattdessen kommt sie in ihren Einfällen auf das Musical und die mit ihm verbundene Sinnlichkeit und Ausgelassenheit. Verschiedene Abwehrformationen gegen die Verführung werden angesprochen, insbesondere Konversion (Erbrechen vor anderen, Angst) und Regression (Vermeiden der Rivalität). Die Leitaffekte sind Schuld- und Schamgefühle. Die dritte Stunde versammelt viele Aspekte des Konfliktes. In ihr werden das Konfliktthema, die Abwehr des zentralen Konfliktes und verschiedene „Austragungsorte" des Konfliktes (Geschäft, Beziehung zur Schwester) thematisiert. Der Fokus wird umgesetzt und plastisch, allerdings nicht in der Übertragung.

Therapeutin: „Sie wünschen sich, auch einmal so aus sich herausgehen zu können, wie das Publikum im Musical."
Sie würde ja sehr gerne in eine Disko gehen, aber sie schaffe es nicht, denn eigentlich tue das Ausflippen doch gut, mache Spaß. Aber alles, was am Abend stattfinde, mache ihr ganz extrem Angst, tagsüber gehe es besser. Sie sage immer ab, gehe nicht mit ins Restaurant essen. „Was denken wohl die anderen, wenn ich immer absage. *Da enttäusche ich die anderen auch. Ich will es immer allen recht machen.* Ich bekomme ganz schnell ein *schlechtes Gewissen.* Wenn ich mich mit meiner Schwester streite, dann muss ich sie danach gleich anrufen und mich entschuldigen." Sie fügt eine *Kindheitserinnerung* an: Sie habe mit ihrer Cousine einmal „Schlümpfe" gestohlen. Sie habe die Figuren unbedingt haben wollen, habe sie dann aber vor lauter schlechtem Gewissen wieder zurückgebracht.
Die Schwester sei schnell beleidigt. Frau G. berichtet, sie habe sich am Samstag mit einer Freundin in der Stadt verabredet. Die Schwester habe sich lange nicht entscheiden können und kurzfristig doch mitgehen wollen – dann sage sie „Ja", obwohl sie lieber alleine mit der Freundin wäre. Die *Schwester* arbeite als Hilfskraft. Sie sei sehr nett, sie verstünden sich gut, es mache ihr viel aus, wenn es der Schwester nicht gut gehe. Die nehme vieles sehr ernst, scheue sich zugleich, Verantwortung zu übernehmen. Sie hätte sich beruflich qualifizieren können und in die Realschule gehen können, die Lehrer hätten sogar daheim angerufen, damit sie auch wirklich den Schritt in die höhere Schule mache, die Schwester habe es aber nicht gewollt.
Thema Aufstieg: Die Lehrer hätten auch zu ihr gesagt, sie solle ins Gymnasium, sie blieb in der Realschule.
Auslöser: Wir kommen darauf zu sprechen, dass die Eltern planen, wieder nach Italien zurückzukehren. Der Vater will es, die Mutter wird sich fügen, geplant ist die Rückkehr in circa einem Jahr. „Das macht mich traurig, es gehen immer wieder Menschen weg."
Therapeutin: „Es geht auch um die Schwierigkeit, sich nicht so einfach ablösen zu können. Das Ablösen schmerzt."
Ja, darüber habe sie auch nachgedacht. Sie habe das bisher nicht so gesehen, aber die Eltern hätten vor drei Jahren – für sie überraschend – angefangen davon zu reden, nach Italien zurückzukehren. Sie habe immer den Wunsch gehabt, sozial

tätig zu sein, habe eigentlich Kindergärtnerin werden wollen, habe die Ausbildungsbedingungen durchgelesen und sich gleich von dem Plan verabschiedet, das könne sie nicht. Vor drei Jahren sei auch ihre Schwester von zu Hause ausgezogen.

4. Stunde

„Was soll ich erzählen, ich war viel daheim, bin sehr nervös, kann wenig schlafen, der Zustand ist so wie damals, bin gestresst, total aufgeregt wegen des Seminars."
Therapeutin: „Sie haben wohl viel im Kopf, sagen aber wenig dazu, als ob Sie sich nicht zu viel Platz nehmen dürfen."

> Nun ergänzt die Therapeutin mit ihrer Intervention das, was in der letzten Stunde fehlte, den in der Übertragung sichtbaren Teil des Fokus: die Reaktionsbildung gegen die expansiven Seiten.

Sie denke immerfort an das Seminar, an den langen Nachmittag, dass sie erbrechen müsse, das ist immer so, am Anfang der Woche (spricht in einem ironischen Tonfall, nimmt sich nicht ernst).
Therapeutin: „Sie machen Ihre Angst lächerlich."
„Ich denke auch, andere finden das lächerlich, ich denke, auch Sie. Ich schäme mich, andere haben doch sicherlich viel größere Sorgen als ich."
Therapeutin: „Entweder ist Ihr Anliegen zu groß oder zu klein, um darüber zu reden."
Sie sei damit beschäftigt, was andere von ihr denken. „Ich fühle mich schlecht, vieles ist mir peinlich, ich mache zum Beispiel zu viele Fehler im Deutschen. Ich habe Hemmungen, Deutsch zu reden, bin nervös, fange an zu stottern." Sie sei in eine deutsche Hauptschule gegangen, aber auch zweimal pro Woche am Nachmittag in eine italienische Schule. Als sie in die Schule kam, konnte sie gar kein Deutsch. „Ich kann aber keine Sprache perfekt." Französisch spreche sie im Geschäft. Es gebe einen Mann in höherer Position, der mache Fehler in seinen französischen Briefen, das sei doch schlimm. „Ich bestrafe mich schon immer selber, das war als Kind auch so, meine Mutter musste mich nie bestrafen, ich tat es selber."

> Nach der Deutung der Therapeutin wird eine weitere Abwehr des Konfliktes deutlich ausgearbeitet, die Wendung gegen das eigene Selbst, die zur Selbstentwertung führt.

Sie seien zu dritt in einem Büro, drei Frauen, eine davon sei ihre beste Freundin, mit der sie auch sonst viel zusammen sei. Sie müsse sich oft zusammennehmen, gutes Hochdeutsch zu sprechen, das sei eine starke Sprache, Italienisch eine wei-

che. „Die Leute kommen aber gerne zu mir und fragen mich wegen Übersetzungen, ich helfe gern dabei. Ich merke meine Fehler immer sofort, ich merke es, wenn ich falsch rede. Ich habe immer Angst, etwas nicht richtig gut zu machen. *Ich gleiche mich auch immer an*. Mir ist es wohler, mit meiner Freundin zusammen zu sein, die auch Ausländerin ist, als mit einer Deutschen."
Therapeutin: „Dann geht es Ihnen hier auch ein wenig so, dass Sie sich anpassen und sich angleichen?"

> Die Therapeutin forciert nicht die Arbeit an der Übertragung, aber bleibt auf ihrer Spur.

„Ich versuche, möglichst einfache Sätze zu machen, damit ich keine Fehler mache."
Therapeutin: „Die anderen erscheinen Ihnen immer größer und höher und Sie fühlen sich kleiner."
Sie habe immer Angst, andere, zum Beispiel Doktoren in der Firma, akzeptierten sie nicht so, wie sie sei. Dabei habe sie auch positive Seiten an sich entdeckt, sie sei hilfsbereit, nett, verstehe sich gut mit anderen: „Die anderen kommen gerne zu mir, ich bin beliebt, stehe nicht am Rand ... In der Hauptschule war es ganz anders; da war ich frech, musste oft vor die Türe, seit dem Wechsel in die Realschule bin ich ganz brav geworden. Es war dort schwer für mich, die Mitschüler waren alle viel besser als ich. Ich hatte immer das Gefühl, zu versagen und überlegte immer, was die anderen von mir wohl denken."
Therapeutin: „Sie haben Angst, es breche von Ihnen etwas durch und dass man Ihre lebendigen und expansiven Seiten sehen könnte."

> Hier macht die Therapeutin eine wichtige Deutung. Sie bleibt beim Fokus und thematisiert die Angst, die mit den expansiven und exhibitionistischen Empfindungen einhergeht. Das Risiko an dieser Stelle liegt darin, ein neues Thema erschließen zu wollen, die Selbstzweifel der Patientin etwa, eine narzisstische Thematik, die durchaus als Hintergrundskonflikt bei der Fokusbildung beschrieben wird. Deren Bearbeitung wäre einem Mitagieren beziehungsweise einem Ausweichen vor dem dynamisch relevanten Fokuskonflikt gleich gekommen.

Darauf erzählt Frau G. die Episode mit dem *bauchfreien T-Shirt*, das sie im Geschäft getragen und das den Bauchnabel frei gelassen habe. Ein Mitarbeiter habe sie daraufhin so merkwürdig angesehen. Sie habe gedacht, es sei ihre Schuld, sie habe etwas falsch gemacht. Sie habe sich seither nie mehr so im Büro gezeigt, obwohl sie das nicht abwegig fände: „Alle laufen doch so rum. Auch die Italienerinnen. Nur in Italien sind die Männer das gewöhnt."
Kommentar der Therapeutin: Seit der Triebentwicklung (Pubertät) wandelt sich das rebellische Mädchen in ein braves Mädchen (Hypothese).

5. Stunde

Es ist die Stunde nach ihrem Seminar. Sie meint schelmisch: „Sie sehen, ich habe es überstanden, ich bin noch da."
Der Hausarzt habe ihr Temesta® gegeben, es sei ihr davon ganz schwindlig geworden. Sie habe dann Beruhigungstabletten ihrer Großmutter genommen, die gleichen, die auch der Vater eingenommen habe. Sie erzählt vom Seminar. Die Leute seien alle ganz normal und locker gewesen.
Therapeutin: „Die Menschen werden ‚normal groß'."
Sie sei selber erstaunt über das falsche Bild, das sie von anderen habe. Sie mache ihren Erfolg jetzt aber von den Medikamenten abhängig. Sie habe erstmals dem Hausarzt von ihren Ängsten erzählt, der habe sie überraschenderweise sehr ernst genommen und sich nicht lustig gemacht. Sie habe ein total schlechtes Gewissen, weil sich vor allem ihre Familie so große Sorgen um sie gemacht habe und sie das Seminar dann doch eigentlich ganz gut gefunden habe. Es sei ihr doch gar nicht so schlecht gegangen. *Arzt und Eltern seien viel zu besorgt.*

> Diese Aussage der Patientin enthält einen für die Therapeutin bestimmten Anteil, der nicht dem Übertragungsanteil zuzuordnen ist. Verborgen drückt die Patientin der Therapeutin ihre Anerkennung aus, dass sie sich nicht hat verführen lassen, die Patientin zu unterschätzen. Im weiteren Verlauf thematisiert die Patientin dementsprechend Situationen, in denen sie unterschätzt worden ist. Wahrscheinlich wäre es hilfreich gewesen, die Umkehrung deutlich zu machen: Sie möchte die Eltern auch gern unterschätzen, immer im Dienst des Ausweichens vor der Verselbständigung. Die Projektion der Abhängigkeitswünsche auf die Eltern ist ein weiterer Abwehrmechanismus, der die Durcharbeitung des zentralen Konfliktes behindert.

Mit dem Vater rede sie weniger. Er habe doch ähnliche Probleme, sie wolle ihn nicht runterziehen. Er habe sie ja auch schon sehr belastet, als es ihm so schlecht gegangen sei; das wolle sie nicht umkehren.
Sie erzählt vom früheren Chef, bei dem sie es sechs Monate ausgehalten habe, der immer so geschrien und gebrüllt habe. Sie sei jetzt so froh, einen angenehmen Chef zu haben. Der damalige Chef habe sie stark an ihren *Vater* erinnert. Der habe auch immer herumgeschrien. Ab ihrem dreizehnten oder vierzehnten Lebensjahr sei der Vater oft sehr laut geworden, vor allem allerdings wegen der älteren Schwester. Es habe sich oft darum gedreht, ob sie ausgehen dürfe, ob sie eine eigene Wohnung nehmen dürfte et cetera. Die Schwester sei schließlich erst mit sechsundzwanzig Jahren ausgezogen. Dabei habe sie gar keinen schlimmen Lebenswandel gehabt. Frau G. meint, sie selber sei immer still gewesen, die Schwester hingegen habe es dem Vater schon „zurückgegeben". Er habe damals viel getrunken. Heute gehe es besser, er trinke weniger, gehe selbst in Therapie. Allerdings sei er viel krankge-

schrieben, gehe nicht regelmäßig arbeiten. Es habe eine Zeit gegeben, da habe der Vater morgens vor der Arbeit immer erbrochen und manchmal auch geweint. Das habe sie ganz schrecklich gefunden.
Sie habe sich schon gedacht, sie könne nicht so leicht wegziehen: *„Ich kann doch die Mutter nicht alleine lassen. Ich habe doch den Vater unter Kontrolle, auf mich reagiert er.* Aber er unterschätzt mich auch. Er hat mich immer mit meiner Cousine verglichen, die war gut, Abitur, Studium, war hübsch. Jetzt hat sie auch eine Krise im Studium. Das hat mir wehgetan, dass mein Vater die Cousine besser fand. Ich bin nicht schlechter, nur anders! Sie ist nicht so beliebt, sie ist kompliziert, ich bin sympathischer. Sie hätte es auch gewollt, dass man sie daheim lobe. Aber das war bei uns daheim eine kleine Tortur, wir wurden immer ‚runtergemacht' von den Eltern."

6. Stunde

Frau G. findet es schwer, die Stunde anzufangen. Sie bemerkt, dass sie am Schluss dafür immer viel redet und nicht gut aufhören kann. Sie merkt auch, dass sie seit Beginn der Therapie mehr über sich nachdenkt, zum Beispiel über das Thema „Was wird aus mir, wenn die Eltern nach Italien zurückkehren?". Das mache ihr doch mehr aus, als sie dachte.
Sie erzählt von ihrer besten Freundin, einer Italienerin, mit der sie alles zusammen macht. Sie arbeiten im gleichen Betrieb, sogar im gleichen Büro, sie fahren zusammen zur Arbeit, verbringen den Mittag zusammen, fahren zusammen in der Straßenbahn heim. „Wir sind selten getrennt. Ich bin nicht gerne allein. Ich brauche den Schutz der Freundin."
Sie habe die letzten drei Tage schlechter geschlafen, habe mehr Angst gehabt. Sie habe sich nach dem Grund gefragt, darüber auch mit ihrer Freundin besprochen. Es liege wohl daran, dass die Freundin in die Ferien fahre. Frau G. sieht durchaus einen Zusammenhang. Dieses Jahr sei es vom Geschäft aus nicht gegangen, zusammen in den Urlaub zu gehen, so wie sonst. Sie spürt, dass es *ihr mehr ausmacht, diejenige zu sein, die zurückbleibt*, als wenn sie selber im August in die Ferien fährt und die Freundin zurücklässt. „Als ich nach London ging und Schwester und Freundin zurückließ, ist es mir gut gegangen." Ihre Schwester sei anders, ein Einzelgänger, sie brauche das Alleinsein. Die Freundin sei für sie selbst wie ein Schutz, wenn sie mit ihr in der Straßenbahn sei, dann schauten sie andere weniger an. Sie fühle sich dann sicherer.
Therapeutin: „Ähnlich wie zu Beginn der Stunde, da schaue ich Sie an, Sie stehen im Zentrum, das ist ebenso unangenehm ..."
„Ja, das stimmt schon, die Eltern sind für mich auch wie ein Schutz, sind da, wenn ich Probleme habe. Ich bespreche die Sachen, die mich beschäftigen, mit der Mutter, zum Beispiel den Englischkurs am Donnerstag: Manchmal habe ich Angst,

dorthin zu gehen, dann tröstet mich die Mutter. Als die Eltern einmal ohne mich in den Ferien waren, hatte ich Angst, es alleine nicht zu schaffen."
Therapeutin: „Ob das denn etwas ist, das Sie aus der Lebensgeschichte kennen, allein gelassen zu werden?"
„Nein, nie, ich war nicht weg, auch nicht im Kinderheim. Meine Schwester schon. Schon in der Kindergartenzeit musste ich mich oft übergeben, bevor ich in den Kindergarten ging. Warum geht das denn nicht weg, diese Angst? Warum habe ich denn Angst vor Sachen, die ich eigentlich gerne machen würde? *Ich würde gerne im Ausland arbeiten*, aber was machen dann meine Eltern? Die gehen dann sicherlich nach Italien, dass will ich nicht, ich kann doch meine Schwester nicht hier alleine lassen."
Therapeutin: „Sie haben ein Dilemma, spüren die Loyalitäten, Sie wollen Ihre Freiheit, aber wollen Ihre Eltern und die Schwester nicht in Stich lassen."
„Meine Schwester ist noch unselbstständiger als ich, die bringt die Wäsche nach Hause, die würde nichts essen, wenn sie nicht heim käme zur Mutter. Die Eltern verstehen sich jetzt aber besser als früher, die Mutter ist nicht mehr so verloren. Vater schreit nicht mehr so viel herum. Ich habe ganz viele Gründe, warum ich nicht ausziehen kann, eine Liste: Ich kann die Mutter nicht alleine lassen (sie ist nicht mehr so stark). Wenn ich ausziehe, gehen sie erst recht nach Italien, dass will ich nicht. Der Vater wollte immer wieder zurück, er braucht uns Kinder nicht so, aber die Mutter wollte wegen ihren Töchtern nicht zurück."
Kommentar der Therapeutin: Ich frage relativ viel nach, damit sie erzählen kann. Gebe nicht so viele Deutungen.

Eine recht typische Stunde: eine Stunde der Durcharbeitung. Der Kommentar der Therapeutin klingt ein wenig selbstkritisch. Dabei kann sie mit dieser Stunde zufrieden sein. Auch in Kurztherapien gibt es Stunden, die die Konfliktbearbeitung vertiefen, ohne neue Erkenntnisse zu erzielen. Die Unzufriedenheit mag mit einem bereits hier, in der sechsten Stunde spürbaren Gefühl, nicht genug Zeit zu haben beziehungsweise die Zeit besser nutzen zu müssen, zu tun haben. Das ist wichtig: Auch in Kurztherapien muss es Raum und Ruhe für die Durcharbeitung geben.

7. Stunde

Sie habe wieder Angst, die Stunde anzufangen. Sie habe doch so Angst davor gehabt, dass ihre Freundin in die Ferien fährt. Es sei nun zwar etwas langweiliger, aber es sei ganz gut gegangen.
Therapeutin: „Ihre Erwartungsangst war wieder größer als Ihre Fähigkeit, mit einer Belastung umzugehen, wenn sie da ist."
„Ja, das stimmt. Ich verabrede mich auch mit anderen Kolleginnen, zum Beispiel am Samstag, das hat mir gefallen, auch ohne Freundin, ich muss es gestehen. Ich

unternehme irgendwie mehr, als wenn meine Freundin da ist. Ich gehe auch mal einfach schnell in die Stadt, habe mich endlich auch für den Yoga-Kurs angemeldet, bin fleißig, ich habe all das erledigt, was ich sonst immer aufgeschoben habe. Bin auch zweimal Joggen gegangen, das hätte ich nicht gemacht, wenn meine Freundin da gewesen wäre."

Therapeutin: „Sie fühlen sich beweglicher, freier ..."

„Ich habe einfach auch länger gejoggt. Wenn die Freundin dabei wäre und sie wäre nicht mehr mitgekommen, mit meinem Tempo – ich bin sportlicher –, was hätte ich dann gemacht? Ich hätte aus Rücksicht nur eine Runde gedreht."

Therapeutin: „Sie bekommen auch und gerade dann Konflikte, wenn Sie merken, dass Sie besser sind als andere."

„Schon, aber ich bekomme auch Probleme, wenn ich schlechter bin als die anderen." Zum Beispiel sei sie mit der Freundin reiten gegangen, habe Stunden genommen. Sie habe so große Angst vor dem Pferd bekommen, dass sie aufhören musste. „Die Freundin reitet noch immer. Sie kann es in der Zwischenzeit sehr gut. *Da sticht mich etwas der Neid.* Die reitet schon so gut. Aber wenn ich eine Runde weiter renne, trotzdem, dann nur mit schlechtem Gewissen ... Ich frage mich auch ..., mir machen immer so kleine Sachen Sorgen. Die Freundin hat zum Beispiel von den Ferien aus angerufen, hat mich gefragt, wie es geht, ich habe nicht gesagt, dass ich joggen war und es toll fand. Sie selbst aber erzählt ohne Umstände, wie sehr sie die Ferien genießt. Ich würde so etwas nie sagen, ausgerechnet zu derjenigen, die daheim bleiben muss, die könnte ja sonst traurig werden. Aber mir macht es nichts aus, wenn sie tolle Ferien hat ... Oder: Wir haben daheim Eiskuchen gegessen. Es war noch ein großes Stück da, ich habe es gewollt, habe es auch gegessen, aber mit einem schlechten Gewissen, weil ich gierig war, obwohl Mutter es gar nicht wollte!"

Therapeutin: „Sie spüren eine Seite, die sagt ‚ich will', aber Sie können dann nicht genießen, was Sie gewollt haben, so wie mit dem Stück Eiskuchen."

„Ja, ich denke immer, ich bin egoistisch und das darf ich nicht sein. Im Büro gibt es eine Mitarbeiterin, die kann richtig wütend reagieren, sie kann zum Beispiel Kunden am Telefon zurückweisen. Ich bewundere ihren Mut, dass sie sich das getraut. Ein Kunde war einmal tatsächlich ganz schön verärgert. Sie aber war es eben auch. So würde ich es wohl nicht machen, aber die kümmert sich nicht darum, was andere sagen. *Ich bin immer lieb und nett, werde aber dann verarscht* ... Das mit dem Egoistischen, das kommt sicher von der Religion, ich bin zwar nicht sehr gläubig, aber doch ausreichend religiös. Man darf nicht egoistisch sein, nicht eifersüchtig, nicht lügen und stehlen. Ich habe Angst, egoistisch zu sein, etwas falsch zu machen."

Frau G. erzählt nun einige Details aus der Biografie: „Als Kind war ich wohl sehr egoistisch. Ich hätte immer wieder einmal Croissants versteckt, um sie allein essen zu können, so erzählt man sich in der Familie. Ich war als Kind richtig böse, hatte Ausbrüche, habe Sachen kaputt gemacht, nur damit sie meine Schwester nicht bekommt. Ich konnte mich oft nicht beherrschen. Mit etwa vierzehn Jahren habe ich in einem Anfall in ein Ledersofa gebissen und ein Loch rein gemacht! Die Fami-

lie war einfach platt, hatte richtig Angst vor mir. Ich konnte wegen Kleinigkeiten wütend werden, zum Beispiel wenn der Vater und die Schwester mich übersehen haben. Das war bekannt, *ich wollte immer die ganze Aufmerksamkeit für mich!* Heute nicht mehr, da bin ich eher leise, schreie nicht mehr. Die Schwester hatte ja viel Streit mit dem Vater, sie war aber als Kind sehr lieb und ruhig. Ich habe schon das Temperament meines Vaters. Ich frage mich, wie sich ein Mensch so ändern kann, früher fand ich es toll, im Mittelpunkt zu stehen, jetzt habe ich viel Angst."
Therapeutin: „Mit vierzehn Jahren, sagen Sie. In Ihrer Entwicklung, während der Pubertätszeit, ist die Sexualität dazugekommen."
Frau G. ist überrascht, das habe sie sich noch nie überlegt.

> Die Durcharbeitung geht in dieser Stunde weiter. Jetzt allerdings wird nicht die Abwehrseite des Fokus weiterbehandelt, das ist in den vergangenen Stunden geschehen; vielmehr wird nun die abgewehrte Triebseite deutlicher, die Wut, die Gier, die Exhibitionslust. Die Arbeit am Fokus hat vielseitige und faszinierende Fassetten und durch die Fokusbildung wird die Vielfalt der analytischen Arbeit nicht behindert. Die thematische Ausrichtung auf den Fokus lässt viele Spielräume: Abwehrbearbeitung, Bewusstwerden der Triebimpulse, Bearbeitung des Trieb-Abwehr-Geschehens in der Übertragung, Bearbeitung an extratransferenziellen Objekten im Hier und Jetzt oder in der Vergangenheit.

8. Stunde

Kommentar der Therapeutin: Ich bin gespannt, ob Frau G. das Thema Sexualität aufgreift.
„Ja, jetzt habe ich wieder die Unsicherheit, was ich am Anfang der Stunde überhaupt sagen soll ... also ... Ich würde gerne etwas Bestimmtes machen, aber ich habe Angst davor." Es gehe darum, dass eine Kollegin Frau G. zusammen mit der Schwester eingeladen hat, in einer Berghütte ein Wochenende zu verbringen. Die Kollegin habe ein Kind, sei verheiratet. Die Schwester kenne sie gut, Frau G. weniger. Sie wisse nicht, wo die Hütte genau ist und wer noch alles mitkommt. Sie hätte weniger Angst, wenn sie allein mit der Kollegin und der Schwester und ihrem Kind wäre, wenn der Mann noch mitkomme, den sie gar nicht kenne, dann wäre es schwieriger, ganz schwierig, wenn noch viele andere unbekannte Personen mitkommen. Dann habe sie zu viel Angst. „Ich hätte aber auf der anderen Seite Lust, in die Berge zu gehen, bei dem schönen Wetter."
Therapeutin: „Sie klären nicht genau ab, mit welcher Situation Sie rechnen müssen, sondern meinen, Sie müssen sich einfach und still der Situation fügen."
Frau G. redet nun länger darüber, dass sie Schamgefühle habe, wenn sie nachfrage, wenn sie danach nicht mitgehen würde, wenn die anderen am Abend ausgingen,

wenn sie kein eigenes Zimmer hätte, wo sie sich zurückziehen könnte. Sie schämt sich, sie meint, die anderen denken komisch über sie.
Therapeutin: „Ob Sie denn befürchten, ausgeschlossen zu werden?"
„Nein, eigentlich nicht, aber ich finde es auch schade, wenn ich einfach still an einem Tisch sitze, ich hätte schon etwas zu sagen, ich habe aber Angst, ich stottere, manchmal spreche ich auch so leise, *dass es überhört wird, wie wenn ich durchsichtig wäre. Das gefällt mir gar nicht. Im Mittelpunkt stehe ich nicht gerne, aber übersehen lasse ich mich auch nicht gerne.*"
Im Geschäft habe sie letzte Woche einen grünen Gürtel mit Fransen angehabt, darauf wurden alle aufmerksam und haben gescherzt, gesagt, er sähe aus wie eine Peitsche. Sie habe im Mittelpunkt gestanden, es sei ihr ganz schlimm gewesen, sie habe gar nichts gesagt. Nachträglich habe sie es bereut. Sie habe sich zwar schlecht gefühlt, aber es sei immerhin doch besser, als gar nicht gesehen zu werden ... ach, das sei verwirrend.

> Die Therapeutin beschreibt ausnahmsweise ihre Erwartung zu Beginn der Stunde, die Patientin möge die Anregung aufgreifen, über die sexuellen Wünsche nachzudenken. Sie tut es nicht manifest, aber die Frage ist doch, ob im Material nicht viele verborgene Anklänge ans sexuelle Empfinden enthalten sind (Kollegin mit Kind, Mann in der Hütte, Lust in den Bergen, Scham, Gürtel wie Peitsche). Auch in der Kurztherapie muss sich der Therapeut immer wieder um eine frei schwebende Aufmerksamkeit bemühen.

„Eigentlich fühle ich mich unwichtig und will auch nicht durch Extrawürste auffallen. Ich denke immer, ich müsste mich anpassen, *ich sage immer: ‚Mir ist es egal.' Dabei ist das Gegenteil der Fall. Ich kann mich einfach nicht durchsetzen* ... Zum Beispiel letzte Woche über Mittag, meine Freundin ist wieder zurück aus den Ferien, wir haben einmal mehr gemacht, was sie wollte, ich war freier, als sie nicht da war, es hat mir fast besser gefallen. ... Ich getraue mich auch nicht, andere zu etwas zu überreden, was ich will. Alleine machen kann ich es, aber nicht wenn ich andere dazu überreden müsste. Ich denke, die anderen halten mich für egoistisch oder hochnäsig. Eigentlich haben die Leute auch oft vor mir Respekt, weil ich so kalt wirke, dabei ist dass ein Schutz. Ich weiß eigentlich, was ich kann, ich denke, es ist halt so wenig. ... Ich erzähle nicht gerne von mir."
Wieder nimmt Frau G. einen biografischen Faden auf. Ihre Mutter habe früher immer gesagt, sie dürfe anderen nichts über die Familie erzählen. Der Mutter wäre es immer sehr wichtig, was die anderen denken, vor allem andere italienische Familien. Es durfte nichts nach außen dringen. Frau G. meint, dann habe sie auch das Gefühl gehabt, die Probleme seien so groß, dass man sie nicht erzählen dürfe. Später, als sie älter war, habe sie sich darüber hinweggesetzt, ihren Freundinnen erzählt, wenn sie sich mit den Eltern gestritten hatte, und gemerkt, wie erleichternd das war.

Kommentar der Therapeutin: Die Patientin sagt nichts über Sexualität, nimmt den Faden nicht auf. Ich finde die Stunde etwas konfus, nicht so klar. Finde mich nicht gut zurecht.

9. Stunde

Frau G. berichtet strahlend, dass sie in die Berghütte mitgereist sei. Der Bruder der Kollegin sei auch dabei gewesen, sie habe mit der Schwester in einem Zimmer geschlafen, der Bruder im ersten Stock. Dann sei noch die Kollegin mit ihrem Mann und dem Kind dabei gewesen. Sie habe sich mit dem Ehemann sehr wohl gefühlt, sich gut mit ihm unterhalten, fast besser noch als mit der Frau. Am wenigsten wohl habe sie sich mit dem Bruder gefühlt. Er habe so komische Witze gemacht, die sie nicht verstanden und blöd gefunden habe. „Warum habe ich so Angst, wenn ich etwas dann doch toll finde?"
Sie zieht Vergleiche mit dem Englischkurs: Jede Woche habe sie wieder die gleiche Angst, dorthin zu gehen, obwohl sie es kenne und, wenn sie einmal dort sei, auch toll fände. Oder früher die Reitstunden. Oder in England, als sie weg war und zuerst Angst hatte, dann aber so begeistert war. Oder die „Rocky Horror Picture Show".
Therapeutin: „Es ist so, als wenn es nicht sein darf, dass etwas toll für Sie ist."
„Wenn ich etwas toll finde, bin ich freier, nehme weniger Rücksicht auf andere, mache mehr das, was ich will." Sie erzählt nochmals vom Ausgehen am Wochenende: dass sie zwar in die Stadt gehen wolle, sich vergnügen, aber Angst bekomme, dass sie jemand toll finden könnte. Sie nehme die anderen Freundinnen zum eigenen Schutz mit, sie gehe niemals alleine aus. „Wenn ich jemanden toll finde, bekomme ich gleich Angst."
Therapeutin: „Darum war es wohl einfacher mit dem verheirateten Mann auszukommen, da kann ja nichts passieren."
„Im Büro verstehe ich mich fast besser mit Männern, aber nur mit denen, die verheiratet sind. Eigentlich kommen die Männer mehr zu mir als die Frauen, die sind oft kritischer. ... Der Bruder der Kollegin in der Berghütte ist mir zu nah gekommen, es kursierten Witze, er hat die Tür zum ersten Stock offen gelassen. ‚Ich könne ja vielleicht hoch kommen, wenn ich wollte ...'. Das fand ich blöd. Auch im Geschäft hat jemand etwas von mir gewollt. Ich fand ihn zuerst ganz sympathisch, als ich gemerkt habe, dass er mich gut leiden kann. Und als er mich mal zum Kaffee eingeladen hat, bin ich ganz abgekühlt und war entsprechend frostig zu ihm."
Therapeutin: „Männer, die verheiratet sind, geben Ihnen mehr Sicherheit, bei den Männern, die frei sind, müssen Sie aufpassen, da bekommen Sie auch mehr Angst."
Frau G. verreist mit der Mutter in die Ferien.

10. Stunde

Sie habe einen Panikanfall bekommen, kurz vor den Ferien. Eine befreundete italienische Familie reise für immer zurück nach Italien, der Sohn der Familie wolle sich noch einmal mit ihr verabreden. Sie habe das Treffen abgesagt. „Allein ein ‚Date' haben, ist ganz schlimm! Eigentlich hätte ich ihn gerne noch mal gesehen, er ist locker, nett, ich kenne ihn schon seit langem ..."
Therapeutin: „Das klingt enttäuscht ..."
„Ja. Ich habe in den Ferien nicht mehr daran gedacht, ich habe das für die Therapie aufgespart." Frau G. erzählt von den Ferien; als sie gemerkt habe, dass sie sich eher den Wünschen der Mutter anpasse, habe sie ihrerseits versucht, sich durchzusetzen und es so zu machen, wie sie gewollt habe. Sie habe festgestellt, dass immer dann, wenn sie vor etwas Angst habe, dies nicht machen wolle und klar „Nein" sage, ihr Nein auch respektiert werde. Der Vater sei allein daheim geblieben. Ihre Schwester sei viel beim Vater gewesen und habe für ihn gekocht. ... Frau G. lacht, sie ist etwas verlegen, nervös, zupft an ihren Haaren ..., sie lacht immer wieder ..., das Gespräch stockt ein wenig. Sie meint, sie wisse gar nicht genau, was es noch zu erzählen gäbe. Sie merke, dass sie Mühe habe, von dem zu reden, was schlimm gewesen sei, zum Beispiel die Absage an den jungen Mann vor den Ferien. Sie habe es fast wieder vergessen, es sei ihr „weggerutscht". Nach der Stunde fielen ihr die schweren Themen wieder ein, sie könne doch auch ernsthaft erzählen. Aber es sei komisch, so von sich zu erzählen, sie schäme sich etwas, grüble nach, was die Therapeutin wohl denken würde, überhaupt, was die Leute von ihr hielten.
Ich beziehe mich auf etwas, das sie früher mal gesagt hat: „Ich denke, Sie sind in einem Dilemma, mit dem Zeigen und Gesehenwerden. Sie schämen sich, wenn ich etwas von Ihnen sehe, aber wenn ich Sie übersehen würde, wäre es auch nicht gut."
Frau G. geht darauf ein, sagt, sie sei oft verletzt, wenn man sie nicht beachte, aber sie habe doch nachgedacht und gemerkt, dass sie vor allem *Angst vor Männern* habe. Bisher habe sie geglaubt, vor einer Ansammlung von Menschen Angst zu haben, aber es sei doch deutlicher, dass sie Angst vor Männern habe. Sie habe Angst, sie zu enttäuschen, und befürchte, dass sie erst dächten: „Die ist hübsch", sich dann korrigierten und erkennen, dass sie eigentlich hässlich sei. „Ich habe es auch beim Salsa-Tanzkurs gemerkt. Da war ein hübscher Südamerikaner. Da habe ich eine Gefahr gespürt, wenn er nahe war."
Frau G. greift schließlich von sich aus auf eine frühere Stunde zurück, ich hätte doch einmal in einer Therapiestunde von der Pubertät geredet und davon, dass zu der Zeit die Sexualität ins Spiel komme und die Ablösung. Sie denke seither viel darüber nach. Sie berichtet, dass die Eltern den Raum verließen, wenn im TV ein harmloser Kuss im Film gezeigt werde, dass über sexuelle Themen daheim nicht gesprochen werde, dass sie immer dann rot werde, wenn eine Unterhaltung sich um Sex drehe.

Der Patientin fällt noch eine weitere Begebenheit ein. Sie erinnert sich an die Zeit in England: Auch dort habe ihr der Englischlehrer gefallen und sie habe sich gut mit ihm verstanden. An einem gemeinsamen Abend habe er in betrunkenem Zustand versucht, sich ihr zu nähern. Sie habe das abstoßend gefunden und sich völlig von ihm abgewendet.
Kommentar der Therapeutin: Ich gebe wenige Übertragungsdeutungen. In dieser Stunde kommentiert Frau G. die Therapie. Sie entwickelt die These, dass ihre Angst vor allem eine Angst vor Männern ist und die Sexualität etwas Beschämendes, über das man nicht redet.

> Die Therapeutin hat recht: Die Patientin greift von selbst die entscheidenden Themen auf. Sie knüpft lückenlos an die vorhergehende Stunde an und zeigt der Therapeutin, wie wichtig sie (im Verborgenen) ihre Interventionen nimmt. An dieser Stelle der Therapie kann sich die Therapeutin darauf verlassen, dass die Patientin selbstständig in der Therapie arbeitet.

11. Stunde

Frau G. beschäftigt sich kurz mit schwer wiegenden politischen Ereignissen, spricht dann vom Firmenessen am Freitag, ihrer Angst davor et cetera, sie habe vorher eine Beruhigungspille genommen. Sie habe sich geärgert, dass ihr das Menu ohne Rückfrage vorgesetzt worden sei und dass einige Männer des Teams sie zwingen wollten zu bleiben. „Die denken nämlich, ich sei so eine Brave, die früh ins Bett geht. Sie mischten sich ein, weil ich so wenig esse, als ob ich Diät machen würde."
Therapeutin: „Die anderen sehen Sie als Kind (klein, dünn, brav). Sie sich selbst auch?"
„Ja, ich nehme mich nicht als Erwachsene wahr." Sie erzählt eine Episode mit ihrem Chef, der ihr angeboten habe, sie könne sich an ihn wenden, wenn sie mit anderen Mitarbeitern Probleme habe, er rede dann mit den entsprechenden Personen. „Ich kann das doch selber regeln. Die denken aber, ich sei ein ‚Mimösli'. Ich kann schon auf mich aufpassen, habe es nicht gern, wenn man mich kontrolliert, aber so ganz ungeschützt will ich auch nicht sein."
Die Mutter sei „wunderfizig" (neugierig), spioniere in ihrem Zimmer, habe auch schon ihre Kontoauszüge durchgesehen. Sie habe einen Test gemacht und ein Haar auf die Papiere gelegt, am Abend sei es tatsächlich verschwunden gewesen.
Therapeutin: „Vielleicht ist das doch ein schwer wiegendes Dilemma für Sie. Sie wollen sich nicht kontrollieren lassen, aber Sie erwarten doch, dass Sie geschützt werden."
„Alle tun so, als ob ich nicht wüsste, was ich will. ... Alle denken, ich schaffe es nicht." Frau G. spricht von ihrem Wunsch, auch im Ausland arbeiten zu gehen,

fortzugehen, aber sie könne nicht weg. Sie könne die Eltern, vor allem die Mutter, nicht allein lassen.
Kommentar der Therapeutin: Frau G. hat auf der einen Seite einen Versorgungswunsch, der als Kompromiss in der Angst verdichtet ist, und einen Autarkiewunsch, der mit der Angst vor der Sexualität verbunden ist.

Wie verhalten sich die Konflikte zueinander? An dieser Stelle erweist es sich als ein Nachteil, dass der gewählte Fokus die Konflikte (ödipal-sexuell, Versorgung-Autarkie) einander nicht zuordnet. In der Stunde wird nun das Versorgungsthema wichtig. In der Sequenz der letzten Stunden betrachtet, wirkt es so, als sei das Versorgungsproblem Ausdruck eines regressiven Ausweichens.

12. Stunde

Sie sei so gestresst, es gebe viel zu tun im Geschäft. Sie könne sich gar nicht beruhigen, habe die Stunde absagen wollen, sich aber eigentlich die Stunde gönnen wollen. (Sie macht es sich im Stuhl bequem.) Sie wolle alles gut und perfekt machen, gehe bald in die Ferien, wolle eigentlich alles in Ruhe fertig machen, alles gut hinterlassen, habe sich dabei allerdings zweimal übergeben. Ihr sei schwindlig, sie habe keinen Tag frei vor den Ferien, sonst nehme sie immer einen zusätzlichen Ferientag vorher. Sie bleibe oft bis 21.00 Uhr im Geschäft. „Ich kann nicht abschalten, wenn ich nicht alles erledigt habe. Ich muss perfekt sein, kann nicht loslassen, sonst fühle ich mich schlecht dabei." Sie sei nervös, schlafe schlecht. ... Daheim herrsche auch ein angespanntes Klima, *ein Horror-Familientag*. Sie erzählt eine Episode: Der Vater sei wegen einer Nichtigkeit ausgerastet und habe die ältere Schwester schwer beschimpft, weil sie eine Plastikflasche auf den Boden geworfen habe. „Alle haben geheult, am Schluss war Mutter an allem schuld, weil der Vater immer der Mutter die Schuld gibt. Er ist doch nur eifersüchtig, weil wir Schwestern und die Mutter besser miteinander auskommen als mit ihm." Der Vater sei dann aus dem Hause gegangen und erst sehr spät wieder heim gekommen.
„Ich hatte einen *Traum*: ‚Die Eltern haben sich getrennt, die Schwester lebt seither in einer Baracke. Ich habe ein schlechtes Gewissen gehabt, weil ich mir immer gewünscht habe, die Eltern würden sich scheiden lassen.' Früher habe ich mir tatsächlich immer gewünscht, die Eltern trennten sich. In der letzten Zeit hatten es die Eltern aber gut, sehr gut sogar." Frau G. erzählt ein wenig davon, wie es früher war. Der Vater habe viel getrunken, sei oft lange weg geblieben, er sei weinerlich gewesen und habe oft gedroht sich umzubringen. „Vater erbrach oft am Morgen vor dem Arbeitengehen. In der Familie redet man nicht darüber. Man tut so, als ob nichts wäre." Frau G. erinnert sich, dass sie auch eine so unbeherrschte Seite habe. Die sie jetzt aber ganz beherrschen könne.

Auch in der Kurztherapie hat die Traumanalyse ihren Ort. Hier wird der Traum nicht bearbeitet, weil er offensichtlich ist: Es ist ein eindrucksvolles Bild, dass der ödipale Wunsch mit der Existenz in einer Baracke bestraft wird. Der Traum wird in der letzten Stunde vor einer Unterbrechung mitgebracht, wie ein Geschenk an die Therapeutin. Merke: Gerade in der Kurztherapie sind Therapiepausen besonders wichtig, weil sie erlauben, Trennung und Abschied zu thematisieren.

13. Stunde

Nach den Ferien. Frau G. berichtet über einen Angstanfall in den Ferien. (Sie war mit der Schwester und ihrer Kollegin auf einer Rundreise.) Sie erblickte einen jungen Mann, der dann *leider* die ganze Woche ihr Reiseführer war. Es sei eigentlich ein ganz netter Mann gewesen, auch hübsch. Ihr sei morgens übel geworden, sie habe nicht gegessen. In der Reisegesellschaft seien viele ältere Menschen gewesen, sie seien die drei jüngsten gewesen. Der Reiseleiter also habe gefragt, ob sie am Abend mit ihm ausgehen wollten. Sie habe verneint, habe große Angst bekommen und im Bus immer ganz hinten gesessen. Mit dem Buschauffeur habe sie sich gut verstanden, der sei auch verheiratet gewesen. Der Reiseführer sei im Endeffekt mit der Schwester und der Kollegin ausgegangen, sie sei im Hotel geblieben. Die Schwester habe ihn gar nicht so toll gefunden, zu jung, er sei fünfundzwanzig Jahre alt.
Therapeutin: „Wenn ein Mann Ihnen auch noch gefällt, dann ist die Angst sehr groß."
„Ja, dass hat mich noch sehr beschäftigt, ich habe es auch schade gefunden, dass ich nicht mitgehen konnte, die Schwester hat gar nichts davon gemerkt. Wegen so einem Mist versaue ich mir die ganze Ferienwoche. Es hat nicht viel genützt, dass ich mir gesagt habe: ‚Ich muss ja nichts mit ihm haben, wenn ich nicht will'."
Ich frage mich, welche Phantasien sie sich macht, die ihr so Angst machen, und frage sie danach.
Frau G. reagiert ganz verschämt. Sie habe schon von ihm geträumt, ohne T-Shirt, mit Muskeln, breiten Schultern, es sei ihr aber peinlich darüber zu reden, sie werde rot dabei.
Therapeutin: „Es gibt bei allem immer noch eine innere Seite, eine Phantasieseite."
Sie denke eigentlich von sich, dass sie liberal sei, aber sie spüre sehr verklemmte Gefühle, wie wenn Denken und Gefühl zwei Seiten seien.
Therapeutin: „Vielleicht ist es wichtig, auch hier in der Therapie noch mehr die Innenseite ins Gespräch zu bringen."
Ich hätte ja mal von Pubertät und Sexualität gesprochen. Sie hätte sich damals vorgenommen, davon nie etwas zu erzählen, das tue man nicht. Masturbation sei eine große Sünde, das habe die Mutter ihr immer gesagt, sie hätte „es" aber noch lange

weiter betrieben. Sie fühle sich unwohl, hier darüber zu reden. Seit dem zehnten Lebensjahr habe sie mitbekommen, dass es andere Kameradinnen auch machten.
Therapeutin: „Das ist ähnlich beim Reiseführer. Der darf auch nicht merken, dass Sie ihn sympathisch finden, wie die Mutter nicht merken darf, dass Sie sich selber befriedigen."
Sie habe gedacht, sie gewöhne sich an die Situation mit dem Führer, das sei aber nicht gelungen. Sie hätte sich gewünscht, dass er sie zweifelsfrei blöd finde, dann wäre die Sexualität ausgeklammert gewesen. Dem sei aber nicht so gewesen. „Ja, er hat eine große Kraft über mich, das macht mich auch ärgerlich. Er wollte die Telefonnummer oder die E-Mail-Adresse austauschen. Ich wollte nicht. Innerlich habe ich aber gedacht, das wäre doch nett, ihn näher kennen zu lernen, er ist mir sympathisch und er war gar nicht aufdringlich. Früher war ich immer ‚die Heilige', *aber in meinen Träumen bin ich doch sehr leidenschaftlich.*"

Verführung, Anziehung und Angst vor der Sexualität bestimmen die Stunde. Der Fokus wird in Bezug auf die sexuellen Wünsche und Ängste bearbeitet. Das Thema selbst ist bereits eingeführt und nicht neu. Dass sich die sexuelle Hemmung auf das Denken auswirkt, also die Schwierigkeit, Phantasien zu haben und/oder in die Therapie einzubringen, wird zum ersten Mal deutlich. Kurztherapien brauchen, sollen sie denn psychoanalytisch orientiert sein, einen Spielraum, einen Phantasieraum. Wenn er eingeschränkt ist, ist daran nicht einfach das Setting schuld.

Therapeutin: „Sie wollen Innen und Außen besser zusammenbringen."
„Ich sage mittlerweile schon mehr von dem, was ich will, ich streite mehr, auch ohne schlechtes Gewissen. Ich sage mir immer: ‚*Nein, ich muss ja nicht*'. Das gibt mir mehr Luft, genauso wie der Vorsatz: ‚*Ich mache, was ich will*'. Ich genieße das. Ich sehe auch, dass die Kollegin ganz gut ohne mich auskommt. Vielleicht wollte ich, dass sie mich braucht."

14. Stunde

„Letzte Woche ging es mir ganz gut. Diese Woche bin ich so traurig, gestresst, die Stadt ist überfüllt, ich bin nervös, schnell in Panik. Ich bin am Wochenende einen Tag in L. (Großstadt) gewesen, das war gut. Ich habe zu viele Termine, zu wenig Zeit für mich. Ich fühle mich traurig, ohne Grund ..."
Therapeutin: „Vielleicht hat es mit der Therapie zu tun. Haben Sie sich mit den Themen zu weit vorgewagt?"

Ein wichtiges Prinzip jeder psychoanalytischen Therapie ist die „Analyse der Analyse", also die Deutung des Prozesses, die Deutung der Anknüpfung an respektive der Verarbeitung von wichtigen Themen im Verlauf. In dieser Stunde regen sich die bereits bekannten Abwehrformationen, die gegen den freien Umgang mit Sexualität in der Therapie gerichtet sind (Konversion: Angst; Regression: es allen recht machen etc.).

Nein, sie sei plötzlich traurig, ohne Grund, weine viel alleine vor sich hin, sei nicht wütend. Sie erzählt, dass sie viele Verpflichtungen habe: Mit der Mutter müsse sie eine Brille kaufen gehen, mit Vater ein Video, dann sei eine Kollegin mit Kind zu besuchen. „Immer ich, für mich selber bleibt nichts. Ich merke, dass mir das stinkt, weil Mutter nicht Deutsch kann, muss immer ich mit. Sie ist sehr unsicher, getraut sich nicht auf die Straße, hat Angst vor dem Verkehr, Angst sich in der Stadt zu verlaufen."
Recht ausführlich teile ich ihr meine Überlegungen mit, dass sie sich immer entweder mit dem Vater oder mit der Mutter verbündet Sie erlebt sich wie eine Art Partner(-ersatz), die Eltern tauchen hingegen als Paar in ihren Schilderungen kaum auf.
Frau G. erwidert, die Schwester getraue sich eher, Nein zu sagen. Die Mutter meine, sie sei eifersüchtig auf die Schwester. Auf jeden Fall nähmen die Eltern mehr Rücksicht auf die Schwester, betonten, dass diese ja arbeite, das tue sie ja auch, die Zeit der Schwester sei wohl wertvoller. „Alle sind nett zu ihr, wenn sie dann mal am Sonntag zum Mittagessen kommt. Auch der Vater wird plötzlich ganz superfreundlich. Wenn wir zu dritt im Alltag stecken, geht es nicht so freundlich zu. Als Kleine war ich *sehr eifersüchtig* auf die Schwester. Der Papa hatte sie lieber als mich. Ich habe zum Beispiel Croissants versteckt, damit sie die Schwester nicht essen konnte. Die Eltern haben mich geschimpft, ich sei so egoistisch und böse." Frau G. erzählt eine Episode aus der Gegenwart. Sie habe für sich drei Flaschen Cola light gekauft. Der Vater habe diese Flaschen am Sonntag der Schwester mitgegeben. Frau G. sei dann ausgeflippt: „Die habe ich ganz allein für mich gekauft, Vater hat kein Recht, die der Schwester mitzugeben. Sie bekommt immer alles – ich nichts."
Therapeutin: „Sie haben den Eindruck, dass Sie zu wenig durchschlagskräftig sind, dass Ihre Stimme weniger gehört wird, weil Sie noch daheim sind."
„Ja, wenn wir zu viert am Tisch sind, dann übersieht man mich. Man nimmt mich nicht ernst, ich bin halt ‚die Kleine'. Vater hat um die Schwester gekämpft, als diese im Streit ausgezogen ist. Ich mache eigentlich daheim viel mehr und es wird nicht geschätzt. Der Vater sieht die Schwester eher als Erwachsene."
Kommentar der Therapeutin: Patientin reagiert auf die letzte Stunde, indem sie traurig wird und dann von ihrer Eifersucht und ihrem Gefühl, nicht ernst genommen zu werden, spricht. Der Versorgungswunsch ist auch deutlich und ihre Position als eine Art Partnerersatz.

15. Stunde

Frau G. klagt, dass es ihr schlecht gehe, sie wieder mehr Angst habe, besonders vor den Sitzungen im Geschäft. Sie müsse sich morgens übergeben und sei wieder besorgter. Der Chef habe sie zu einem Geschäftessen eingeladen, dass mache ihr Angst. Es finde mit einem anderen Mann zusammen statt, zu dem sie eigentlich am Telefon einen guten Kontakt habe, eigentlich sei es nett, dass er sie frage.
Sie fühle sich so verpflichtet gegenüber den Eltern. „Ich bin so traurig, so übersensibel. Mutter hat einen blauen Finger, geht nicht zum Arzt. Ich bin ganz besorgt, rufe alle Stunden daheim an, ob es ihr gut geht. Am Samstag kommt die Kollegin aus dem Tessin, ich habe jetzt schon Angst, was ich dann alles mit ihr machen muss."
Therapeutin: „Vor einigen Wochen haben wir noch gesagt, die Angst tritt in speziellen Situationen auf, vor allem bei Männern, gerade bei denen, die frei sind und die Sie auch noch sympathisch finden. Jetzt scheint es, dass sich die Angst wieder auf viele, weniger spezifische Situationen verteilt."
Sie gehe jetzt in ein Fitnesscenter, wegen der verspannten Schultern, das hätte der Arzt ihr empfohlen. Sie habe solche Angst, dass ihr Fitnesstrainer ein Mann sei, sie wolle lieber eine Frau. Es sei ihr aber so peinlich, das bei der Anmeldung zu fordern, dann dächten die Fitness-Leute komisch von ihr.
Sie sei traurig, es sei ein Rückschlag, es werde immer schlimmer, so werde sie nie gesund – und sie wolle doch gesund werden! Sie merke, dass ihr der Gedanke, von daheim auszuziehen, wieder total Angst mache. Dabei habe sie gedacht, das habe sie hinter sich.
Therapeutin: „Manchmal muss man auch so etwas wie Frust und Schmerz aushalten und etwas ertragen. Sie wollen die schweren Momente einfach vergessen, wie wenn nichts gewesen wäre. Das kennen Sie von zu Hause, ich denke aber, dass der Schmerz doch irgendwo bleibt."
Frau G. wird nachdenklich. Mit dem Vater könne man nicht reden, der sei so falsch, er spiele etwas vor. Von dieser Falschheit könne ihr schlecht werden, der Vater sei immer so überfreundlich zu ihr: „Du, meine kleine Tochter …" Als Kind habe sie ihren Vater viel lieber gehabt als heute, heute sei sie kalt zu ihm. Früher war er „der beste Papa der Welt". „Er hat mich immer in Schutz genommen, ich wollte ihn immer für mich allein, zum Beispiel beim Spielen. Ich war frech."
Therapeutin: „Das ist wohl die Enttäuschung, die Sie nicht überwunden haben, dass Sie ihn nicht für sich allein bewahren konnten, und so hat sich das Verhältnis zum Vater umgekehrt."
Frau G. erinnert sich: Als sie dreizehn oder vierzehn Jahre alt gewesen sei, habe der Vater angefangen zu trinken und die Schwierigkeiten bei der Arbeit hätten begonnen. Er sei sehr herrisch gewesen, habe sie gezwungen, an italienischen Abenden mitzugehen und mit den Eltern an Sonntagen Spaziergänge durch den Park zu machen. Der Vater sei viel außer Haus gewesen und habe in Wirtschaften verkehrt.

Therapeutin: „Das war die Zeit Ihrer Pubertät, gerade da hat der Vater zu trinken angefangen, zu der Zeit sind Sie so wütend gewesen."
Frau G. erzählt, dass sie oft gedacht habe: *„Hoffentlich stirbt der Vater."* Es habe so ein Chaos geherrscht daheim. Der Vater habe vier Brüder gehabt. Einer war Alkoholiker, Großmutter hatte diesen am liebsten, der Vater war mit ihm ganz zerstritten. Dieser Bruder sei auch am Alkoholismus gestorben. Der Vater ist dann in die Schweiz fortgezogen und wurde als einziger seiner Brüder enterbt. Seine Mutter hatte den Wegzug aus Italien nicht gut geheißen.
Kommentar der Therapeutin: Die Patientin muss auch einmal Frust und Schmerz durcharbeiten. Die Verwöhnung ist nämlich ebenfalls sichtbar.

> In dieser Stunde gibt die Therapeutin kurzzeitig die Analyse der Analyse auf und wird supportiv. Sie gibt der Patientin Ratschläge („Sich-Zusammennehmen"). Der freimütige Kommentar am Ende bezeugt, dass sie sich dessen bewusst ist. Eine Gefahr, die sie sieht, ist es, vom Fokus abzuweichen und neue Themen einzuführen (hier: Verwöhnung). Die klare Vorgabe eines Fokus hat auch den Vorteil, dass die – nicht zwingenden – Abweichungen vom Fokus als (Gegenübertragungs-)Agieren verstanden und analysiert werden können.

16. Stunde

Sie sei immer noch so traurig, habe aber eine „Denkwoche" gehabt. Es sei wie eine Art Ausbruch gewesen. Sie fühle sich immer so verpflichtet, für die Eltern zu sorgen, auch im Geschäft schlucke sie alles. Sie sei genervt, jetzt reiche es. „Es ist mir einfach zu viel geworden. *Ich mache aber auch nichts dagegen, ich verdränge es einfach wieder,* was mich belastet. Ich bin unmotiviert traurig, ich mache mir dauernd Sorgen. Die Schwester der Mutter liegt mit Krebs im Spital in Italien. Mutter will sie besuchen, getraut sich aber alleine nicht nach Italien. Die Mutter ist so unselbstständig, sie hat jetzt den Vater überredet, mitzugehen, ich will einfach nicht mit." Sie brauche die Eltern auch, aber die Eltern brauchten sie noch viel mehr. Sie müsse immer alles so planen, dass es ihnen gut gehe. Sie habe große Sorgen, wenn sie spüre, dass die Mutter traurig sei, dann müsse sie sich gleich um sie kümmern. Aber eigentlich sei es doch *die Aufgabe des Vaters.* Sie erzählt eine kleine Begebenheit: Geplant sei gewesen, dass der Vater die Mutter zum Essen abhole. Vater habe sich sehr verspätet, Mutter sei allein daheim gesessen und hätte gewartet. Sie tue ihr so leid. „Mir wird es dann ganz übel, schlecht. Ich mache immer alles, sage nichts, bin sensibel, nehme alles persönlich." Gestern habe sie ein Mann im Geschäft etwas härter angefahren und gefragt, wo sie denn ihre Prioritäten setze. Das sei ein ganz ungerechtfertigter Vorwurf gewesen, sie sei dann bis 18.30 Uhr im Geschäft geblieben und habe in der Toilette heulen müssen. *Es reiche, aber sie*

schreie nicht, sie platze nicht, sie verdränge und lüge sich damit selber an. „Ich habe mich so unverstanden gefühlt. Ich habe aber nichts gesagt, habe nicht reagiert, nichts erklärt. Ich löse meine Probleme nicht, *ich schiebe sie weg.*"
Therapeutin: „Und die Folge ist, dass Sie mit Ihren eigenen Wünschen zu kurz kommen."
Sie höre immer von der Mutter Vorwürfe, wenn sie sich nicht um sie kümmere, aber selbst der Vater habe sich Hilfe geholt, der mache ja auch eine Therapie. „Die Mutter ist ganz unsicher, der Vater behandelt sie aber auch so: ‚Du bist blöd, klein, machst alles falsch.' Er entwertet Mutter ständig, die lässt sich das gefallen. So kann die Mutter mich und die Schwester auch halten, sie sagt (quasi gegen den Vater): ‚Ich brauche Euch.' Ich kann es nicht haben, wenn sie unglücklich ist, sie hat so viel für mich getan. ... Die Mutter geht abends Büros putzen. Ich vertrete sie dann dort, wenn sie nach Italien geht."
Ich frage nach, weil ich denke, das „Vertreten" ist doch nicht Sache der Tochter.
Frau G. relativiert: Sie wolle den Job schon machen, weil sie dann noch etwas Geld nebenher verdiene.
Therapeutin: „So schützen Sie die Partnerschaft der Eltern. Sie sind dann quasi wie eine Mutter, die gut für die Familie sorgt."
Frau G. reagiert heftig darauf: Der Vater müsse die Mutter nur gut behandeln, dann könne sie ihn auch respektieren und gern haben. Dann wäre es klarer: Es gebe Vater, Mutter und Kind. „So ist es oft, als ob ich Mutter bin, das stimmt schon."
Sie merke auch, wie sie manche Eigenschaften von anderen einfach nicht sehen wolle. Zum Beispiel sei ihre Kollegin recht possessiv, sie mache eigentlich immer, was die Freundin wolle. „Ich sehe einfach nicht, was mich stört. Ich rede oft von Freiheit, das wäre mein größtes Glück. *Die Anpassung ist schlecht für mich, aber gut für die anderen.*"

17. Stunde

Heute kommt Frau G. wieder ängstlich in die Stunde und meint, sie habe zwei Horror-Termine vor sich – zwei Weihnachtsessen. Sie klagt über die bekannten Symptome und Ängste. Ich habe den Eindruck, dass es das Durcharbeiten ist, auf das es nun ankommt, thematisch wiederholt sich das Gleiche wieder, allerdings doch mit großem Nachdruck (Schweißausbrüche, Herzklopfen, Angst, Erbrechen, Ungeduld, Gereiztheit, viele Tränen, Angst vor geschlossenen Räumen, Angst im Bus zu fahren).

> Die Therapeutin hat Recht: Die Stunden sind der Durcharbeitung gewidmet. Wahrscheinlich lässt sich diese Phase nicht beschleunigen und verändern. Eine gewisse Ungeduld aufseiten der Therapeutin kündigt sich an. In den längeren Phasen des Durcharbeitens kann sich versteckt ein Widerstand

gegen die Therapie ausdrücken – ein Widerstand, sich den bewusst gewordenen fokalen Konflikten zu stellen und an der Veränderung zu arbeiten.

Therapeutin: „Sie haben sich immer zusammengerissen und die Angst bekämpft, das gelingt Ihnen im Moment nicht so gut. Vielleicht auch deshalb, weil Sie sich auch einmal versorgen lassen wollen, statt immer die anderen zu versorgen."
Frau G. betont, es mache ihr etwas aus, wenn man sie kritisiere, wenn sie nicht perfekt sei, wie letzte Woche, als sie der Vorwurf im Geschäft traf, dass sie ihre Prioritäten falsch setze. „Ich will keinen Defekt haben, *ich will lieb und anerkannt sein und doch mein Eigenes machen können.*"
Therapeutin: „Das ist wohl Ihr inneres Dilemma: Auf der einen Seite wollen Sie lieb und nett sein und damit wichtige Personen nahe bei sich behalten, auf der anderen Seite drängt es Sie, frei zu sein und zu machen, was Sie wollen, und damit auf die Unterstützung anderer zu verzichten."
Ja, seit sie Therapie mache, spüre sie dieses Dilemma. Die Schwester habe ihr gesagt, seit sie Therapie mache, sei sie *unerträglich.* Sie habe es satt, die Nase voll. (Sie sagt das immer mit einem gewissen Lächeln.) Sie fühle sich ausgenützt, allen sei es egal, Hauptsache, sie sei brav. Sie habe mit der Mutter besprochen, dass sie nicht mitkomme, um die Brille abzuholen, das müsse sie alleine machen.
In dieser Stunde spricht Frau G. noch einige andere Themen an, immer wieder kommt die Formulierung „Ich muss ..." vor. Ich weise sie darauf hin, dass sie vermeide zu sagen: „Ich will", „Ich habe Lust darauf". Es geht zum Beispiel ums Fitnessprogramm: „Ich muss, weil der Arzt mir das verschrieben hat." Auf diese Weise führt Frau G. das Fitnesstraining ein, nicht: „..., weil ich Lust habe." Frau G. meint, die anderen dächten sonst sicher gleich, sie gehe ins Fitness-Studio, um besser auszusehen oder so. „Das ‚Ich will ...' wandle ich in etwas Schlimmes um, in ‚Ich muss ...'." So kommen wir auf ihre *moralische Seite* zu sprechen: Aus medizinischen Gründen darf sie ins Fitness-Studio, nicht aus „lustvollen". Frau G. kann nun über ihre Scham sprechen, sich zu schminken und sich gut anzuziehen. Eigentlich habe sie es genossen, zum Weihnachtsessen einen etwas kürzeren Rock anzuziehen und sich zu schminken, aber sie spüre dann eine Seite, die ihr das verbiete. Sie frage sich überhaupt, *ob man im Leben das machen solle, was man wolle, oder das, was richtig sei.*

18. Stunde

Frau G. meint, sie sei heute weniger traurig, dafür habe sie mehr Angst. Es liege an den beiden bevorstehenden Essen, sie habe wieder Angst vor den Meetings, habe sich jetzt zweimal im Büro übergeben. Sie müsse nur die beiden Termine hinter sich bringen, dann sei sie wieder ganz glücklich. „Ein Teil will ja hin, ein anderer Teil aber gar nicht, das macht mich fast wahnsinnig." (Ich finde es etwas

langweilig, weil der gleiche Tonfall über allem liegt und Frau G. alle errungenen Erkenntnisse wieder vergessen zu haben scheint.)
Sie hält sich länger daran auf, dass an einem der Weihnachtsessen *eine Überraschung* eingeplant sei, sie wolle unbedingt wissen, was da bevorstehe, damit sie sich darauf einstellen könne. (Mir kommt sie dabei vor wie ein kleines Kind vor Weihnachten. Sie sagt zwar, sie habe Angst, aber die „Lust und die Vorfreude" sind spürbar. Insgesamt ist es deutlich verschoben: Die Lust muss gebunden sein, dann darf sie ein wenig erlebt werden – ein Kompromiss.)
Frau G. berichtet weiter, dass sie ein Qualifikationsgespräch gehabt und nichts gesagt habe. Vor sechs Monaten sei es ihr viel besser gegangen, da habe sie mehr ihre eigene Meinung sagen können. (Mein Hinweis, ob es mit der Therapie zu tun habe, die auch ungefähr vor sechs Monaten angefangen habe, verneint sie rundheraus. Ich ärgere mich, weil Frau G. sich in sozialen Situationen so unter Wert verkauft, sie könnte mehr aus sich machen.)
Therapeutin: „Es scheint mir so, dass Sie überhaupt nichts wissen. Als ob die Themen, Sexualität, Angst vor Männern et cetera gar nie hier besprochen worden wären." (Es ist aus meiner Sicht eine deutliche Konfrontation, ich versuche die Übertragung deutlicher anzusprechen.)

> Die Therapeutin spürt die negative Gegenübertragung und nutzt diese für eine Deutung des Widerstands gegen die Veränderung in der Therapie. Jetzt bekommt die Therapeutin die negative Übertragung, die sich aus Übertragungen von mütterlichen Imagines speist, zu spüren. Die Patientin macht es ihr nicht (mehr) recht, sie lässt das, was die Therapeutin ihr gesagt und durch das sie sich angesprochen gefühlt hat, unberücksichtigt. Sie straft die Therapeutin, indem sie sich nicht weiter entwickelt. Die Bearbeitung der negativen Übertragung ist wichtig, um die Widerstände gegen die Auflösung der Übertragung und gegen positive Entwicklungen zu bearbeiten.

Frau G. nimmt nicht unmittelbar Bezug, vielmehr wählt sie das Thema „sich schön anziehen". Sie wirkt kokett und merkt das auch, sagt aber, etwas Moralisches in ihr verbiete es ihr, sich anschauen zu lassen.
Therapeutin: „Es ist ein Kompromiss – die Lust und das Genießen zu ermöglichen, aber mit einem Stückchen Qual darin, mit Angst oder moralischem Skrupel."
„Ja, ich verwandle etwas Gutes in etwas Schlechtes. Ich kritisiere mich selber immer sehr stark. Die Mutter dagegen macht sich auch zurecht, wenn sie ausgeht."
Die Mutter frage sie: „Für wen machst Du dich denn zurecht?" Weil in ihrem Geschäft viele ältere, verheiratete Männer arbeiten, habe die Mutter auch schon ihr gegenüber die Warnung ausgesprochen, sie solle sich in Acht nehmen vor *den verheirateten Männern*.
Ich frage am Schluss spontan, wie das Abholen der Brille nun tatsächlich verlaufen sei.

Die Mutter habe das doch selbstständig erledigt und sich dabei gut gefühlt und auch noch einige weitere Einkäufe erledigt!

19. Stunde

Frau G. kommt ungefähr fünf Minuten zu spät, was sonst nicht vorkommt. Sie ist ganz aufgelöst, erzählt, dass sie im Bus gesessen habe und eine Station zu weit gefahren sei, nicht mehr gewusst habe, wo sie sei, wie sie zur Praxis fände und Angst gehabt habe, die Kontrolle zu verlieren. Sie habe sich laut gesagt: „Nimm dich zusammen, es geht schon, du kennst dich doch hier aus, du schaffst es."

> Sehr schön zeigt sich hier die symbolische Aufladung der Angstsymptomatik, die eine Angsthysterie ist: Sie ist in der Therapie „zu weit gegangen" und hat Angst, durch die Arbeit in der Therapie „die Kontrolle zu verlieren".

Frau G. schildert dann ausführlich ihre Angst vor den Weihnachtsessen, das weniger schlimme habe sie hinter sich gebracht, aber ein weiteres (drittes) sei noch dazugekommen. Der Chef lade sie oft ein, mit Geschäftspartnern essen zu gehen, damit sie die Gesprächspartner nicht nur vom Telefon, sondern auch persönlich kennen lerne. Frau G. meint halb lachend, der Chef mache es extra, sie sei die einzige, die er frage, obwohl er wisse, dass sie nicht gerne ausgehe. „Was mache ich denn dort am Tisch, das sind doch alles höher gestellte Personen? Ich sage nichts, weiß gar nicht, was ich da soll."
Therapeutin: „Sie fühlen sich wie ein Kind, das zwar gerne am Tisch der Erwachsenen dabei ist, aber nichts sagt. Sie fühlen sich wie ein Kind am Tisch der Erwachsenen und nicht wie eine Erwachsene unter Erwachsenen."
Die Mitarbeiter und der Chef sähen sie sicher als Kind. Sogleich im Anschluss erzählt sie, dass sie als einzige in der Gruppe eine Lohnerhöhung erhalten habe, dass sie es keinem erzählen wolle, damit niemand denke, sie habe es gar nicht verdient. Sie kommt nochmals auf das „kindlich sein" zu sprechen: „Ich schummle immer irgendwie, manipuliere, damit die anderen mich schonen und lieb behandeln, weil ich ja so unsicher bin. *Ich zeige es direkt in meiner Art: Ich bin hilflos.* Dann gehen sie anders mit mir um, es ist eine Art Schutz, aber ich strafe mich auch selber damit."
Therapeutin: „Die Verwöhnung oder Schonung ist Ihre Art, sich vor Kritik zu schützen. Kind zu sein, das genießen Sie auch als eine bevorzugte Situation. Kind zu sein als Erwachsene: Da sind Sie am Erwachsenentisch, ohne aber die Pflichten der Erwachsenen übernehmen zu müssen."
Frau G. reagiert wenig; sie betont nochmals, dass sie immer Angst habe, den Chef zu enttäuschen, dass sie sich blamiere, dass man merke, dass sie fehl am Platz sei. Sie habe auch irgendwie Angst, eine exponierte Position auszufüllen. Sie wolle von niemand Neid auf sich ziehen.

Therapeutin: „Wenn Sie hier zu spät kommen und sich hilflos geben, da kann ich Sie auch nicht mehr kritisieren."

Diese Stunde ist besonders interessant in Bezug auf die Entwicklung der Deutungsarbeit. Sie beginnt mit der Analyse der Abwehr: Die Patientin fühlt sich wie ein Kind, sie hat Minderwertigkeitsgefühle. Bei der empathischen Bestätigung der Minderwertigkeitsgefühle bleibt die Analyse aber nicht stehen. Es wird darüber hinaus die unbewusste Aktivität, der Gegenstand der Abwehr, berücksichtigt: Sie macht sich klein, um der Kritik auszuweichen. Dadurch entwertet sie sich auch. Die Therapeutin holt dieses Thema auch in die Übertragung zurück. Empathisches Eingehen auf die Patientin und Konfliktanalyse sind nicht nur Gegensätze, sondern bedingen einander. Erneut ein gutes Beispiel, wie unangebracht ein scheinbar supportives Eingehen auf die Minderwertigkeitsgefühle an dieser Stelle wäre.

Ja, sie kritisiere sich immer selber schon. Sie greift eine Erzählung aus der dritten Therapiestunde wieder auf: Sie habe früher einmal etwas (die „Schlümpfe") gestohlen, dann so ein schlechtes Gewissen gehabt, dass sie es von selber wieder zurückgegeben habe.
Kommentar der Therapeutin: Es erfolgt eine Einbindung der Aggression und Wendung gegen sich selber. Ich erinnere mich, dass sie erzählt hat, als Schulkind heftig, aggressiv und oft laut gewesen zu sein und einmal habe sie einen so heftigen Tobsuchtsanfall gehabt, dass sie in ein Ledersofa gebissen habe.

20. Stunde

Frau G. berichtet von den Firmenessen, die sie nun hinter sich habe, sie fand sie eigentlich *langweilig*. Sie habe nicht im Mittelpunkt gestanden und diesmal an einem anderen Ort gesessen, nicht wie zuvor neben dem Chef, wo alle auf sie geschaut und Kommentare zu ihrem Essverhalten abgegeben hätten. Sie habe mit einer anderen Gruppe zusammengesessen, die hätten sie in Ruhe gelassen. Sie sei heimgekommen, aber gar nicht glücklich gewesen, es überstanden zu haben. Sie sei eher traurig, höchstens neutral gewesen.
Therapeutin: „Die Sitzordnung hat Sie entlastet und doch nicht. Neben dem Chef zu sitzen ist ein Privileg, das Sie ängstigt, wie etwas Verbotenes, das Sie aber doch nicht missen möchten."
„Man bemerkt mich nur dort. Es stimmt, man macht Kommentare zu meiner neuen Haartönung und so weiter. Die lassen einen nicht in Ruhe, motzen. Mein Chef beschützt mich ja, er schaut, wie es mir geht, wo ich sitze. Ich habe kürzlich im Geschäft total Furore gemacht, weil ich mir Essstäbchen in die Haare gesteckt

habe. Alle haben ihren Kommentar abgegeben, gemeckert, sich eingemischt, kommentiert."
Therapeutin: „Wie eine Jugendliche, die sich ausgeflippt gibt, damit die Eltern Kommentare abgeben."
„Aber ich will gar nicht, dass man etwas dazu sagt, nie ist es richtig, mal bin ich zu brav oder habe zu kurze Haare oder zu lange ... Ich rege mich darüber richtig auf, aber niemand versteht es."
Therapeutin: „Sie wollen sich abgrenzen. Sie wollen, dass man Sie in Ruhe lässt, dann kommt es zu Auseinandersetzungen. Vielleicht verschieben Sie etwas von daheim ins Geschäft. Wie es daheim ist, damit?"

> Die Intervention ist überraschend, weil sie sonst nicht im Repertoire der Therapeutin enthalten ist. Tatsächlich scheint mir eine Verschiebung vorzuliegen, aber eine von der Therapie aufs Geschäft. Die Therapeutin vermeidet an dieser Stelle die weitere Bearbeitung der negativen Übertragung, die gerade begonnen hat. Übertragungsbearbeitungen sollten nicht forciert werden, sind aber in der Regel die ökonomischsten Interventionen.

„Daheim wehre ich mich nicht. Da höre ich schon gar nicht mehr zu." Frau G. fragt sich, ob sie daheim auch im Mittelpunkt gestanden habe. Das treffe eher für die Schwester zu, für sie eigentlich nicht. Sie erzählt nochmals vom Firmenessen. Sie hätten Weihnachtsmänner gebacken, sie selbst aber habe eine „Weihnachtsfrau" hergestellt. Alle hätten gestaunt und ihr gesagt, sie habe Phantasie. Sie habe sogleich überlegt, was die anderen dächten: „Immer muss die eine Extrawurst haben." „Ich beschäftige mich immer damit, was die Leute über mich denken, ich habe Angst sie zu enttäuschen, aber das sollte mir doch egal sein. Ich habe auch immer ein schlechtes Gewissen, als ob ich doch eine Schuld begleichen müsste."
Wir kommen wieder auf *die Schwester* zu sprechen. Sie ist sieben Jahre älter. Frau G. war als Kind eher frech und wurde von der älteren Schwester unterdrückt. Als die Schwester in die Pubertät kam, drehten sich die Rollen um. Große Kräche in der Familie waren an der Tagesordnung, die Schwester trug einen Kampf um Anerkennung aus. Frau G. wurde selbst ganz still.

21. Stunde

Frau G. berichtet, dass es ihr besser gehe, dass sie sich fit fühle und dass sie ein tolles Gefühl gehabt habe, als sie sich in der Parfümerie eines Warenhauses durchgesetzt habe, beim Einpacken eines Geschenkes. „Ich habe mir gedacht: ‚Warum soll ich immer einstecken?' Wenn mich etwas wütend macht, mache ich etwas dagegen. Die Schwester hat mich geschickt, für sie Geschenke in der Stadt zu holen, ich habe ganz ohne schlechtes Gewissen gesagt, sie solle selber gehen, ich habe

auch viel zu tun. Ich merke, *ich mache mehr Sachen alleine*, ich brauche nicht mehr so die Hilfe von anderen."
Therapeutin: „Wenn Sie etwas allein machen, fühlen Sie sich jetzt stark, nicht einfach nur alleingelassen."
Sie probiere aus, vieles alleine zu machen, Yoga oder Fitness etwa. Sie fühle sich freier, könne sich mehr ihre Wünsche erfüllen. „Ich habe mich getraut, etwas zu machen." (Ich frage mich, womit der Wandel zu tun hat. Die Weihnachtsferien stehen vor der Tür. Frau G. thematisiert die Unterbrechung nicht.) „Abhängigkeit und Selbständigkeit, das pendelt hin und her in den letzten Wochen." Ja, extrem schnell verändere sich das, in wenigen Tagen: Sie mache Telefonate, knüpfe Kontakte, schreibe der Cousine einen Brief. Aber da habe sie gemerkt, dass sie den Brief ein Jahr lang nicht beantwortet habe. *„Die Zeit geht vorbei und ich mache nichts!"* Aber sie denke viel mehr über sich nach, wie sie denn sein möchte: „Ich muss viel umsetzen. Ich habe weniger ein schlechtes Gewissen, wenn ich mache, was ich will." Sie merke auch, wie sie Mühe habe, über ihre Gefühle zu reden, sie tue sich schwer damit; wenn sie es aber schaffe, sei sie sehr erleichtert.
Ich mache nochmals den Versuch, den „Wechsel" zu thematisieren: „Ob Ihr Gefühl, selbständiger und unabhängiger zu sein, auch damit zusammenhängt, dass eine Unterbrechung in der Therapie bevorsteht?"
Frau G. verneint jeden Zusammenhang. Sie habe hier in der Therapie weniger ein schlechtes Gewissen. Sie meine, ich schaute sie nicht komisch an, ich würde sie nicht beurteilen oder bewerten.

> In dieser Passage sind die Patientin und die Therapeutin vorsichtig dabei zu besprechen, dass die Durcharbeitung der negativen Übertragung Kräfte bei der Patientin frei setzt, dass sie die Therapeutin weniger braucht, wenn sie sich von ihr abgrenzen kann. Eine entscheidende Aufgabe in den zeitlich begrenzten Therapien besteht für die Therapeuten darin, den Patienten loslassen und aus der Abhängigkeit entlassen zu können, ohne die Bindung an ihn aufzugeben. Kurztherapien fordern die Bindungsfähigkeit, zu der ja auch der Wechsel von Bindung und Loslösung gehört, sehr heraus.

Aber die Therapieunterbrechung halte sie sicher gut durch, es stehe ihr nichts Schlimmes bevor, alle großen Belastungen (z. B. das Geschäftsessen) seien jetzt vorbei, und schließlich sehe sie die Erfolge, wie zum Beispiel beim Einpacken der Geschenke im Warenhaus.
Therapeutin: „Beim Geschenkpäckchen haben Sie selber darauf geachtet, dass Sie etwas bekommen."
Sie sei überhaupt in letzter Zeit ganz verschwenderisch gewesen, habe sich verwöhnt, sich viel gekauft und geleistet und auch bei der Verkäuferin um Rat nachgefragt, sonst mache sie immer alles selber. Das habe richtig Spaß gemacht.
Therapeutin: „Sie genießen es, sich selber auch etwas zu beschaffen, es fällt Ihnen nicht mehr so schwer, auf die Hilfe und Unterstützung der anderen zu verzichten.

Sie müssen weniger abwägen zwischen ‚alles selber machen' und ‚immer nur Hilfe nötig haben'."
„Ja, ich werde ja auch immer dann traurig, wenn ich so denke, mich sieht niemand, man schubst mich nur herum."
Kommentar der Therapeutin: In Bezug auf den Fokus gilt es, das Über-Ich zu entlasten und zum Nachdenken über sich selber anzuregen. Ich mache mir auch Gedanken, weil bald die Hälfte der Stunden vorbei ist.

22. Stunde

Es ist die erste Stunde nach den Weihnachtsferien. Frau G. beginnt zusammenfassend damit, dass zwar alles normal, aber nicht wirklich gut sei. Irgendwie sehe sie keine Lösung für ihre Hemmungen.
Sie erzählt von einem Ausflug an Silvester mit ihrer Cousine nach Z. Die Cousine wollte in eine Disko gehen, sie selbst habe wieder totale Panik bekommen. Es gehe ihr eigentlich nur gut, wenn sie alle Reize vermeide. Sie sage sich: „Ich darf vermeiden, ich gehe dafür in die Therapie, ich mache ja doch was." Es sei sehr blöd, sie würde gerne mit der Cousine zusammen sein und gern in die Disko mitgehen. Es würde sie schon reizen, aber es komme gleich das Gefühl auf, sie sei nichts wert, die Panik komme. Sie merke auch, dass sie im Geschäft wieder mehr stottere, immer schneller rede, unsicher sei; dann zu allem Überfluss die Worte verwechsle, sodass niemand sie verstehe, zum Beispiel wenn sie statt „Lift" „Kugelschreiber" sage. „Es ist, wie wenn ich etwas ganz schnell loswerden will." Frau G. spricht nun sehr selbstentwertend über ihr schlechtes Deutsch, über die Fehler, zum Beispiel formuliere sie ganz kompliziert; statt einfach zu sagen „blutsverwandt", drücke sie sich unverständlich aus. Sie schäme sich immer neu dafür, sie sei eben wie eine Ausländerin, sie verstecke sich. Außerdem befürchte sie, in der Therapie zu versagen, es sei ja schon bald die Hälfte der Zeit vorbei (!).

> Das Gleiche hatte die Therapeutin nach der letzten Stunde ebenfalls überlegt – beide sind gut aufeinander eingestimmt! Das Bewusstsein der zeitlichen Begrenzung der Therapie führt zu einem verstärkten „Gebrauch des Objekts". Dies ist möglich, weil die therapeutische Beziehung gefestigt ist.

Ich nehme die Selbstentwertung und die Zurücknahme auf, vergleiche mit der Stunde vor den Ferien und sage: „Die Lösung wichtiger Probleme, wie des Abschieds von daheim oder der Fähigkeit zu einer Partnerschaft, steht noch aus und wenn ich nicht zur Verfügung stehe, wird es für Sie schwieriger."
Frau G. geht sofort darauf ein, berichtet von einer gefahrvollen Situation in Z. an Silvester, wo ihr ein Typ in der Nacht nachgeschlichen sei, sie auf der Straße terrorisiert habe, ihr in die Haare gegriffen habe und ihr gesagt habe, sie sei sehr

hübsch, aber er sei ihr viel zu nah gewesen, habe sie regelrecht verfolgt. Sie habe es ganz schlimm empfunden. Das sei passiert, bevor sie die Absicht gehabt hätten, in die Disko zu gehen.
Ich erinnere an das Thema „Sex", an das, was wir schon herausgearbeitet haben, ihre Angst vor der Sexualität: „Sie haben das wie einen Übergriff erlebt, eine Art schlechten Sex, eine Nachstellung, durch die Sie sich überrumpelt fühlen – wie in London, wo der Sprachlehrer sich in betrunkenem Zustand an Sie herangemacht hat. In dieser Angst behandeln Sie Ihre sexuellen Wünsche so, als führten sie immer zu schlechtem Sex."
Sie wünsche sich eine andere Art sexueller Freundschaft. Sie wolle unbedingt einen Freund haben. Sie wünsche sich nichts mehr als das, aber sie habe Angst, jeden Freund zu enttäuschen. Sie wisse doch gar nicht, wie das gehe, das Küssen und alles weitere: „Ich kann doch nichts, ich muss es verstecken, dass ich das nicht kann." Sie wolle sich auch nicht so hingeben: „Ich gebe dann alles einem Mann und dann ist es nicht der Richtige, dann habe ich alles verloren, auch meine Jungfräulichkeit, dann ist ein Traum verloren."
Ich erinnere sie an das Motto zur Angstbewältigung: „Ich muss ja nicht, wenn ich nicht will." Das könne man auch auf die Sexualität übertragen. Sie aber erlebe sich so, also ob sie sich ganz überwältigen lassen müsse und nichts selber dazu beitragen könne.
Frau G. verfällt ins Klagen. Sie könne ja gar nichts, sie sei doch dumm, ihre eigenen Gedanken seien doch plump, sie wolle immer so viel und nichts gehe. Sie kommt auf das Reiten zu sprechen, was sie eigentlich doch so gern habe, aber wegen der schlechten Erfahrung nicht mehr wieder aufzunehmen gewagt habe. Sie habe *sich so wohl gefühlt auf dem Pferd*, es sei so ein tolles Gefühl gewesen. (Frau G. strahlt.)
Therapeutin: „Ich frage mich, ob die Angst sich ‚nur' auf andere richtet, die Sie überwältigen könnten, oder gerade auch auf die eigene Leidenschaft, wenn Sie selber etwas so gerne möchten und dabei so strahlen."
„Ich weiß schon, ich kann strahlen, aber ich habe auch starke Hemmungen, zum Beispiel über meine Träume zu erzählen."
Frau G. überlässt sich den Phantasien, wie denn ein Freund aussehen müsste, den sie zu Hause präsentieren könnte. Die Eltern wollten auch nichts lieber, als dass sie einen Freund habe, die fänden das auch toll. Sie sähen sich schon als Großeltern, dann hätte die Mutter einen Grund, hier in der Schweiz zu bleiben, und müsste nicht mit Vater zurück nach Italien. Nicht jeder wäre willkommen, am besten sei ein Italiener, auf jeden Fall kein Türke, ein Schweizer oder Spanier ginge auch noch. Die Schwester habe eine Zeit lang einen Freund gehabt, einen Italiener, habe ihn aber nie mit nach Hause gebracht. Wenn sie einen italienischen Freund habe, wisse sie noch weniger, wo sie hingehöre.
Bis zum vierzehnten Lebensjahr habe sie sich überhaupt nicht als Ausländerin gefühlt. Sie sei in einer Klasse gewesen, in die viele Ausländer gegangen seien, und immer eine der besten in der Schule gewesen. In der Realschule sei sie mit ihrer Freundin die einzige Ausländerin unter Schweizern gewesen. Seither habe sie sich

als Ausländerin gefühlt. Es sei blöd, die Italiener sagten, sie sei eine typische Schweizerin, die Schweizer umgekehrt, sie sei eine richtige Italienerin. Im Moment fühle sie sich mehr als Italienerin.

23. Stunde

Ich beginne heute die Stunde und mache Frau G. darauf aufmerksam, dass sie eine Rechnung doppelt gezahlt habe. Frau G. ist erstaunt, sie wird es abklären. Sie erscheint das erste Mal in einem Rock.

> Der „Gebrauch der Therapeutin" geht weiter. Die Schilderungen werden spürbar bunter, die bisher spröde Knappheit weicht stärkerer Phantasietätigkeit, das Gespräch wird sinnlicher! Die Qualität des Durcharbeitens ist nicht nur an der Fülle des Materials, sondern ebenfalls an der affektiven Intensität und der ideenreichen Assoziationstätigkeit abzulesen.

Frau G. ist etwas hektisch: Sie sei im Stress, schlafe schlecht, sei nervös, habe Angst, träume viel. Sie erwähnt gleichsam nur nebenbei, dass sie geträumt habe, *ihre Kollegin habe neue Stiefel, aber ohne Sohlen.* Sie habe im Geschäft sehr viel zu tun, sie wolle alles gut erledigen, aber alles sei dringend. Sie könne nicht abschalten, fixiere sich, komme nicht zur Ruhe. Es sei ganz schlimm, sie nehme sich alles so zu Herzen. Sie könne einfach nicht „Nein" sagen, sie springe gleich auf, wenn jemand etwas von ihr wolle, sie habe einfach keine Strategie gegen den Stress. Sie hätte schon Ideen, wie sie Nein sagen könnte, zum Beispiel: „Nein, ich muss um 17.20 Uhr gehen", aber das „Ja" komme dann einfach heraus.
Therapeutin: „Es gibt auch einen Drang in Ihnen, ‚Ja' zu sagen."
„Ich will es allen recht machen, ich will die Sympathische sein, will lieb sein." Sie könne wegen der Überlastung auch mit ihrem Chef sprechen und klären, wo sie entlastet werden könnte, aber sie empfinde diesen Schritt als Schwäche. Sie habe einen Mitarbeiter, einen Mann, der sei sehr unselbstständig und komme zu ihr und frage, ob sie für ihn eine Mail schreiben könne, dabei gehöre das zu den selbstverständlichen Aufgaben jedes Einzelnen, nur er könne es nicht. „Es regt mich auf, aber ich sage ‚Ja' und mache, was er will. Ich rege mich aber auch auf, dass ich so schwach bin, ich bin wie ein *Pingpong-Bällchen, das hin und her hüpft.*"
Therapeutin: „Groll und Ärger zeigen sich in der Nacht, in der Schlaflosigkeit oder in den Träumen, dann wenn es niemand merkt."
„Ich will doch, dass die anderen aufmerksam werden und mich entlasten! Die müssen es doch merken, dass es zu viel ist, die sollten mich fragen ‚Schaffst du es?', aber nein, immer muss ich das sagen! *Es ist, als ob ich keine Persönlichkeit hätte, darum fühle ich mich so schlecht!*"
Therapeutin: „Und das gilt gegenüber Männern, Ihr Verhalten?"

„Es gibt fast nur Männer in der Firma, gegenüber einer Frau, die auch Vorgesetzte ist, könnte ich mich besser abgrenzen."
Therapeutin: „Und doch haben Sie einen Gewinn davon, wenn Sie, obwohl Sie es anders wollen, ‚Ja' sagen."
„Es ist ein gutes Gefühl, anderen zu helfen. Ich bin so wie die Mutter, die immer reinkommt und fragt: ‚Kann ich noch etwas bringen, braucht ihr noch etwas?'." Sie habe einmal ein paar Freundinnen eingeladen, die Mutter sei *wie eine Kellnerin* hin und her gerannt und habe sie bedient, das sei fast selbstdemütigend gewesen. Sie mache das selbst im Geschäft so: „Jeder kann mit mir machen, was er will."
Therapeutin: „Das Dienen ist vielleicht auch eine Vorstellung, die Sie mit der Sexualität verbinden, mit dem Verhältnis zu Männern."
„Ich passe mich immer an, lasse mich ausnützen, ich fühle mich dann so dumm und hilflos. Wenn ich ‚Nein' sagen würde, *meinten die Männer: ‚Die ist nicht nur dumm, sondern auch nicht mal hilfsbereit'.*"
Therapeutin: „Das Ja-Sagen heißt dann auch, die Männer zufrieden zu stellen."
Sie bemerke jetzt deutlich, dass sie *ihrem Vater gegenüber* überhaupt nicht so auftrete, im Gegenteil, sie denke oft, dass sie, nur weil sie eine Frau sei, ihn noch lange nicht bedienen müsse!
Nach einer längeren Pause fährt sie fort, sie habe eigentlich keine Angst vor der Sexualität, die wünsche sie sich doch, habe aber Angst, nicht bestehen zu können. Sie spüre so einen Druck, perfekt sein zu müssen, das sei ein richtiger Komplex. Und wenn sie es sich überlege, dann *sei sie daheim eigentlich der Mann*. Der Vater bemühe sich sehr um sie: Sie knalle sich vor den TV und der Vater bringe ihr das Essen! „Er kocht für mich, wenn die Mutter putzen geht. Ich genieße es irgendwie, der Boss zu sein."

> Die Therapeutin hält an der Bearbeitung der ödipal-sexuellen Konflikte fest. Deutlicher wird nun, wie sich diese und das Versorgungs-Autarkie-Dilemma der Patientin verzahnen: Es gehört in ihr Bild von Weiblichkeit – gegen das sie sich gleichwohl verwahrt –, dass die Frau passiv-versorgend bleibt, auch und gerade im Sexuellen.

24. Stunde

Frau G. kommt fünf Minuten zu spät. Sie trägt immer einige elegante Einkaufstüten mit sich. Sie kommentiert die Verspätung nicht. Sie bestätigt, dass sie mir zu viel gezahlt habe, geht aber nicht weiter darauf ein, was mich irritiert.
Nach der letzten Stunde habe sie eine Nacht lang gut geschlafen. Es habe ihr gut getan, ‚alles mal herauszulassen', nicht immer ‚alles zu schlucken'. Es mache sie ganz unglücklich, dass sie vor Kleinigkeiten immer Angst habe, wie zum Beispiel wenn sie beabsichtige, in ein Musical zu gehen. Sie habe sich vorgenommen, wie-

der mehr zu unternehmen und nicht daheim hocken zu bleiben. Sie habe auch viel darüber nachgedacht, warum sie sich nicht wehre.
Wieder erzählt sie eine Episode aus dem Geschäft, wo sie sich durchgesetzt habe: „Heute schaffe ich diese Liste nicht, erst morgen." Der Kollege sei überrascht gewesen, habe es aber hingenommen. Sie habe sich den ganzen Nachmittag richtig beherrschen müssen, die Liste nicht doch zu machen, sie hätte es gerne für ihn erledigt. Solche Sachen seien ihr ja auch nicht unwillkommen, sie wolle gern hilfsbereit sein, aber es gebe eine Grenze, jenseits derer sie sich ausgenützt fühle. Gegen die andere Kollegin im Team könne sie sich besser abgrenzen. Sie könne mit ihr leichter sprechen und ihr sagen, was sie noch erledigen müsse, dann habe sie kein schlechtes Gewissen, wenn sie „Nein" sage, aber gegenüber Männern schon. (Mir kommt ihr Vater in den Sinn, der immer alles geschluckt hat und an einem Alkoholproblem leidet.)
Frau G. denkt nach: Sie werbe um die Gunst ihrer Vorgesetzten, sie wolle es gut machen, gelobt werden, sie wolle nicht enttäuschen. Sie frage sich nur, wo ihre eigenen Wünsche blieben. Sie habe eigentlich Kindergärtnerin werden wollen, sich diese Ausbildung aber nicht zugetraut, obwohl sie die Voraussetzungen dazu gehabt hätte. „*Wenn ich denke, dass ich die Wünsche nicht umsetzen kann, dann schneide ich sie mir einfach ab.* Ich würde zum Beispiel auch gerne weg, im Ausland arbeiten gehen für ein paar Monate, zum Beispiel nach Südamerika oder nach Rom." Aber sie wolle nicht unbedingt nach Italien, vielleicht sei sie dann vom heutigen Italien enttäuscht.
Vor dem Ende der Stunde spreche ich sie auf das Zu-spät-Kommen an. Frau G. wird ungehalten, das letzte Mal habe sie alles falsch gemacht, habe sich doch viel zu sehr entschuldigt. Jetzt habe sie nicht gewusst, was sie sagen solle, und gedacht, sie schweige lieber.
Ich denke an die Frau im Geschäft: „Es wäre vielleicht auch ganz einfach, kurz etwas dazu zu sagen, damit man weiß, woran man ist."
Da lächelt Frau G. erleichtert.

25. Stunde

Frau G. ist enttäuscht: „Ich könnte so viel Spannendes erleben, aber wegen der Angst geht es nicht."
Ihr früherer Chef habe sie immer sehr geschont und sich um sie gekümmert. Jetzt habe sie *den neuen Chef, der ihr viel mehr zutraue*. Sie erledige zum Beispiel Anfragen, die nicht zu ihrem Aufgabengebiet gehören, die ihr aber Spaß machen. Er vertraue ihr auch ein neues Statistik-Programm an, sie sei jetzt dafür verantwortlich. Es gebe ein Meeting der Abteilungsleiter wegen dieses Programms. „Der Chef hat mich gefragt, ob ich nicht an seiner Stelle dort hingehen könne. (Ich wäre die einzige ‚Nicht-Chefin' gewesen.) Ich habe sogleich abgelehnt, zuerst hatte ich mich

extrem gefreut, ganz rasch aber ist die Panik in mir ausgebrochen. Es wäre zwar toll, aber wenn ich dort in der Runde säße, würde ich mir ganz schlecht vorkommen, ich hätte kein Wort rausgebracht und eine schlechte Figur gemacht."
Therapeutin: „Sie haben sich entwertet, wo Sie aufgewertet werden sollten."
Sie erzählt eine andere Geschichte, die ebenfalls davon handelt, dass sie eine Verantwortung übertragen bekommen hat, die aber auch mit Arbeit verbunden gewesen wäre. „Es gibt dann ein Entweder-oder: ‚Nein, ich kann das nicht', oder: ‚Ich muss alles perfekt machen'." Wir besprechen, ob sie einen Kompromiss finden könne, wo sie die Verantwortung übernehme, aber sich doch Unterstützung holen könne.
Zum ersten Mal fällt Frau G. ein italienisches Wort ein, das sie nicht gleich übersetzen kann: „*affrontare*". Sie fragt sich, warum sie nie konfrontieren könne, so wenig jedenfalls, dass sie nicht einmal das passende deutsche Wort finde. Schon in der Schule habe sie nie ihre Meinung gesagt. Die anderen hätten sie oft unterschätzt. Wir kommen auf die Rivalität zu sprechen, auch die Rivalität zwischen Frauen, *affrontare* oder konfrontieren heißt auch, einander gegenüber zu stehen, nicht dass eine oben, die andere unten ist. Ich frage nach dem Verhältnis zur Mutter. Ihre Mutter sei mittelmäßig attraktiv, aber sie unterschätze sie wohl auch.
Ich nehme noch mal das Thema „Zu-spät-Kommen" auf und die Rivalität in der Therapie.
„Wenn ich mich zeige, dann sieht jeder, wie schlecht ich bin." Deshalb habe sie so Angst vor öffentlichen Auftritten; Angst zu erbrechen, zu stottern, zu erröten.
Therapeutin: „Etwas darf nicht zum Vorschein kommen. Was das wohl ist?"
Frau G. meint ganz verzweifelt, das überlege sie doch auch schon die ganze Zeit.
Therapeutin: „Wir können uns auf die Suche machen. Es geht vielleicht auch darum, dass Sie die inneren Gedanken und Wünsche in Worte fassen und in die Therapie bringen. Sie reden manchmal ganz versteckt davon, dass da einiges in Ihnen ist."
Frau G. erwidert, es gebe auch eine Privatsphäre, über die man nicht spreche. Aber auf der anderen Seite habe sie schon sehr viele Träume und sie denke immer, das sei schlecht, was sie da träume, aber sie wolle sich mal vornehmen, davon in der Therapie zu berichten.

> Die Rivalität wird ebenfalls in der Beziehung zur Therapeutin spürbar. Die Therapeutin erkennt sie, vermeidet aber deren Bearbeitung in der Übertragung. Die der Anregung dienenden Interventionen sind zugleich subtile, unbewusste Provokationen. In dieser Stunde teilen Therapeutin und Patientin eine Abwehr.

Zwischen der 25. und 26. Stunde

Frau G. meldet sich am Montag krank, sie sei auch nicht arbeiten gegangen und komme nächste Woche wieder.
Kommentar der Therapeutin: Es ist klar, dass die Patientin einen Schritt machen muss, aber davor große Angst hat. Ich verstehe den Stundenausfall als ausagierten Schritt nach hinten, genau dann, wenn ein Schritt nach vorn nahe liegen würde. Ich empfinde den starken Wunsch, Frau G. als Patientin zu behalten, und spüre in mir einen Zweifel am Setting, ob die fünfzig Stunden nicht etwas voreilig waren. Ich will sie offenbar nicht loslassen, sie noch behalten. Auf der anderen Seite ist das unsere Realität, die Vereinbarung von fünfzig Stunden, und wir beide blenden sie aus. Bis jetzt war die Patientin auch ganz „brav". Ich habe es nun klar vor Augen, wie die Übertragungslinien verlaufen. Ich spüre, dass ich sie gerne habe, dass ich mich auf die Stunden mit ihr freue, dass aber auch ihre Loslösung ansteht. Ich bin überzeugt, dass sich etwas bewegen muss. Die erste Fehlleistung war ihr zweimaliges Zu-spät-Kommen, dann die doppelte Bezahlung der Rechnung und jetzt das erste Ausfallen-Lassen einer Stunde. Alles weist in die gleiche Richtung.

> Erneut ist die Analyse der Analyse wichtig, die Einsicht in den Prozess der Therapie. Zugleich wird der Therapeutin die starke emotionale Bindung an die Patientin deutlich: Sie will sie nicht gehen lassen, wie ein Kind, das noch nicht flügge werden soll.

26. bis 31. Stunde

Frau G. berichtet von einem Übergriff, den ein Mann gegen sie unternommen habe. Er habe ihr Leim in die Haare gestrichen und sie ablenken wollen, um ihr die Handtasche zu stehlen. Das sei ihm nicht gelungen, aber sie musste ihre Haare schneiden lassen, weil der Leim nicht auszuwaschen war. Daraufhin sei sie krank geworden.
Eindrücklich ist die affektive Entwicklung in der Stunde. Zuerst sind Wut und Empörung dominant, Frau G. fühlt sich stark, erwachsen, sie lässt sich das nicht bieten. Allmählich aber verwandelt sich die Empörung in Verharmlosung: „Vergiss es! Es ist doch nicht so schlimm." Die Neigung zum Bagatellisieren haben wir immer wieder miteinander besprochen, weil sie nach dem gleichen Muster abläuft, seitdem der Alkoholismus des Vaters in der Familie verharmlost wurde. Durch dieses „Es ist doch nicht so schlimm" fällt es Frau G. schwer, eigene Verletztheiten und Empörungen zu benennen und ernst zu nehmen. Auf der einen Seite baut sie eine heile Welt ohne Sorgen auf, auf der anderen Seite fühlt sie sich von Angstgefühlen geradezu überwältigt. Sie verleugnet viele differenzierte Emotionen, die schließlich in der stark empfundenen Angst verdeckt zurückkehren.

Die Abwehr der Affekte, zum Beispiel durch die Verleugnung von Rivalität, wirkt sich in dieser Phase der Therapie aus: Frau G. plant, mit ihrer Schwester zusammen in eine Wohnung zu ziehen. Sie bespricht den Plan mit der Schwester und der Mutter, die ihn unterstützen. Kurze Zeit später erfahre ich, dass die Schwester seit neuestem einen Freund hat, einen Italiener, und dass die beiden sich gut verstehen. Für Frau G. sei das, wie sie zunächst betont, „kein Problem". Erst langsam wird ihr die Konkurrenz mit der Schwester bewusst, und endlich kann auch die Rivalitätsproblematik in der Therapie angesprochen werden. Frau G. schildert, wie sie Konkurrenz bekämpft: In der Schule sei sie immer mit ihrer Kollegin zusammen gewesen – sie waren ein „Paar", da konnte niemand als Dritte zwischen sie treten. So wird ihr deutlich, dass sie gerade dann, als die Schwester einen Freund gefunden hat, den Plan hat, mit ihr zusammenzuziehen.

> Die Therapeutin bearbeitet nun die Bindung zu Frauen in der Übertragung und berücksichtigt die Abwehr: Rivalität wird ausgeklammert, indem die Bindung so eng ist, dass niemand sich zwischen die Partner drängen kann.

32. bis 34. Stunde

Frau G. schildert eine narzisstische Problematik, nämlich dass sie immer große Ansprüche habe und immer die Angst spüre zu versagen, dass sie vorgebe „mehr zu sein", als sie in Wahrheit ist. Sie offenbart mir, dass sie bis heute immer Polster in ihre Hosen gesteckt habe, damit ihre Hüften breiter aussehen. Sie habe den Komplex, „zu dünn" (wie ein Mädchen) zu sein. Sie sei nie ohne diese Polsterung aus dem Haus gegangen und habe auch immer Sorgen gehabt, wie sie das vor einem Freund verbergen soll. Jetzt hat sie die Polster „abgelegt". (Ich selber habe keinen Unterschied gemerkt.) Der Wunsch, natürlicher, ehrlicher, direkter zu sein, nicht mehr etwas „vorspielen" zu müssen, wird stärker.

35. bis 40. Stunde

Frau G. traut sich, eine Therapiestunde zu verschieben, weil sie ein Popkonzert in Z. besuchen will. Sie organisiert eine Reise zu ihrer Tante in Italien, zusammen mit der Mutter und der Schwester. Die Tante ist krebskrank. Frau G. hatte sich vor dem Entschluss, die Tante zu sehen, damit auseinander gesetzt, wie sehr sie Begegnungen vermeide, die wehtun oder negative Gefühle auslösen könnten; zum Beispiel habe sie seit der Erkrankung nie mit der Tante telefoniert, obwohl sie ihr sehr wichtig sei. Die Reise nach Italien macht sie stark und viel selbstbewusster.

Frau G. vermeidet allerdings offene Auseinandersetzungen mit mir. Sie muss zum Beispiel einmal zwanzig Minuten früher die Stunde beenden. Es fällt ihr schwer, auch nachdem wir darüber gesprochen haben, aufzustehen und zu gehen, denn sie erwartet meine Erlaubnis.
In dieser Zeit wird Frau G. meine Schwangerschaft bewusst. Sie spricht dies aber nicht von sich aus an. Ich kündige ihr meinen Mutterschaftsurlaub an, der mit dem vereinbarten Ende der Therapie zusammenfällt. Dieses Faktum löst eine Regression aus. Frau G. erlebt ihre Ängste allerdings in Verschiebung auf eine Mitarbeiterzusammenkunft. Dort kommt es zu einem großen Angstanfall. Sie ist sehr enttäuscht, dass ihr „das wieder passiert ist". Sie fühlt sich erneut ganz klein und hilflos. Wir besprechen das „Auf und Ab" vor dem Hintergrund des Therapie-Endes. Es fällt Frau G. gar nicht leicht, sich als weder zu klein noch zu groß einzuschätzen. Anhand der Bilder von beiden Chefs, die wir wie innere Bilder behandeln, können wir das Thema „jemandem etwas zutrauen" abhandeln: Der eine Chef behandelt sie wie ein kleines Mädchen, das noch wachsen muss, der andere traut ihr viel zu, Frau G. hat bei ihm auch weniger Angst.

> Der Therapieverlauf ist nun geprägt von dem Versuch, aus der Umklammerung einer bindenden Zweierbeziehung auszubrechen. Die Patientin macht Schritte, sich von der Therapeutin zu verselbstständigen. Diese aber hat – im Erleben der Patientin – nicht das Recht, das Gleiche zu beanspruchen; die Schwangerschaft und die damit verbundene Einführung eines Dritten löst eine Regression aus.

41. bis 45. Stunde

Frau G. plant ihre Ferien so, dass sich im Sommer eine sechswöchige Therapiepause ergibt, ohne Überschneidung mit meinen Ferien. Sie habe meine Feriendaten „vergessen". Sie macht sich, so verstehen wir einander, ein Stück unabhängiger und erprobt, wie sie ohne mich zurechtkommt. Wir nutzen diese Wochen, um die mit dem Fokus verbundenen Themen durchzuarbeiten. Immer deutlicher kommt, zugleich mit der Ablösung von mir, auch die ödipale Bindung an ihren Vater zum Vorschein. Vor allem liegt ihr daran, den Vater nicht zu enttäuschen.

46. bis 50. Stunde

Frau G. spricht nicht direkt über das Ende der Therapie oder über die Schwangerschaft. Sie kreist um ihre – immer gleichen – Themen. Wir treten auf der Stelle und ich muss sie ziemlich stark mit ihrer Abwehrhaltung konfrontieren, die sich

vor allem in Affektverschiebung und Affektisolierung zeigt. Sie wirkt oberflächlich, fade. Es fällt ihr sehr schwer, etwas zur Endphase der Therapie zu sagen. Ein wichtiger Gegenstand des gemeinsamen Nachdenkens ist auch die Hemmung, die erarbeiteten Erkenntnisse in ihre Lebenspraxis umzusetzen und die Handlungsblockaden zu überwinden.
Die Schwester werde nicht mit ihr zusammenziehen, sie sei glücklich mit ihrem neuen Freund. Ihre Kollegin habe den Mut gehabt, die Stelle (in der gleichen Firma) zu kündigen; sie bereite einen Auslandaufenthalt in Australien vor. Die Therapeutin mache auch ihre eigenen Sachen. Und Frau G. beklagt, sie bleibe dabei auf der Strecke.

> Die Bearbeitung des Endes ist sicher durch die Schwangerschaft der Therapeutin erschwert, da die Patientin auf diese konkrete Weise mit der eigenen Sexualität konfrontiert wird, die sie zum Beispiel bei den Eltern immer zu verleugnen versucht hat. Zum Ende der Therapie ist es als Faustregel sinnvoll, alles Material als (möglichen) „Kommentar" zur bevorstehenden Trennung zu lesen.

Frau G. kommt mit einem Zettel in die vorletzte Stunde, auf dem sie alles aufgeschrieben hat, was sie verändern will und wie sie die vier Monate der Therapieunterbrechung nutzen kann. In der letzten Stunde ist sie ganz verzagt und ängstlich.

Vereinbarungen betreffend Mutterschaftsurlaub

Wir haben die Therapie vor dem Mutterschaftsurlaub beendet. Wir vereinbaren aber ein oder zwei „Nachkontrollgespräche" in vier Monaten. Frau G. soll oder muss mit dem Ende leben und kann sich nicht in das „Nest" der Therapie setzen. Sie kann mich im Notfall telefonisch erreichen, sich außerdem an die üblichen Notfallstellen der Region wenden.

Standortgespräch 51. Stunde

Das Gespräch kam nach einer Verschiebung zustande. Frau G. lag in der Woche, in der das Gespräch ursprünglich stattfinden sollte, mit einer Grippe im Bett.
Sie wirkt etwas reifer, weniger fahrig, weniger lächelnd und kichernd, sondern ruhiger und abgeklärter. Sie beginnt das Gespräch so: Es sei komisch gewesen ohne Therapie, aber sie habe eben mehr mit sich selber ausmachen müssen, das sei gut gegangen. Schlimmer sei es ihr ergangen, als um die Weihnachtszeit ihre beste Freundin (mit der sie immer alles zusammen gemacht hat und auch den Arbeitsplatz teilte) nach Australien gereist sei. Sie habe sich sehr alleine gefühlt. Eine

andere Kollegin sei eingesprungen und habe sich Sorgen um sie gemacht, habe sie jeden Tag angerufen und gefragt, wie es gehe, sie regelrecht bedrängt. Sie habe sich schon gefürchtet, heimzugehen, weil sie dann keine Zeit für sich gehabt habe, sondern mit dieser neuen Kollegin zwei Stunden habe telefonieren müssen. Sie habe eine Magenentzündung entwickelt und sich ärztlich behandeln lassen. Es sei ihr erst besser gegangen, als sie das Gespräch mit ihr gesucht habe. Daraufhin habe sie diese Kollegin etwas in Ruhe gelassen und sei doch in Kontakt geblieben. Anschließend habe sie eine sehr gute Zeit gehabt. Sie sei oft mit mehreren Kolleginnen ausgegangen, nicht nur mit einer. In dieser Gruppe habe sie sich viel wohler gefühlt. Das Gespräch sei dann auf mehrere Schultern verteilt, das entlaste sie, sie habe sich freier und wohl gefühlt. Sie sei auch einmal am Samstag nach dem Kino in eine Bar gegangen, um etwas zu trinken. Sie sei sehr stolz, dass sie ihre größte Angstsituation gemeistert habe.
Wieder schlechter sei es ihr gegangen, als die Freundin ihre Rückkehr ankündigte. Sie habe in Australien viele Freunde kennen gelernt und habe auch Cannabis geraucht. Frau G. befürchtet nun, die Freundin fände sie langweilig. Sie habe vor allem eine beklemmende Angst, die Freundin verlange nach ihrer Rückkehr nun, Frau G. müsse mit ihr genauso ausgehen und leben; das wolle und könne sie nicht. Kurz vor der Rückkehr der Freundin sei sie auch noch alleine daheim gewesen, weil die Eltern in Italien weilten. Sie sei krank geworden: eine Woche Grippe und dann noch einige Tage schwere Übelkeit und Magenverstimmung. Sie habe ihre Schwester gebeten, bei ihr zu übernachten. (Ich realisiere, dass das zunächst vereinbarte Therapiegespräch ebenfalls in diese Woche gefallen wäre.) Sie habe sich schließlich einen Ruck gegeben und sei trotz Übelkeit arbeiten gegangen. Von diesem Moment an sei es ihr wieder ganz gut gegangen. Sie wundere sich eigentlich darüber, dass das so schnell gegangen sei. Im Geschäft habe sie sich wieder unter Leuten gefühlt, *geborgen, nicht mehr allein.*
Therapeutin: „Es geht Ihnen schlecht und die Angst ist größer, wenn Sie sich alleine und nicht geborgen fühlen. Aber zu viel Sorge der anderen ist genauso einschränkend. Sie genießen es auch, sich freier fühlen zu dürfen."
Ja, das stimme. Im Geschäft fühle sie sich viel freier, seit die Freundin weg sei. Sie rede viel mehr mit verschiedenen Menschen und gehe öfter einen Kaffee trinken oder zum Mittagessen, was sie bisher strikt vermieden habe. Sie habe mittlerweile mit der Freundin gesprochen und einiges geklärt. Sie seien jetzt nach deren Rückkehr nicht mehr so eng miteinander verbunden, ließen sich mehr Freiheiten. Sie müssten sich nicht mehr zwanghaft gegenseitig bestätigen, das tue gut. Sie habe aber auch gemerkt, dass sie andere Freundinnen habe, die sie mögen. Das brauche sie, um sich wohl zu fühlen.
Frau G. schildert noch einige andere Begebenheiten. Ich fühle mich etwas gelangweilt und merke, dass die Interaktionen immer nur unter dem Blickwinkel abgehandelt werden, ob die Person, um die es geht, ihr Sicherheit gibt und sich diese Sicherheit verkehren kann in eine Beengung, in einen „Klotz am Bein". Das

Dilemma zwischen Bindung (Versorgung) und Freiheit (Autarkie) wird wieder zum Thema.
Ich deute dies nochmals: ihr Sicherheitsbedürfnis, das sich in einen „Klotz am Bein" verwandeln kann.

> Diese Ambivalenz gilt auch in Bezug auf die Therapie, die auch zu einem „Klotz am Bein" werden könnte. Die nach Unabhängigkeit strebende Seite der Patientin wird in diesem Abschlussgespräch deutlicher. Die letzten Stunden verlaufen in der Regel dann am erfolgreichsten, wenn bis zuletzt an der analytischen Technik festgehalten wird. Eine Beschönigung des Erreichten oder eine einseitige Interpretation des Bindung-Freiheit-Themas würden die Abhängigkeiten nicht lösen, sondern verewigen.

Es falle ihr fast leichter, wenn die Freundin ganz weg sei, als wenn sie da sei, sie sich mit ihr besprechen müsse und so weiter. (Ich vermute, dass Frau G. wohl auch Angst hatte, die Freundin habe in Australien sexuelle Erlebnisse gehabt und sie hier nicht.) Ich frage nach der Schwester und den Eltern. Frau G. berichtet, dass sie jetzt plane, die Wohnung der Schwester zu übernehmen, da diese mit ihrem Freund in eine gemeinsame Wohnung ziehen will. Sie schildert nochmals einige Interaktionen, die zum zentralen Thema passen: *Wie kann ich jemanden dazu bringen, dass er mir Sicherheit gibt, mich aber nicht zu sehr einengt. Wie kann ich mich frei fühlen, ohne Angst zu haben, allein zu sein*?
Bei dieser Gelegenheit spreche ich Frau G. darauf an, dass das „Kranksein" und das Therapiegespräch zeitlich zusammengefallen seien und sich darin vielleicht auch das gleiche Dilemma zeige, in Bezug auf mich und die Therapie.
Sie geht sofort darauf ein: Sie habe sehr viel von der Therapie profitiert. Sie habe in der Zwischenzeit oft im Stillen mit mir geredet und mir ihre Erlebnisse leise erzählt. Wenn die Angst so groß werde, dann könne sie jetzt besser logisch denken, sich zum Beispiel gut zureden oder sagen: „Niemand zwingt mich, wenn ich nicht will, dann muss ich nicht." Dann kommt sie auf die andere Seite zurück und meint, sie spüre schon, dass die Therapie sie auch „faul" mache, da könne sie immer alles abladen und müsse selber nichts groß ändern. Sie wolle jetzt auf jeden Fall ein Stück weit versuchen, selber in die Tat umzusetzen, was sie sich vorgenommen habe, vor allem den Auszug von daheim. Es wäre doch ein großartiges Gefühl, wenn sie sagen könnte, sie habe es alleine geschafft, ganz ohne Therapie.
Da wir fünfzig Stunden vereinbart haben, unterstütze ich sie, erinnere an unsere Abmachung, sage aber doch noch: „Eine ‚Integration' dieses Dilemmas wäre es doch, sich bei den Schritten, die Angst machen, auch Unterstützung holen zu dürfen."
Frau G. betont, sie wolle, so schwer es auch sei, die Therapie hier beenden, mit dem Wunsch, sich wieder an mich wenden zu dürfen, wenn es nicht weitergehe, und in der Hoffnung, ich hätte dann Platz und könnte sie wieder nehmen.
Ich spüre ein wenig Ärger, der im Narzissmus von Frau G. begründet ist: Ich solle auf jeden Fall wieder zu Verfügung stehen und zwar genau dann, wenn sie wieder

kommen will – gleichgültig, ob es mir dann zum Beispiel in den Stundenplan passt. Aber ich denke, dieses Stück Aggression gehört eben zur Trennung, die sie jetzt bei mir erprobt.

Auswertung

Der Fallbericht wird nun anhand der in Teil II erarbeiteten Kriterien für psychodynamische Therapien unter den speziellen Aspekten von Kurztherapien ausgewertet.

Grundregel

Eindrucksvoll an dem Therapiebericht ist, dass die Therapeutin den Fokus genau im Sinn hat und auch anwendet. Sie findet die auf den Fokus bezogenen Themen in den verschiedenen Lebens- und Erlebensbereichen, die die Patientin in ihren Einfällen vorbringt. Dabei ist die Stringenz bemerkenswert, mit der sich das Material dem Fokus zuordnet. Die Assoziation der Patientin orientiert sich allerdings stark an Beziehungskonflikten und den damit verbundenen Wünschen und Befürchtungen. Sie geht offenbar nicht ausführlich den eigenen Phantasien nach, zum Beispiel denen, die um ihre sexuellen Wünsche kreisen, von denen sie berichtet, dass sie zu beängstigend sein könnten.
Die Therapeutin berücksichtigt eine Vielzahl von Erlebnisbereichen der Patientin. Sie nimmt sehr aufmerksam die Gestalt wahr, die die Patientin der therapeutischen Beziehung gibt, wo diese Themen und Affekte vermeidet und mit der Therapeutin einen Konflikt inszeniert. Insofern hat die Therapeutin durchaus eine frei schwebende Aufmerksamkeit. Die von der Patientin geschilderten Träume werden nicht ausführlich durchgearbeitet. Die Träume sind sicher eine Bereicherung, da die spontane Phantasietätigkeit der Patientin nicht immer lebendig ist, sie erlauben der Therapeutin eine bessere Orientierung darüber, wo die Patientin steht. Zugleich wird hier ein – notwendiger – Unterschied zur Analyse deutlich: Dort wäre den Träumen mehr Raum geblieben.

Supportive Technik

Die Prinzipien der Selbstreflexivität analytischen Handelns und des hierarchischen Einsatzes synergistischer Methoden werden immer gewahrt. Nur zu Beginn der Therapie ist die Therapeutin erkennbar stützend, weil sie den Symptomdruck fürchtet und die Belastbarkeit der Patientin noch nicht einschätzen kann. Später lässt sie sich von den immer wieder drängend vorgetragenen Ängsten nicht mehr in ihrer Haltung beeinträchtigen. Bereits in der vierten Stunde bearbeitet sie die Ängste mit der Patientin, die sich die Unterstützung dann beim Hausarzt holt – die Arbeit in der Psychotherapie jedenfalls wird nicht infrage gestellt.

Arbeitsbündnis

Das Arbeitsbündnis ist immer gut, die Sympathie wird schon im Erstgespräch deutlich: Die Patientin hat ausreichend gute Beziehungserfahrungen, um sich binden zu können. Das Arbeitsbündnis muss nicht durch die Therapie hergestellt werden, sondern es kann als Arbeitsgrundlage verlässlich eingesetzt werden.

Settingbedingte Übertragungen und Gegenübertragungen

Sowohl der Therapeutin als auch der Patientin bleibt die Zeitbegrenzung bewusst (z. B. Bemerkungen in der 21. und 22. Stunde). Interessant ist die innere Auseinandersetzung, die die Therapeutin genau in der Mitte der Therapie (nach der 25. Stunde) mitteilt: Sie überlegt, ob die Settingwahl doch voreilig erfolgt ist. Allerdings interpretiert sie gleichzeitig die Gegenübertragung, die durch das Setting geschürt wird: Sie will die Patientin nicht gehen lassen, sie hat selbst Freude an ihr und will sie behalten. Erst in den letzten Stunden offenbart die Patientin, dass sie die Begrenzung auch als eine Erleichterung empfunden hat: Sie kann sich freier fühlen, wenn sie einmal auf sich allein gestellt handeln muss. Es gibt einen durch das Setting stimulierten Übertragungsanteil, nämlich die mit dem Setting verbundene Vorstellung, auch wieder gehen zu dürfen und nicht gehalten zu werden. Die Gegenübertragungsphantasien der Therapeutin erweisen sich als echte Gegenübertragungen; die Therapeutin erlebt sich als das anklammernde Objekt, als das die Patientin sowohl den Vater wie auch die Mutter erlebt.

Aktivität der Therapeutin

Sie ist unauffällig, was angesichts des doch relativ langen Kurzzeitsettings nicht verwunderlich ist. Die Therapeutin denkt an die Zeit, fühlt sich aber offensichtlich nicht zu einer stärkeren Initiative herausgefordert.

Durcharbeiten

Der Fokus wird gründlich durchgearbeitet. Dabei wird der fokussierte Konflikt, wie bereits erwähnt, in sehr unterschiedlichen Lebensbereichen betrachtet und benannt. Dabei werden sowohl extra- als auch intratransferenzielle Deutungen im Dienste der Durcharbeitung gegeben.

Fokus

Die Therapeutin hat nach der zweiten Stunde einen Therapiefokus festgelegt. Zu seiner Formulierung hat sie eine dreistufige Fokusformulierung gewählt und das Strukturniveau (nach OPD) bestimmt. Dadurch hat sie feststellen können, dass keine Strukturdefizite im Zentrum der Behandlung stehen. Sie hat die lebensgeschichtlich bestimmenden Konflikte nach Maßgabe der Fachsprache der OPD gewählt. Schließlich hat sie individuell die Beziehungsmuster aus der Perspektive der Patientin formuliert und somit eine lebendige Fokusformulierung gefunden. Sie hat der Patientin den Fokus nicht mitgeteilt und ihn als Organisations- und Reduktionsprinzip für die eigene Vorgehensweise verwendet. Wie bereits erwähnt, ist die Arbeit am Fokus während der ganzen Behandlungszeit aufrechterhalten worden; die Abweichungen vom Fokus sind gering und temporär.
Wie ist die Fokusformulierung zu beurteilen? Der individuell beschriebene Fokus lautete:
„Ich will nicht mehr auf so vieles verzichten, aber die Verlockungen machen mir Angst, deswegen schränke ich mich wieder ein. Die Beziehungen, die ich toll finde und die mich interessieren, halte ich von mir fern; den anderen, uninteressanten Beziehungen unterwerfe ich mich." Als die beiden wichtigsten Konflikte wurden der ödipal-sexuelle Konflikt und der Versorgungs-Autarkie-Konflikt angesehen.
Wie sehr sich der Fokus bewährt, kann der Verlauf der Therapie sehr überzeugend zeigen. Der Fokus ist genügend spezifisch, um an ihm die Hauptkonflikte zu beschreiben. Er lässt aber die Erlebnisbereiche, in denen er sich konkretisieren kann, offen. Mit anderen Worten ausgedrückt: Der Verzicht, der die Patientin hemmt, kann sich auf unterschiedliche Triebbereiche beziehen, auf aggressive ebenso wie auf libidinöse Strebungen, unter diesen auf die ödipalen ebenso wie auf die oralen (versorgungszentrierten). In diesem Punkt ist der Fokus besonders glücklich gewählt.
Der Fokus wird im Verlauf der Therapie nicht als Ganzes bearbeitet, aber die Mehrzahl der Deutungen, die die Therapeutin gibt, bezieht sich auf einen Aspekt des Fokus. Die Benennung des Fokus kann aus verschiedenen Perspektiven erfolgen. Sie kann in der Übertragung stattfinden, aber auch am biografischen Material oder an den extratransferenziellen Beziehungen:

- In der vierten Stunde deutet die Therapeutin die Zurückhaltung der Patientin in der Therapie, sie greift den Teil des Fokus in der Übertragung auf, der mit der Angst verbunden ist, zu viel Platz einzunehmen, also zu dominieren, mit der Therapeutin zu konkurrieren et cetera.
- In der sechsten Stunde wird der Konflikt zwischen Loslösung und schlechtem Gewissen in Bezug auf die Eltern und die Schwester benannt.
- In der siebten Stunde wird die Angst vor dem Genuss anhand eines nicht fest an Beziehungen gebundenen Bildes, das die Patientin gebraucht hatte, anhand des Genusses eines Stückchens Eiskuchen verbildlicht.

Gegen diese Technik, den Fokus in variablen Beziehungsszenerien zu benennen und zu bearbeiten, könnte als Einwand geltend gemacht werden, dass eine dichtere Übertragungsarbeit rascher zum Ziel führen würde. Tatsächlich werden einige Übertragungszusammenhänge, die sich zeigen, nicht genutzt. Besonders deutlich wird dies in der letzten Stunde. Wenn die Patientin berichtet, dass sie der Freundin gegenüber einerseits ein Sicherheitsbedürfnis hat, aber sie andererseits wie einen „Klotz am Bein" empfindet, dann liegt es nahe, auf die Ambivalenz einzugehen, also auf die hiermit ausgedrückte Freude, die Therapie zu beenden. Allerdings ist dies nicht entscheidend. Es gelingt aus der Außenperspektive und im Nachhinein immer, zusätzliche Übertragungszusammenhänge ausfindig zu machen. Die Therapeutin arbeitet wohldosiert in der Übertragung. Sie zwingt nicht alle Zusammenhänge in die Übertragung, wodurch die Gefahr, den Grundkonflikt der Patientin zu verschärfen, nur noch größer geworden wäre. Entscheidend ist, dass sie am Fokus arbeitet und zwar dort, wo die affektive Aufmerksamkeit der Patientin gebündelt ist.

Umgang mit der Zeit

Darauf wurde bereits hingewiesen. Die Begrenzung ist spätestens ab der Hälfte der Therapie beiden Teilnehmerinnen bewusst. Dabei sind die Rollen ungleich verteilt: Die Therapeutin macht sich Sorgen um die Zeit, die Patientin erscheint davon unberührt. (Diese ungleiche Rollenverteilung ist Teil der Konfliktinszenierung: Die Therapeutin ist diejenige, die die Schmerzen der Trennung fühlt, während die Patientin sich von ihnen zu befreien versucht.) Die Begrenzung sollte immer bewusst sein, von Anfang an. Anhand dieses Therapiebeispiels lässt sich als Faustregel formulieren, dass das Ende der Therapie spätestens zur Halbzeit besprochen werden beziehungsweise in die Verstehensbemühungen und Deutungen einbezogen werden muss.

Das Beispiel zeigt noch etwas anderes. Es ist keineswegs so, dass die Kürze des Verfahrens für die Patientin immer ein Leid oder eine Zumutung bedeutet. Eher ist es im vorliegenden Fall so, dass die Patientin – vergleichbar den Adoleszenten, die sich in Psychotherapie begeben – auch froh ist, wenn sie wieder gehen kann, nachdem sie bei der Therapeutin „aufgetankt" hat.

Die Protokolle zeigen, dass die kairologische Dimension der Kurztherapie tatsächlich eingeschränkt sein kann. Es ist schwer zu beurteilen und empirisch nicht erwiesen, ob *now moments*, unerwartete affektive Übereinstimmungen und überraschende Augenblicke in der Therapie in Analysen häufiger sind als in zeitbegrenzten Psychotherapien. Denn die Zurückhaltung, „sich gehen zu lassen", ist offensichtlich nicht einfach ein Problem des Settings, sondern des zentralen Konfliktes der Patientin.

Der konkrete Umgang mit der Zeit weist am Ende eine Besonderheit auf. Sie ist zwar durch ein außerhalb der Therapie stehendes Ereignis – den Mutterschaftsurlaub der Therapeutin – bedingt und gewinnt aber dennoch eine große Bedeutung. Die letzte Stunde und die inhaltliche Beendigung der Therapie findet nicht innerhalb der regulären, wöchentlichen Termine, sondern erst vier Monate nach deren Ende statt. Sie ermöglicht einen gemeinsamen Rückblick und in gewisser Weise eine Katamnese im Rahmen der Therapie.

Ergebnis

Wie ist der Erfolg der Behandlung zu werten?

In *symptomatischer* Hinsicht ist die Angst wesentlich reduziert und zwar so weit, dass sie nicht zu einer lebenswichtigen Handlungshemmung wird. Die Angst wird weiterhin gespürt, aber der Umgang mit ihr ist leicht geworden.

Die *soziale Integration* ist gewahrt geblieben. Die Patientin hat den Arbeitsplatz nicht verloren, sondern im Gegenteil ihre Position dort gefestigt. Ihr sozialer Wirkungskreis hat sich, parallel zum Abbauen der Angst, erweitert.

Die *Einsicht* der Patientin in die zentralen Konflikte ist gewachsen. Sie kann die eigene Loslösungs-, Rivalitäts- und Verführungsambivalenz bewusst erkennen und ihr Verhalten auf die Problematik einrichten.

Dadurch ist die *Beziehungsfähigkeit* gewachsen. Das gilt vor allem für das Verhältnis zu Frauen, deren Belastung durch Gefühle der Rivalität sie jetzt schneller durchschaut. Den Freundinnen gegenüber kann sie sich besser abgrenzen. Die sexuellen und intimen Beziehungen zu Männern bleiben ein Problem, die mit ihnen verbundenen Hemmungen und Verbote sind aber bewusst geworden.

Die *Genese* der aktuellen Konflikte, vor allem die ambivalente und ungelöste Bindung an den Vater, die an der Wurzel des ödipalen Konfliktes steht, ist besprochen, möglicherweise aber nicht vollständig durchgearbeitet worden.

Zusammenfassung

In der geschilderten Therapie ist nicht nur, um das Bild von M. Balint (Balint et al. 1972) aufzugreifen, *ein* verkeilter Baumstamm gelockert worden, also an einer Stelle eingegriffen worden, sondern an mehreren, um den Lebensstrom wieder zum Fließen zu bringen. Die Therapie mit fünfzig Therapiestunden, die sich über einen Zeitraum von mehr als eineinhalb Jahren erstreckte, steht an der Grenze zu den Langzeitverfahren. Die Arbeit in und an der Übertragung und das Durcharbeiten der zentralen Konflikte machen, wie in einer Analyse, den Hauptteil des therapeutischen Prozesses aus. Die Nachteile gegenüber der Analyse, die niedrige Frequenz und die relativ kurze Dauer, werden teilweise durch die Arbeit an der Zeit und durch die Konzentration auf den Fokus kompensiert. Die Therapieform ist – vergleichbar der Psychotherapie Jugendlicher – dem Konflikt und den lebensaltertypischen Problemen der Patientin sogar eher angemessen als eine allzu lange regressive Verstrickung. Das ausreichend lange, aber doch begrenzte Setting wahrt den Impuls zur Loslösung und zur Emanzipation besser als ein zeitlich unbegrenztes, stärker bindendes analytisches Verfahren.

Schlussbemerkungen

Therapeutische Techniken darzustellen, bedarf einer doppelten Blickrichtung. Der eine Blick muss gleichsam nach vorn, in die Einzelheiten der therapeutischen Praxis gerichtet sein, denn an ihnen bewährt sich jedes therapeutische Konzept. Dieser Blick aber kann sich verlieren, in den Details unübersichtlicher, immer überraschender, neuer Situationen sowie der Vielzahl detaillierter technischer Anweisungen. Dagegen hilft der andere Blick, der gleichsam nach rückwärts weist und das therapeutische Handeln nicht mit technischen Regeln, sondern mit ihren Grundlagen verbindet, aus denen diese erwachsen sind. Theorie ohne Technik bleibt unpraktisch, Technik ohne Theorie aber bleibt beliebig. Deshalb wurde in diesem Buch über Kurz- und Fokaltherapien ein doppeltes Anliegen verfolgt: Es soll so praktisch wie nur möglich darstellen, wie die Therapien ablaufen, und so gründlich wie möglich die psychodynamischen Konzepte behandeln, denen sich Kurz- und Fokaltherapien, sollen sie denn mit Recht „psychodynamisch“ heißen, verpflichtet fühlen. Der doppelte Blick, der das Buch angeleitet hat, hat auch zur Oszillation zwischen Praxis und Theorie geführt.
Hinter jedem Buch verbirgt sich eine Absicht, sonst würde es nicht geschrieben werden. Das vorliegende soll drei Erwartungen gerecht werden:

1. Es möchte zeigen, dass psychodynamische Kurz- und Fokaltherapie Spaß machen kann; sie ist interessant, nicht Notlösung, sondern spannende therapeutische Möglichkeit.
2. Es ist von der Überzeugung geleitet, dass psychoanalytisches Denken in vielen Anwendungsfeldern unverzichtbar und nützlich ist und darüber hinaus nichts von seinen Stärken verliert, wenn es sich nützlich zu machen versteht.
3. Es möchte gerade dort hilfreich sein, wo der therapeutische Alltag Starrheit verbietet und Adaptivität notwendig macht.

In der gedrängten Form der Darstellung mag vielerlei zu kurz gekommen oder unberücksichtigt geblieben sein. Lücken sind nicht beabsichtigt, aber sollten sie dennoch vorliegen, gefährden sie das Grundanliegen des Buchs nicht. Dieses ist erfüllt, wenn der eine oder andere Leser des Öfteren den Blick von der Praxis zurück in die Grundlagen psychodynamischen Denkens lenkt, wenn der in psychoanalytische Texte vertiefte Therapeut sich einmal häufiger fragt, wie das, was er liest, sich konkret in einer Therapie umsetzen lässt, wenn die Indikation zur psychodynamischen Fokal- und Kurztherapie ein wenig öfter erwogen oder gestellt wird und wenn der in Praxiskontexte verstrickte Therapeut den einen oder anderen Gedanken für sein konkretes Tun hilfreich findet.

Literatur

Albert S, Junkert-Tress B, Tress W (2003). Dynamische Kurzzeitpsychotherapie zwischen Stützen und Deuten. Fortschr Neurol Psychiatr; 71: 89–102.

Alexander F, French T (1946). Psychoanalytic therapy: principles and applications. New York: Ronald Press.

Arbeitskreis OPD (Hrsg) (2000). Operationalisierte Psychodynamische Diagnostik. Bern, Göttingen, Toronto, Seattle: Huber.

Argelander H (1970). Das Erstinterview in der Psychotherapie. Darmstadt: Wissenschaftliche Buchgesellschaft.

Argelander H (1977). Diskussionsbeitrag zu P. Fürstenaus Arbeit „Die zwei Dimensionen des psychoanalytischen Umgangs mit strukturell Ich-gestörten Patienten". Psyche; 31: 208–15.

Balint M, Balint E (1962). Psychotherapeutische Techniken in der Medizin. München: Kindler.

Balint M, Ornstein P, Balint N (1972). Focal psychotherapy. London: Tavistock.

Barasch A (1999). Psychotherapy as a short story: selection and focus in brief dynamic psychotherapy. J Am Acad Psychoanal; 27: 47–59.

Barkham M, Rees A, Shapiro DA, Stiles WB, Agnew RM, Halstead J, Culverwell A, Harrington VM (1996). Outcomes of time-limited psychotherapy in applied settings: replicating the Second Sheffield Psychotherapy Project. J Consult Clin Psychol; 64: 1079–85.

Barkham M, Shapiro DA, Hardy GE, Rees A (1999). Psychotherapy in two-plus-one sessions: outcome of a randomised controlled trial of cognitive-behavioral and psychodynamic-interpersonal therapy for subsyndromal depression. J Consult Clin Psychol; 67: 201–11.

Bein E, Anderson T, Strupp H, Henry WP, Schacht TE, Binder JL, Butler SF (2000). The effects of training in time limited dynamic psychotherapy: changes in therapeutic outcome. Psychotherapy Research; 10: 119–32.

Bion WR (1990). Lernen durch Erfahrung. Frankfurt am Main: Suhrkamp.

Bion WR (1995). Eine Theorie des Denkens. In: Bott Spillius E (Hrsg). Melanie Klein heute. Stuttgart: Verlag Internationale Psychoanalyse; 2: 225–36.

Blanck G, Blanck R (1993). Angewandte Ich-Psychologie. Stuttgart: Klett-Cotta.

Blanck G, Blanck R (1994). Ich-Psychologie II. Psychoanalytische Entwicklungspsychologie. Stuttgart: Klett-Cotta.

Blankenburg W (1989). Futurum II-Perspektive in ihrer Bedeutung für die Erschliessung der Lebensgeschichte des Patienten. In: Blankenburg W (Hrsg). Biographie und Krankheit. Stuttgart: Thieme; 76–84.

Blay SL, Vel Fucks JS, Barruzi M, Di Pietro MC, Gastal FL, Neto AM, De Souza MP, Glausiusz LR, Dewey M (2002). Effectiveness of time-limited psychotherapy for minor psychiatric disorders: randomised controlled trial evaluating immediate v. long-term effects. Br J Psychiatry; 180: 416–22.

Brom D, Kleber R, Defares P (1989). Brief psychotherapy for post-traumatic stress disorder. J Consult Clin Psychol; 57: 607–12.
Buie D, Adler G (1982). The definitive treatment of the borderline patient. Int J Psychoanal Psychother; 9: 51–87.
Clarkin J, Yeomans F, Kernberg O (2001). Psychotherapie der Borderline-Störung. Stuttgart: Schattauer.
Cremerius J (1979). Gibt es zwei psychoanalytische Techniken? Psyche; 33: 577–99.
Crits-Christoph P (1992). The efficacy of brief dynamic psychotherapy: a meta-analysis. Am J Psychiatry; 159: 325–33.
Davanloo H (1988). The technique of unlocking of the unconscious. Int J short-term Psychotherapy; 3: 99–121.
Davanloo H (1990). Unlocking the unconscious. New York: Jason Aronson Press.
Derrida J (1991). Donner le temps 1: la fausse monnaie. Paris: Galilée.
Drapeau M, de Roten Y, Perry J, Despland J (2003). A study of stability and change in defense mechanisms during a brief psychodynamic investigation. J Nerv Ment Dis; 191: 496–502.
Dührssen A (1981). Die biografische Anamnese unter tiefenpsychologischen Aspekten. Göttingen: Vandenhoek & Ruprecht.
Eckstaedt A (1995). Die Kunst des Anfangs. Frankfurt am Main: Suhrkamp.
Fenichel O (2000). Probleme der psychoanalytischen Technik. Gießen: Psychosozial Verlag.
Ferenczi S, Rank O (1924). Entwicklungsziele der Psychoanalyse. Zur Wechselwirkung von Theorie und Praxis. Wien, Leipzig, Zürich: Internationaler Psychoanalytischer Verlag.
Fiedler K (1995). Persönlichkeitsstörungen. Weinheim: Psychologie Verlags Union.
Freud S (1895). Studien über Hysterie. Gesammelte Werke I. 75–313.
Freud S (1905). Bruchstück einer Hysterie-Analyse. Gesammelte Werke V. 161–286.
Freud S (1909). Analyse der Phobie eines fünfjährigen Knaben. Gesammelte Werke VII. 241–378.
Freud S (1911). Die Handhabung der Traumdeutung in der Psychoanalyse. Gesammelte Werke VIII. 349–57.
Freud S (1914). Erinnern, Wiederholen und Durcharbeiten. Gesammelte Werke X. 125–36.
Freud S (1917). Trauer und Melancholie. Gesammelte Werke X. 427–46.
Freud S (1926). Hemmung, Symptom und Angst. Gesammelte Werke XIV. 111–206.
Fürstenau P (1977). Die zwei Dimensionen des psychoanalytischen Umgangs mit strukturell Ich-gestörten Patienten. Psyche; 31: 197–207.
Götze P, Eckert J, Nilsson B, Biermann-Ratje E, Jährig C, Kamp-Kowerk M, Mohr M, Niedermeyer U, Papenhausen R, Preiss W, Thomasius R (2003). Fokaltherapie – Was trägt zum Behandlungserfolg bei? Psychotherapeut; 48: 122–8.
Grande T (2002). Therapeutische Haltungen im Umgang mit „Struktur" und „Konflikt". In: Rudolf G, Grande T, Henningsen P (Hrsg). Die Struktur der Persönlichkeit. Stuttgart: Schattauer; 236–48.
Grawe K, Donati R, Bernauer F (1994). Psychotherapie im Wandel. Von der Konfession zur Profession. Göttingen: Hogrefe.
Green A (1983). La mère morte. In: Green A (ed). Narcissisme de vie, narcissisme de mort. Paris: Editions de Minuit; 222–54.
Green A (1990). La folie privée. Psychanalyse des cas limites. Paris: Gallimard.
Grüntzig M, Meyer M (1978). Die fokussierende Beratung. Psyche; 32: 1059–88.

Guthrie E, Kapur N, Mackway-Jones K, Chew-Graham C, Moorey J, Mendel E, Marino F, Sanderson S, Turpin C, Boddy G (2003). Predictors of outcome following brief psychodynamic-interpersonal therapy for deliberate self-poisoning. Aust N Z J Psychiatry; 37: 532 – 7.

Hamilton J, Guthrie E, Creed F, Thompson D, Tomenson B, Bennett R, Moriarty K, Stephens W, Liston R (2000). A randomized controlled trial of psychotherapy in patients with chronic functional dyspepsia. Gastroenterology; 119: 869 – 71.

Hegel GWF (1972). Phänomenologie des Geistes. Frankfurt am Main: Suhrkamp.

Heigl-Evers A, Heigl F (1972). Analytische Intervalltherapie in der stationären und ambulanten Praxis. Prax Psychother; 17: 2 – 12.

Heigl-Evers A, Nitzschke B (1994). Das analytische Prinzip „Deutung" und das interaktionelle Prinzip „Antwort". In: Heigl-Evers A, Ott J (Hrsg). Die psychoanalytisch-interaktionelle Methode. Göttingen: Vandenhoeck & Ruprecht: 53 – 108.

Hilsenroth M, Ackerman S, Blagys M, Baity M, Mooney M (2003). Short-term psychodynamic psychotherapy for depression: an examination of statistical, clinically significant and technique-specific change. J Nerv Ment Dis; 191: 349 – 57.

Hohage R, Klöss L, Kächele H (1981). Über die diagnostisch-therapeutische Funktion von Erstgesprächen in einer psychotherapeutischen Ambulanz. Psyche; 35: 544 – 56.

Horowitz M (1991). Short-term dynamic therapy of stress response. In: Crits-Christoph P, Barber J (eds). Handbook of Short-Term Dynamic Psychotherapy. New York: Basic Books; 166 – 98.

Houben A (1975). Klinisch-psychotherapeutische Beratung. München: Reinhardt.

Huber D, Henrich G, von Rad M (2000). Über den Nutzen von Beratungsgesprächen einer psychosomatisch-psychotherapeutischen Ambulanz. Psychother Med Psychol; 50: 147 – 56.

Jones E (1964). The life and work of Sigmund Freud. Middlesex: Penguin Books.

Joseph B (1991). Übertragung – Die Gesamtsituation. In: Bott Spillius E (Hrsg). Melanie Klein heute. Stuttgart: Verlag Internationale Psychoanalyse; 2: 84 – 100.

Junker H (1973). Das Beratungsgespräch. München: Kosch.

Junkert-Tress B, Schnierda U, Hartkamp N, Schmitz N, Tress W (2001). Effects of short-term dynamic psychotherapy for neurotic, somatoform, and personality disorders: a prospective 1-year follow-up study. Psychotherapy Research; 11: 187 – 200.

Kernberg O (1993). Psychodynamische Therapie bei Borderline-Patienten. Bern, Göttingen, Toronto, Seattle: Huber.

Kohut (1981). Die Heilung des Selbst. Frankfurt am Main: Suhrkamp.

Koss MP, Shiang J (1994). Research on brief psychotherapy. In: Bergin A, Garfield S (eds). Handbook of Psychotherapy and Behavior Change. New York: Wiley; 664 – 700.

Klüwer R (1971). Erfahrungen mit der psychoanalytischen Fokaltherapie. Psyche; 25: 932 – 47.

Klüwer R (1995). Studien zur Fokaltherapie. Frankfurt am Main: Suhrkamp.

Klüwer R (2000). Fokus – Fokaltherapie – Fokalkonferenz. Psyche; 54: 299 – 321.

Küchenhoff J (1998). Teilstationäre Psychotherapie. Stuttgart: Schattauer.

Küchenhoff J (1999). Verlorenes Objekt, Trennung und Anerkennung. Zur Fundierung psychoanalytischer Therapie und psychoanalytischer Ethik in der Trennungserfahrung. Forum der Psychoanalyse; 15: 189 – 203.

Küchenhoff J (Hrsg) (2000). Erinnerung und Neubeginn. Gießen: Psychosozial Verlag.

Küchenhoff J (2001). Störungsspezifität und psychoanalytische Psychotherapie – Ein Widerspruch? Psychother Psychosom Med Psychol; 51: 418 – 25.

Küchenhoff J, Warsitz P (1992). Labyrinthe des Ohres. Würzburg: Königshausen & Neumann.

Krupnick J (2002). Brief psychodynamic treatment of PTSD. J Clin Psychol; 58: 919 – 32.

Kutter P (1977). Konzentrierte Psychotherapie auf psychoanalytischer Grundlage. Psyche; 31: 957 – 74.

Lachauer R (2000). Die Technik des Fokussierens – nicht nur in der analytischen Kurztherapie. Gießen: Psychosozial Verlag; 23: 11 – 18.

Lachauer R (2002). Psychoanalytische Intervalltherapie. Psychotherapeut; 47: 24 – 31.

Lachenmeier H (1997). Kurzpsychotherapie bei Neurosen. Konzept und Technik nach Habib Davanloo. Der informierte Arzt; 18: 9 – 16.

Langs R (1976). The Bipersonal Field. New York: Aronson.

Laplanche J, Pontalis J (1973). Das Vokabular der Psychoanalyse. Frankfurt am Main: Suhrkamp.

Leichsenring F (2002). Die Effektivität psychodynamischer Therapie. Z Psychosom Med Psychother; 48: 139 – 62.

Leuzinger-Bohleber M (Hrsg) (1985). Psychoanalytische Kurztherapie. Zur Psychoanalyse in Institutionen. Opladen: Westdeutscher Verlag.

Levenson H (1995). Time-limited dynamic psychotherapy: a guide to clinical practice. New York: Basic Books.

Levenson H, Butler SF, Powers TA, Beitman BD (2002). Concise guide to brief dynamic and interpersonal therapy. Washington, DC: American Psychiatric Publishing.

Lieberman EJ (1993). Acts of will: the life and work of Otto Rank. Amherst: University of Massachusetts Press.

Lieberz K (1998). Tiefenpsychologisch fundierte Psychotherapie. Dtsch Ärztebl; 95: 1909 – 12.

Linehan M (1996). Dialektisch-behaviorale Therapie der Borderline-Störung. München: CIP-Medien.

Lipowatz A (1982). Diskurs und Macht. J. Lacans Begriff des Diskurses. Marburg: Guttandin und Hoppe.

Loch W (1977). Anmerkungen zum Thema Ich-Veränderungen, Ich-Defekte und psychoanalytische Technik. Psyche; 31: 216 – 27.

Lorenzer A (1973). Sprachzerstörung und Rekonstruktion. Frankfurt am Main: Suhrkamp.

Luborsky L (1995). Einführung in die analytische Therapie. Göttingen: Vandenhoeck & Ruprecht.

Luborsky L, Crits-Christoph P (1990). Understanding transference: the CCRT method. New York: Basic Books.

Luborsky L, Woody G, Hole A, Velleco A (1995). Supportive-expressive dynamic therapy for treatment of opiate drug dependence. In: Barber J, Crits-Christoph P (eds). Dynamic Therapies for Psychiatric Disorders: Axis I. New York: Basic Book; 131 – 60.

Lüders W (1970). Psychotherapeutische Beratung. Göttingen: Vandenhoeck & Ruprecht.

Malan D, Asimo F (1992). Psychodynamics, training, and outcome in brief psychotherapy. Oxford: Butterworth-Heinemann.

Malewski J (1995). Zwischen Verbindung und Trennung – Ein klinischer Beitrag zur Dialektik der Trennungsprozesse in der Psychoanalyse. In: Schneider G, Seidler G (Hrsg). Internalisierung und Strukturbildung. Opladen: Westdeutscher Verlag; 236–49.
Mann J (1973). Time-limited psychotherapy. Cambridge, MA: Harvard University Press.
Messer S, Warren C (1995). Models of brief psychodynamic therapy. A comparative approach. New York, London: Guilford Press.
Milrod B, Busch F, Leon A, Shapiro T. Aronson A, Roiphe J, Rudden M, Singer M, Goldmann H, richter D, Shear M (2000). Open trial of psychodynamic psychotherapy for panic disorder: a pilot study. Am J Psychiatry; 157: 1878–80.
Muratori F, Picchi L, Casella C, Tancredi R, Milone A, Patarnello M (2002). Efficacy of brief psychodynamic therapy for children with emotional disorders. Psychother Psychosom; 71: 28–38.
Nicholson RA, Berman JS (1983). Is follow-up necessary in evaluating psychotherapy? Psychol Bull; 93: 261–78.
Piper WE, Debbane E, Bienvenu J, Garant J (1984). A comparative study of four forms of psychotherapy. J Consult Clin Psychol; 52: 268–79.
Piper WE, Joyce AS, McCallum M, Azim HF (1998). Interpretive and supportive forms of psychotherapy and patient personality variables. J Consult Clin Psychol; 66: 558–67.
Racker H (1982). Übertragung und Gegenübertragung. München: Reinhardt.
Rauchfleisch U (1981). Dissozial. Göttingen: Vandenhoeck & Ruprecht.
Reich W (1970). Charakteranalyse. Köln Berlin: Kiepenheuer & Witsch.
Rockwell K, Pinkerton R (1983). Single-session psychotherapy. Curr Psychiatr Ther; 22: 13–22.
Rudolf G (2002). Strukturbezogene Psychotherapie. In: Rudolf G, Grande T, Henningsen P (Hrsg). Die Struktur der Persönlichkeit. Stuttgart: Schattauer; 249–71.
Sandler J, Dare C, Holder A (1996). Die Grundbegriffe der psychoanalytischen Therapie. Stuttgart: Klett-Cotta.
Schaefer B, Koeter M, Wouters L, Emmelkamp P, Schene A (2003). What patient characteristics make clinicians recommend brief treatment? Acta Psychiatr Scand; 107: 188–96.
Scheidt CE (2002). Störungsspezifische psychodynamische Kurzzeitpsychotherapie somatoformer Schmerzstörungen. Psychotherapeut; 47: 110–23.
Schneider G (2003). Die Zukunft? Plädoyer für eine atopische Grundhaltung in der Psychoanalyse – mit einem Exkurs zu Melvilles Bartleby. Psyche; 57: 226–49.
Sennett R (1998). Der flexible Mensch. Berlin: Berlin Verlag.
Shapiro D, Barkham M, Rees A (1994). Effects of treatment duration and severity of depression on the effectiveness of cognitive-behavioral and psychodyanmic-interpersonal psychotherapy. J Consult Clin Psychol; 62: 522–34.
Shapiro D, Barkham M, Stiles W, Hardy G, Rees A, Reynolds S, Startup M (2003). Time is of the essence. A selective review of the fall and rise of brief therapy research. Psychol Psychother; 76: 211–35.
Shefler G, Dasberg H, Ben-Shakhar G (1995). A randomised controlled outcome study and follow-up study of Mann's time-limited psychotherapy. J Consult Clin Psychol; 63: 585–93.
Shefler G (2000). Time-limited psychotherapy with adolescents. J Psychother Pract Res; 9: 88–99.
Sifneos P (1992). Short-term anxiety-provoking psychotherapy. New York: Basic Books.

Sigal J, Paris J, Kardos M, Zimmerman G, Buonvino M (1999). Evaluation of some criteria used to select patients for brief psychodynamic therapy. Psychother Psychosom; 68: 193–8.

Sigmund-Freud-Institut (1989). Erfahrungen mit kurzen psychoanalytischen Therapien. Veröffentlichungen des Sigmund-Freud-Instituts (SFI); ISSN 0177–3232.

Slaff B (1993). Thoughts on short-term and single-session therapy. Adolesc Psychiatry; 20: 299–306.

Stern D, Sander L, Nahum J, Harrison A, Lyons-Ruth K. Morgan A, Bruschwiler-Stern N, Tronick E (2002). Nicht-deutende Mechanismen in der psychoanalytischen Therapie. Das „Etwas-Mehr“ als Deutung. Psyche; 56: 974–1006.

Strauss B, Speidel H, Seifert A, Probst P (1991). Zeitlich begrenzte Kontakte mit einer psychosomatisch-psychotherapeutischen Ambulanz I. Rückblickende Bewertung durch die Patienten. Psychother Med Psychol; 41: 43–51.

Strupp H, Binder J (1984). Psychotherapy in a new key: a guide to time-limited dynamic psychotherapy. New York: Basic Books.

Sullivan HS (1953). Interpersonal theory of psychiatry. New York: Norton.

Tress W, Junkert-Tress B, Hartkamp N, Wöller W, Langenbach M (2003). Spezifische psychodynamische Kurzzeittherapie von Persönlichkeitsstörungen. Psychotherapeut; 48: 15–22.

Vogt R (1980). Organisation, Theorie und Technik eines psychoanalytischen Beratungsprojektes zur Ausbildung von Psychologiestudenten. Psyche; 34: 24–53.

Walter B (1971). Thema und Variation. Frankfurt am Main: Fischer.

Warning R (1993). Vergessen, Verdrängen und Erinnern in Prousts „A la recherche du temps perdu“. In: Haverkamp A, Lachmann R (Hrsg). Memoria. Vergessen und Erinnern. München: Fink; 160–94.

Watzlawick, Beavin D, Jackson D (1969). Menschliche Kommunikation. Bern: Huber.

Weiss J, Sampson J (1986). The psychoanalytic process: theory, clinical observations, and empirical research. New York: Guilford Press.

Winnicott DW (1993). Reifungsprozesse und fördernde Umwelt. Frankfurt am Main: Fischer.

Winnicott DW (1995). Vom Spiel zur Kreativität. 8. Aufl. Stuttgart: Klett-Cotta.

Winston A, Winston B (2002). Handbook of integrated short-term psychotherapy. Washington, DC: American Psychiatric Publishing.

Stichwortregister